U0359352

实用中草药图典

③

◎ 刘春生　主编

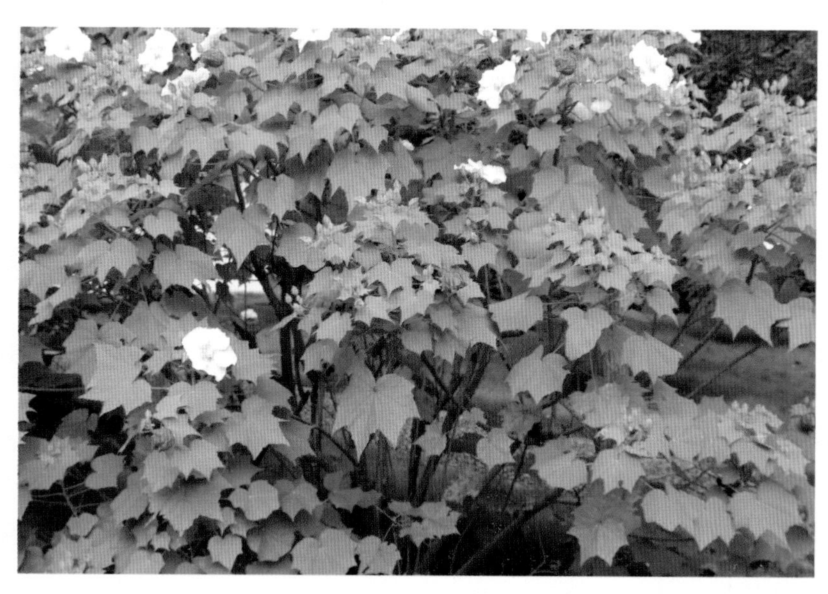

中医古籍出版社

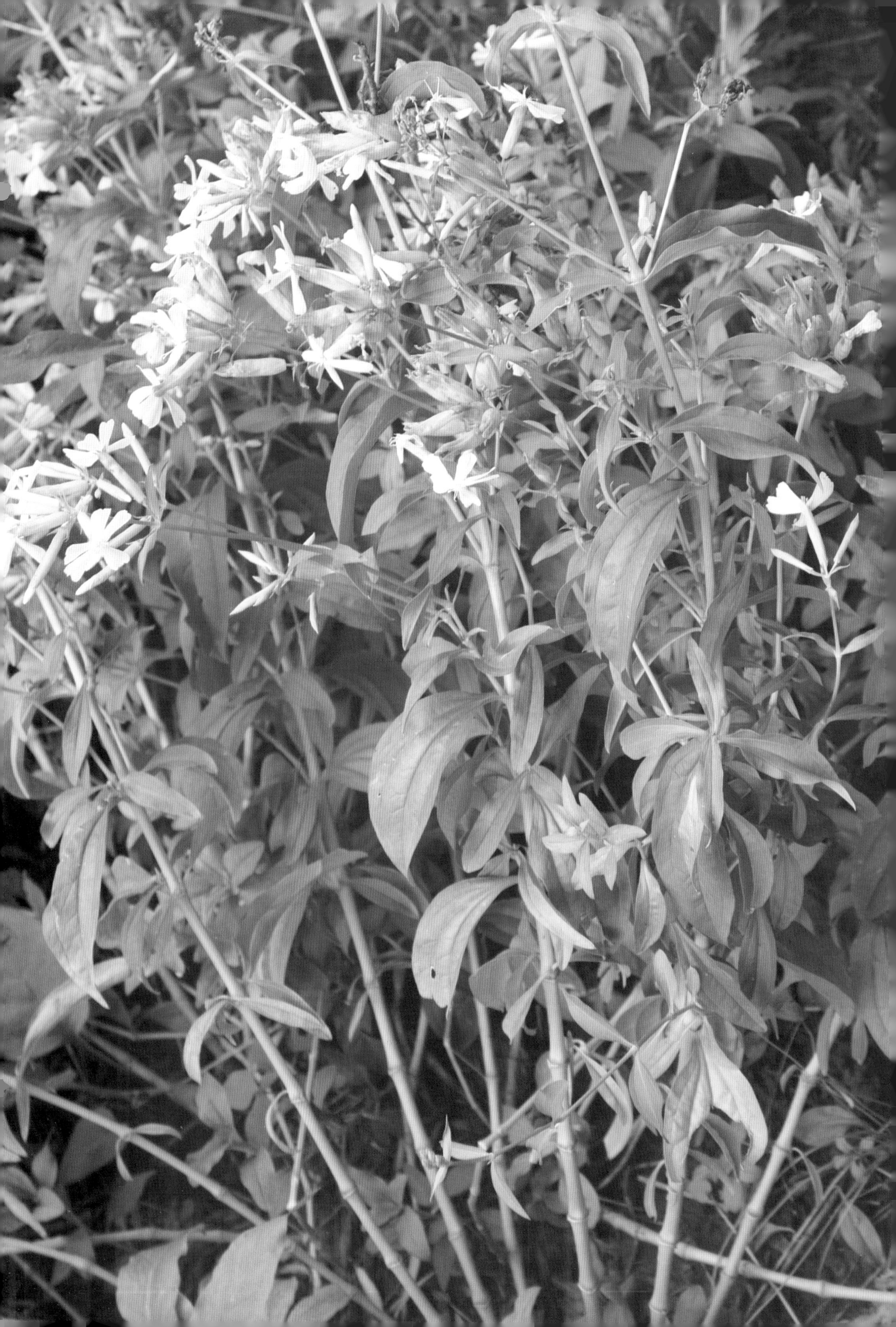

覆盆子

别名：覆盆、翁扭、小托盘、种田泡、牛奶母。
来源：为蔷薇科植物华东覆盆子*Rubus chingii* Hu的干燥果实。

【生境分布】 生长于向阳山坡、路边、林边及灌木丛中。主产于浙江、福建等地。

【采收加工】 夏初果实由绿变绿黄时采收，除去梗、叶，置沸水中略烫或略蒸，取出，干燥。

【性味功用】 甘、酸，温。归肾、膀胱经。益肾，固精，缩尿，养肝明目。用于遗尿尿频，小便频数，阳痿早泄，遗精滑精，目暗昏花。6～12克。

【精选验方】 ①阳痿：覆盆子适量，酒浸，焙研为末，每日早晨用酒送服15克。②遗精：覆盆子15克，绿茶适量，泡茶饮用。③肺虚寒：覆盆子适量，取汁作煎为果，加少量蜜，或熬为稀膏，温服。④遗尿：覆盆子适量，酒拌，蒸熟为末，鸡蛋1个，开口一二处，装入药末6～9克，搅匀，用面封口，入灰火内煨熟，为末，7岁以下每次服6克，8岁以上每次服9克，每日1次，睡前温开水送服。

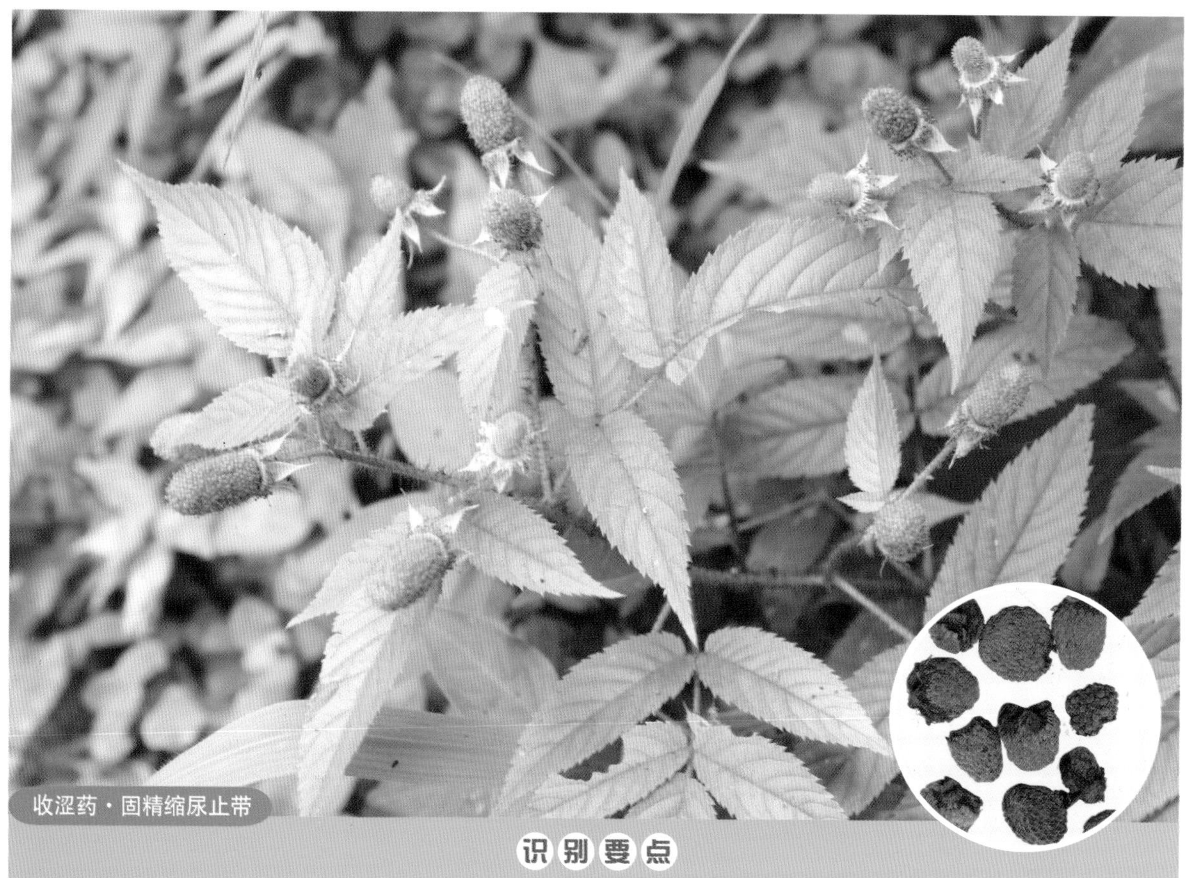

识别要点

①枝细圆，红棕色，幼枝有少数倒刺。②单叶互生，掌状5裂，边缘有重锯齿，两面脉上被白色短柔毛。③聚合果近球形。

桑螵蛸

别名：螵蛸、螳螂蛋、螳蜘壳、螳螂子、刀螂子。
来源：为螳螂科昆虫大刀螂*Tenodera sinensis* Saussure等的干燥卵鞘。

【生境分布】全国大部分地区均有分布。

【采收加工】深秋至次春采收，除去杂质，蒸至虫卵死后，干燥。

【性味功用】甘、咸，平。归肝、肾经。益肾固精，缩尿，止浊。用于遗精滑精，遗尿尿频，小便白浊。5～10克。

【精选验方】①遗精白浊（盗汗虚劳）：桑螵蛸（炙）、白龙骨等份，研为细末，每次10克，空心用盐汤送下。②小便不通：桑螵蛸（炙黄）30枚，黄芩100克，水煎，每日2次。③妇人遗尿：桑螵蛸，酒炒为末，姜汤服10克。

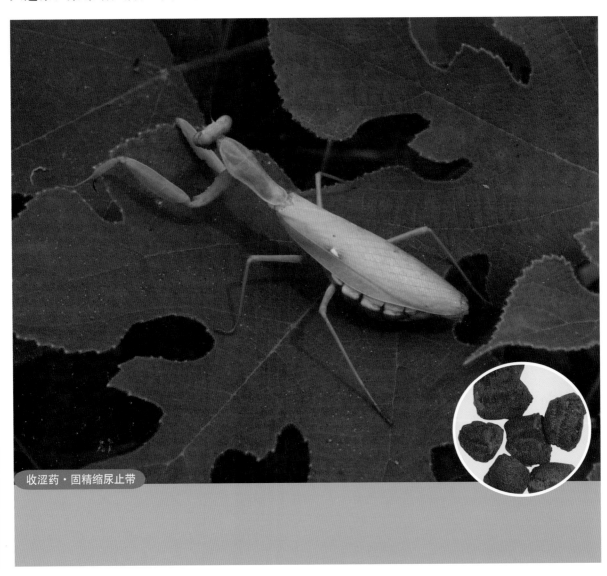

收涩药 · 固精缩尿止带

金樱子

别名：刺榆子、野石榴、山石榴、刺梨子。
来源：为蔷薇科植物金樱子*Rosa laevigata* Michx.的干燥成熟果实。

【生境分布】生长于向阳多石山坡灌木丛中。主产于江苏、安徽、浙江、江西、福建、湖南、广东、广西等地。

【采收加工】10～11月果实成熟变红时采收，干燥，除去毛刺。

【性味功用】酸、甘、涩，平。归肾、膀胱、大肠经。固精缩尿，涩肠止泻。用于遗精滑精，遗尿尿频，崩漏带下，久泻久痢。6～12克。

【精选验方】①刀伤出血：金樱叶、兰麻叶等量，晒干研细末，用瓶密贮，外敷止血。②慢性痢疾，肠结核：金樱子、金樱花、罂粟壳各3克，醋炒，共研细末，蜜丸如梧桐子大，每次3克，每日3次。③盗汗：金樱子根干品30克，猪瘦肉100克，放入沙锅内文火炖30分钟，待肉烂饮汤吃肉。每晚睡前1小时服1次，连服3～4日。④早泄腰痛：小公鸡1只，开膛去杂，纳入金樱子、锁阳、党参、山药各20克，五味子15克，共炖4小时，食肉喝汤。⑤子宫脱垂：金樱子根60克，水煎服，每日2次。

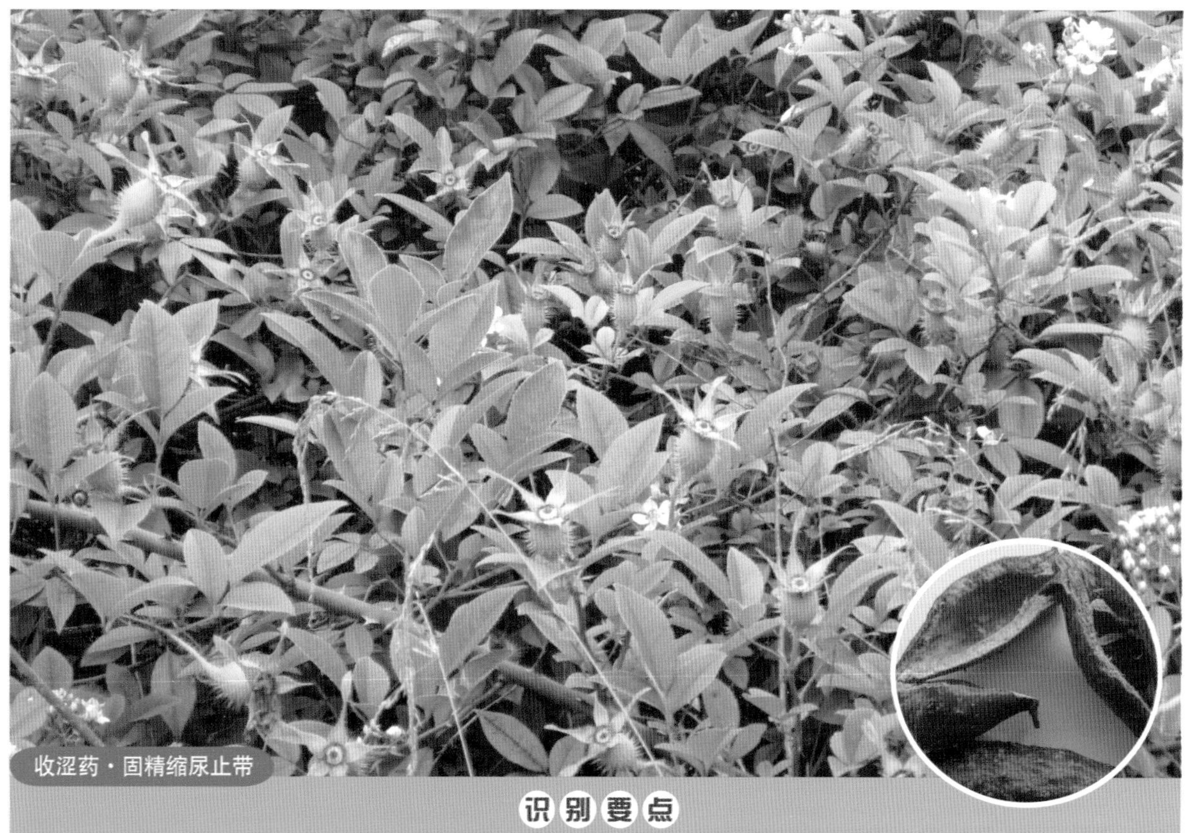

识别要点

①茎红褐色，有钩状皮刺。②3出复叶互生，小叶椭圆状卵形至卵状披针形，边缘有细锐锯齿，下面沿中脉有刺。③蔷薇果熟时红色，梨形，外有刚毛，内有多数瘦果。

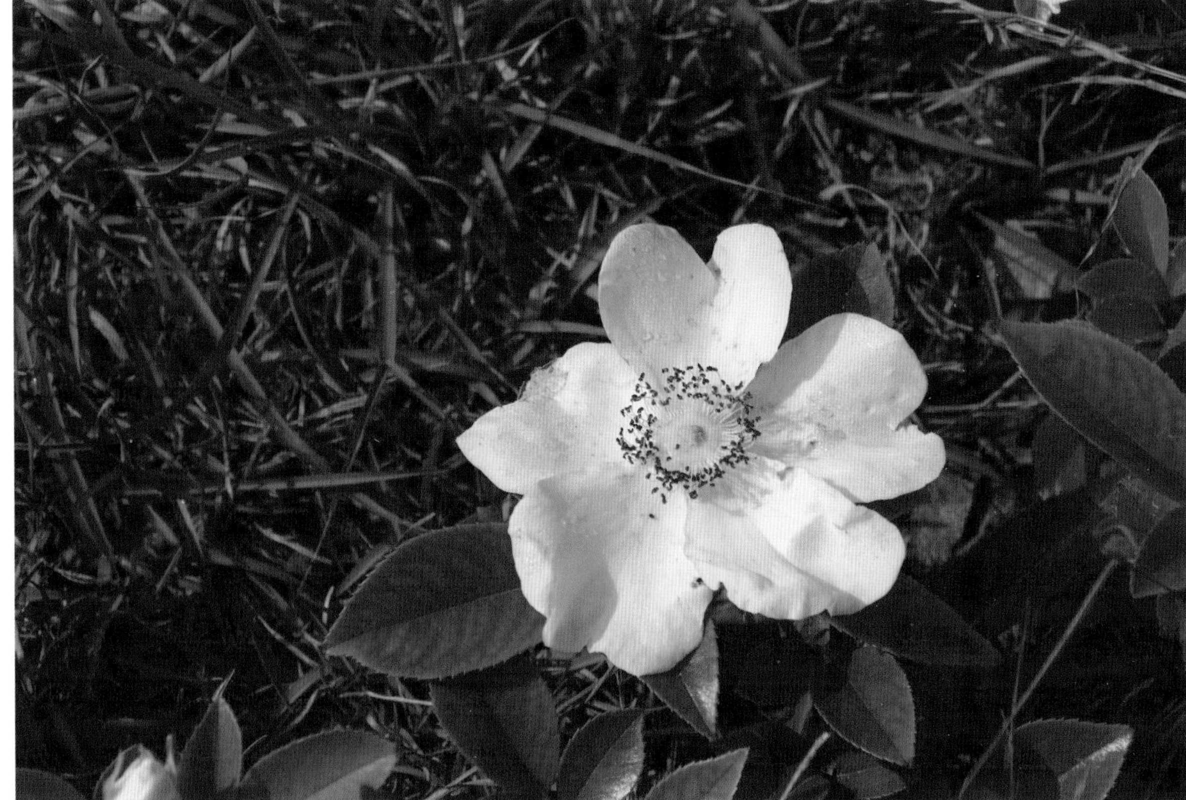

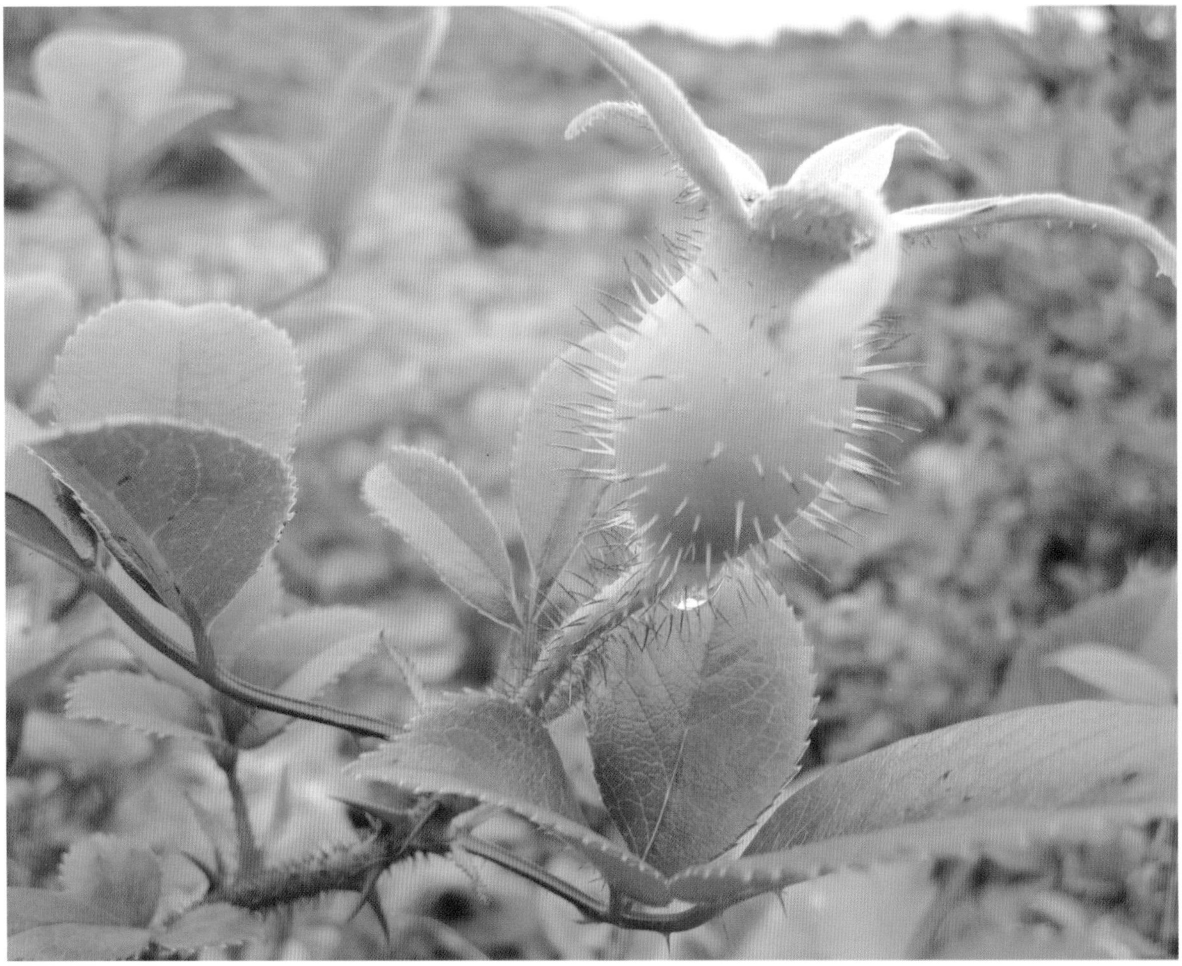

莲子

别名：莲肉、莲实、藕实、莲米、泽芝、莲蓬子、水芝丹。
来源：为睡莲科植物莲*Nelumbo nucifera* Gaertn.**的干燥成熟种子。**

【生境分布】生长于池塘、湿润的田野中。主产湖南、湖北、福建、江苏、浙江、江西等地。多为栽培。

【采收加工】秋季果实成熟时采割莲房，取出果实，除去果皮，干燥。

【性味功用】甘、涩，平。归脾、肾、心经。补脾止泻，益肾涩精，养心安神。用于脾虚久泻，遗精，带下，心悸失眠。6～15克。

【精选验方】①反胃：莲子适量，为末，入少许豆蔻末，用米汤趁热调服。②产后胃寒咳逆、呕吐不食：莲子、白茯苓各50克，丁香25克，研为末，每次10克，不拘时，用姜汤或米饮调下，每日3次。③小便白浊、遗泄精：莲子、龙骨（五色者）、益智仁各等份，研为细末，每次10克，空心用清米饮调下。④病后胃弱、消化不良：莲子、粳米各炒200克，茯苓100克，共为末，砂糖调和，每次50克，白汤送下。⑤久痢不止：老莲子（去心）100克，研末，每次3克，陈米汤调下。

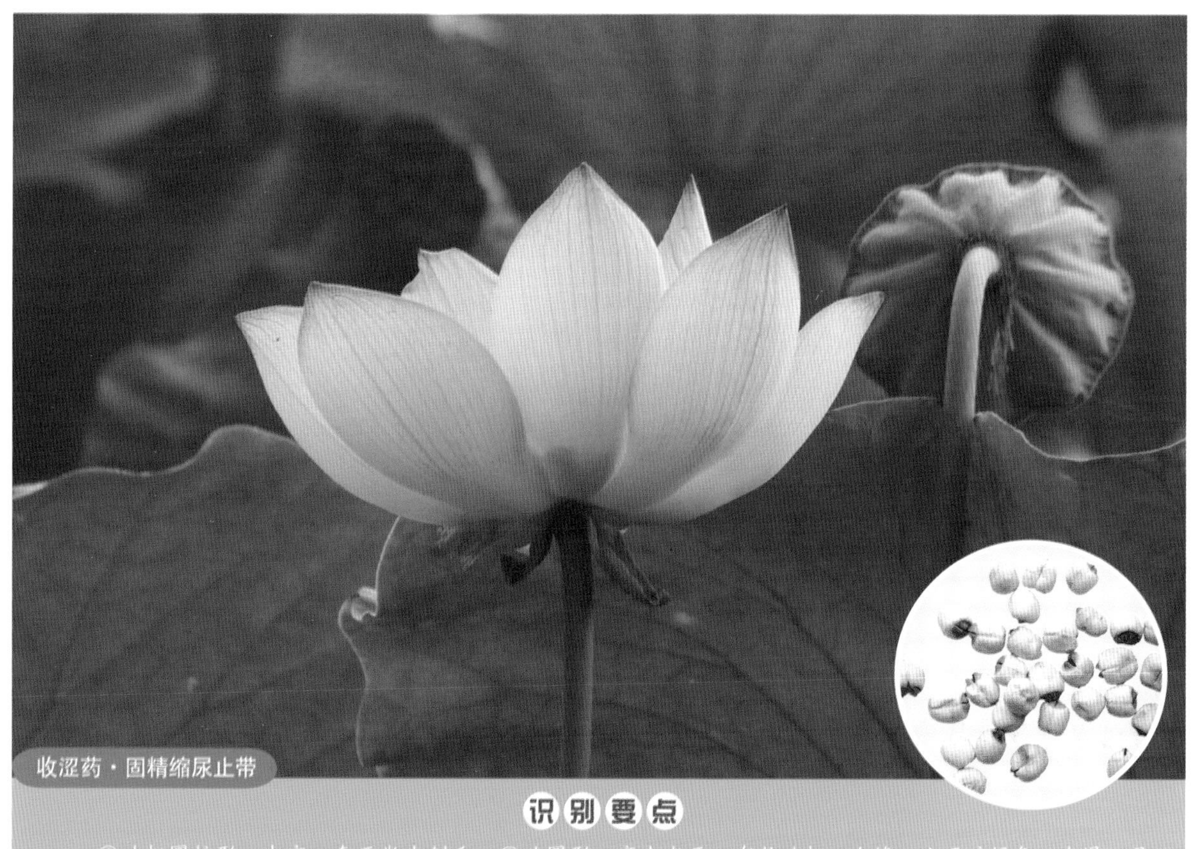

识别要点

①叶柄圆柱形，中空，表面散生刺毛。②叶圆形，高出水面，有长叶柄，全缘，上面暗绿色，光滑，具白粉。

鸡冠花

别名：鸡冠、鸡髻花、鸡角枪、鸡公花、鸡冠头。
来源：为苋科植物鸡冠花*Celosia cristata* L.的干燥花序。

【生境分布】生长于一般土壤，喜温暖干燥气候，怕干旱，喜阳光，不耐涝。主产于天津、北京、河北、山东、江苏、上海、湖北、河南、辽宁等地。多为栽培，也有野生。

【采收加工】秋季花盛开时采收，晒干。

【性味功用】甘、涩，凉。归肝、大肠经。收敛止血，止带，止痢。用于吐血，崩漏，便血，痔血，赤白带下，久痢不止。6～12克。

【精选验方】①荨麻疹：鸡冠花全草适量，水煎，内服外洗。②便血、痔血、痢疾：鸡冠花9～15克，水煎服（配生槐米、生地榆效果更好）。③咳血、吐血：鲜白鸡冠花15～24克，猪肺1只（不可灌水），冲开水炖约1小时，饭后分2～3次服。④细菌性痢疾：鸡冠花9克，马齿苋30克，白头翁15克，水煎服。⑤月经过多：鸡冠花适量，晒干研末，每次4～8克，空腹酒调下，忌鱼腥猪肉。

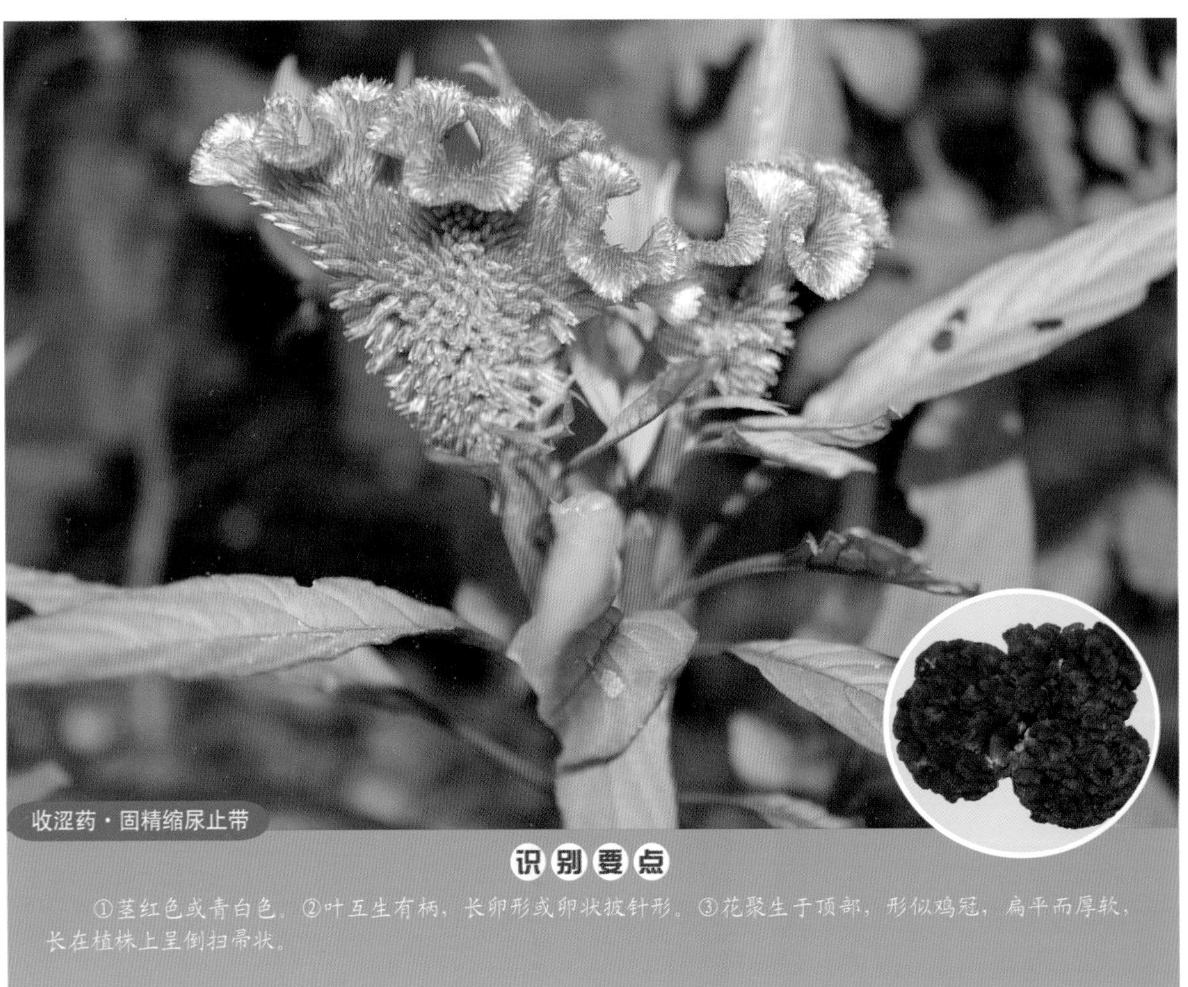

收涩药·固精缩尿止带

识别要点

①茎红色或青白色。②叶互生有柄，长卵形或卵状披针形。③花聚生于顶部，形似鸡冠，扁平而厚软，长在植株上呈倒扫帚状。

常 山

别名：恒山、黄常山、鸡骨风、翻胃木、鸡骨常山。
来源：为虎耳草科植物常山*Dichroa febrifuga* Lour.**的干燥根。**

【生境分布】生长于林荫湿润山地，或栽培于林下。主产于四川、贵州等地。

【采收加工】秋季采挖，除去须根，洗净，晒干。

【性味功用】苦、辛，寒；有毒。归肺、肝、心经。截疟，涌吐痰涎。用于痰饮停聚，疟疾。5～9克。

【精选验方】①疟疾寒热往来：常山（锉），厚朴（去粗皮，生姜汁炙熟）各50克，草豆蔻（去皮）、肉豆蔻（去壳）各2枚，乌梅（和核）7枚，槟榔（锉）、甘草（炙）各25克。上七味，粗捣筛，每次6克，水煎，去滓，候冷，未发前服。②蓝氏贾第鞭毛虫病：常山10克，煎服，每日1次，连服7日。

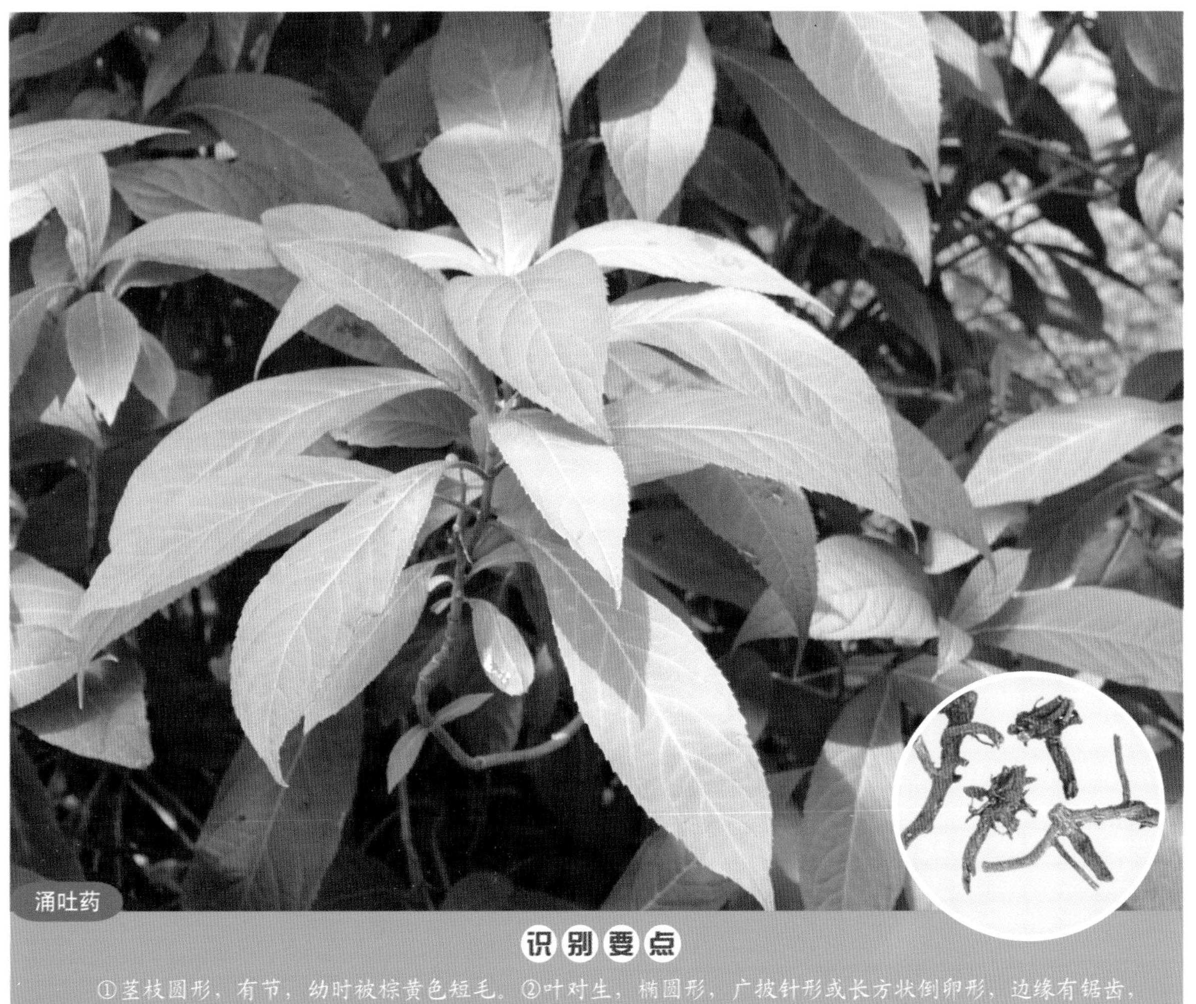

涌吐药

识别要点

①茎枝圆形，有节，幼时被棕黄色短毛。②叶对生，椭圆形，广披针形或长方状倒卵形，边缘有锯齿，幼时两面均疏被棕黄色短毛。

蛇床子

别名：蛇米、蛇粟、蛇床仁、双肾子、蛇床实。
来源：为伞形科植物蛇床*Cnidium monnieri*(L.)Cuss的干燥成熟果实。

【生境分布】生长于弱碱性稍湿草甸子、河沟旁、碱性草原、田间路旁。主产于河北、山东、浙江、江苏、四川等地。

【采收加工】夏、秋二季果实成熟时采收，除去杂质，晒干。

【性味功用】辛、苦，温；有小毒。归肾经。温肾壮阳，燥湿祛风，杀虫止痒。用于阳痿，宫冷不孕，寒湿带下，湿痹腰痛；外治外阴湿疹，妇人阴痒，滴虫阴道炎。3～10克。外用适量，多煎汤熏洗，或研末调敷。

【精选验方】①阴囊湿疹：蛇床子25克，煎水洗阴部。②滴虫阴道炎：蛇床子50克，黄柏15克，以甘油明胶为基质做成（2克重）栓剂，每日阴道内置放1枚。③阳痿：蛇床子、菟丝子、五味子各等份，研末，蜜丸如梧桐子大，每次30丸，每日3次。④滴虫阴道炎：蛇床子25克，水煎，灌洗阴道。⑤妇人阴痒：蛇床子50克，白矾10克，煎汤频洗。

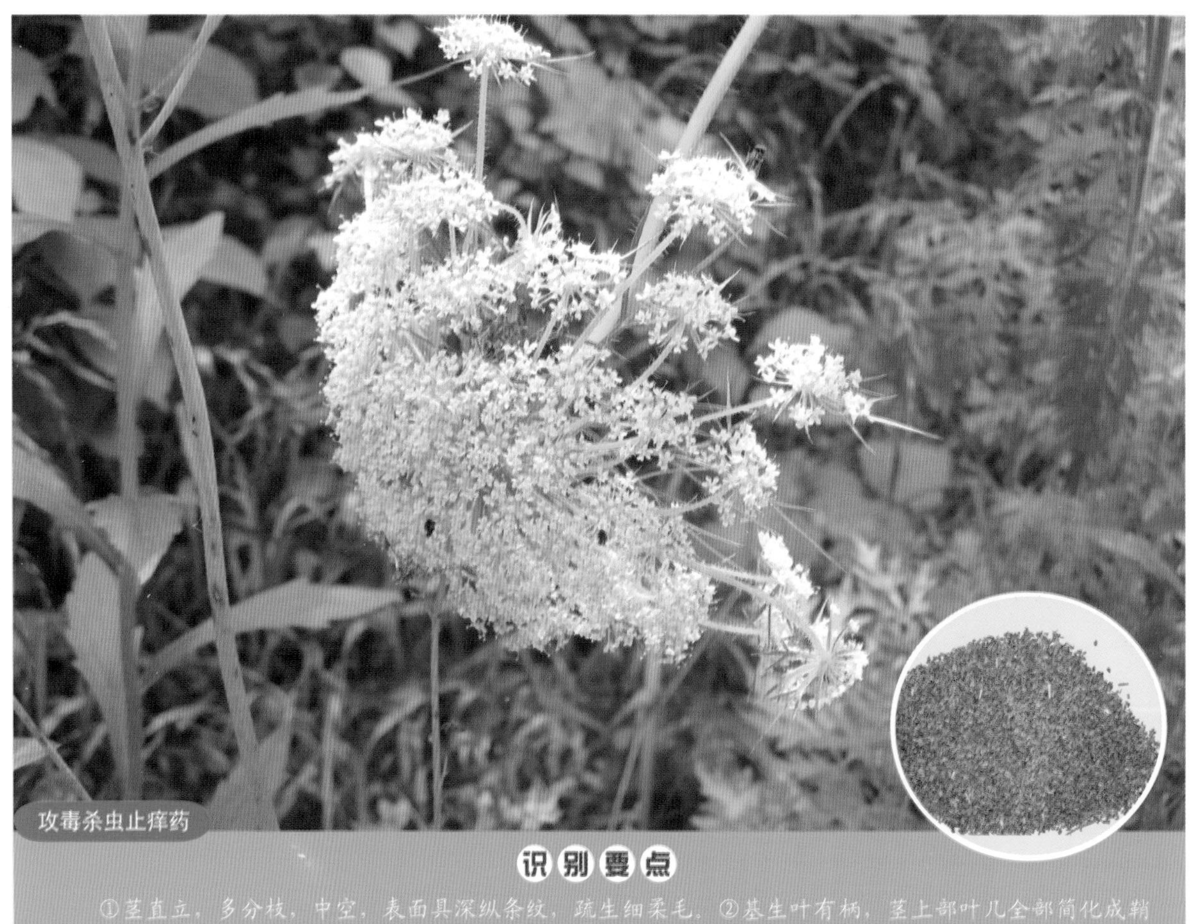

识别要点

①茎直立，多分枝，中空，表面具深纵条纹，疏生细柔毛。②基生叶有柄，茎上部叶几全部简化成鞘状；叶片轮廓卵形至卵状披针形。

木鳖子

别名：木蟹、木鳖瓜、土木鳖、藤桐子、漏苓子、鸭屎瓜子。
来源：为葫芦科植物木鳖*Momordica cochinchinensis*(Lour.)Spreng.**的干燥成熟种子。**

【生境分布】生长于林缘、山坡，土层较深厚的地方，多为野生，也有栽培。主产于广西、四川等地。

【采收加工】冬季采收成熟果实，剖开，晒至半干，除去果肉，取出种子，干燥。

【性味功用】苦、微甘，凉；有毒。归肝、脾、胃经。散结消肿，攻毒疗疮。用于疮疡肿毒，乳痈，瘰疬，痔漏，干癣，秃疮。0.9～1.2克。外用适量，研末，用油或醋调涂患处。

【精选验方】①痔疮：木鳖子、荆芥、朴硝各等份，上药煎汤，入于瓶内，熏后，汤温洗之。②血管瘤：鲜木鳖子适量，去壳研如泥，以醋调敷患处，每日3～5次。

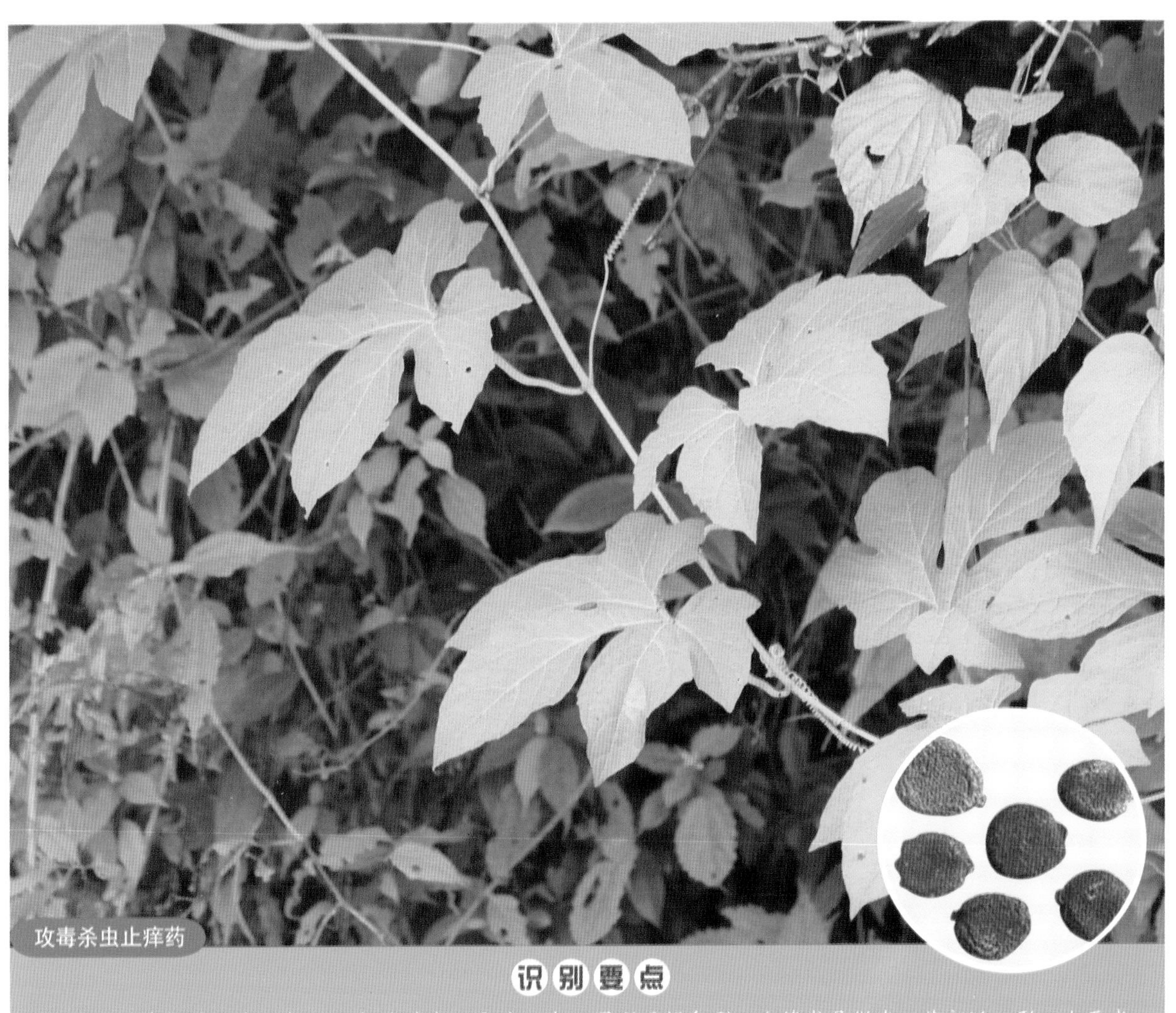

识别要点

①茎有纵棱；卷须粗壮，与叶对生。②叶互生，圆形至阔卵形，全缘或具微齿，基部近心形，上面光滑，下面密生小乳突。③瓠果椭圆形，成熟后红色。

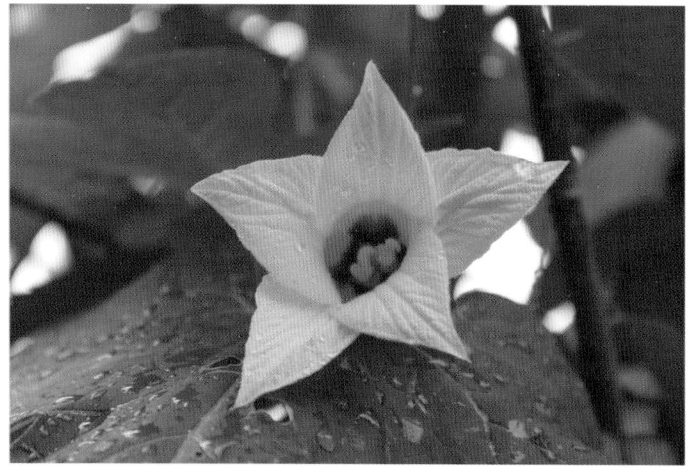

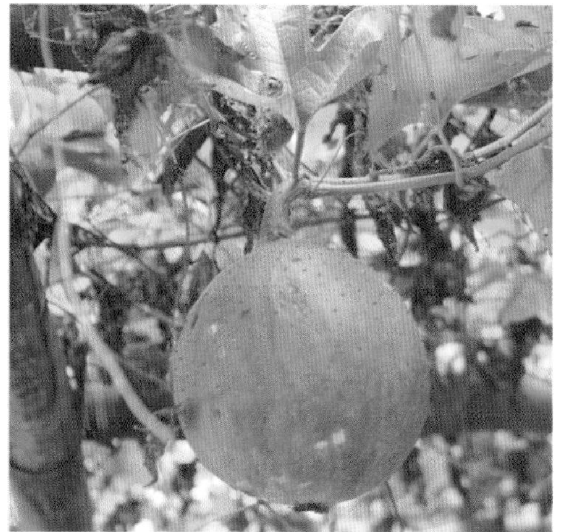

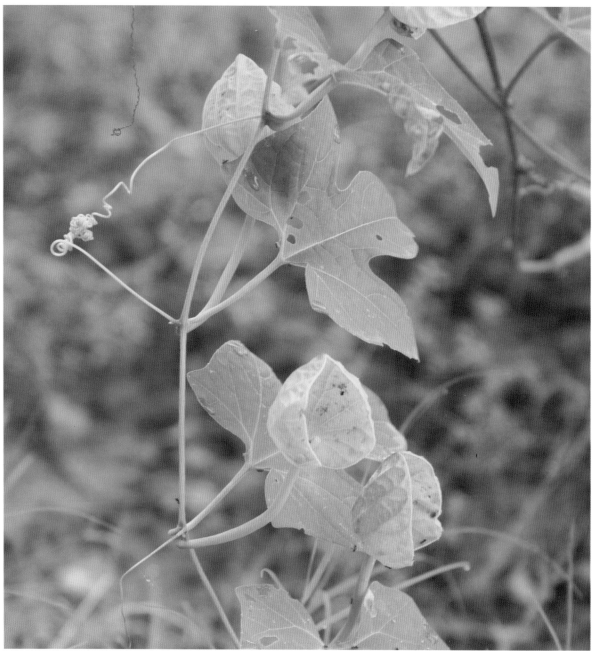

蜂房

别名：蜂巢、野蜂房、露蜂房、马蜂窝、草蜂子窝、长脚蜂窝。
来源：为胡蜂科昆虫果马蜂*Polistes olivaceous*(DeGeer)**等的巢。**

【生境分布】全国大部分地区均产。均为野生。

【采收加工】秋、冬二季采收，晒干，或略蒸，除去死蜂死蛹，晒干。

【性味功用】甘，平。归胃经。祛风，攻毒，杀虫，止痛。用于龋齿牙痛，疮疡肿毒，乳痈，瘰疬，皮肤顽癣，鹅掌风。3～5克。外用适量，研末油调敷患处，或煎水漱或洗患处。

【精选验方】①蜂蜇人：蜂房适量，研末，猪油和敷之。②赤白痢、少腹痛不可忍、里急后重：蜂房、阿胶各9克，同溶化，入黄连末15克，搅匀，分3次热服。③头癣：蜂房1个，蜈蚣2条，明矾适量。将明矾研末，入蜂房孔中，连同蜈蚣置瓦片上文火烤焦，共研细末，麻油调涂外擦。

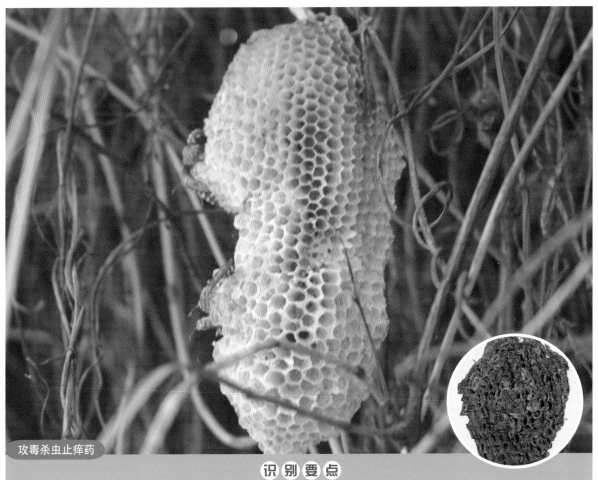

攻毒杀虫止痒药

识别要点

①呈圆盘状或不规则的扁块状，或近似莲蓬形，大小不等。②表面灰白色或灰褐色；腹面有多数整齐有序的六角形房孔。

炉甘石

别名：甘石、羊肝石、炉眼石、浮水甘石。
来源：为碳酸盐类矿物方解石族菱锌矿，主含碳酸锌($ZnCO_3$)。

【生境分布】主产于广西、四川、湖南等地。

【采收加工】采挖后，洗净，晒干，除去杂石。

【性味功用】甘，平。归肝、胃经。解毒明目退翳，收湿止痒敛疮。用于目赤肿痛，睑弦赤烂，翳膜胬肉，溃疡不敛，脓水淋漓，湿疮，皮肤瘙痒。外用适量。

【精选验方】①手癣：炉甘石、滑石各60克，白蜜、鱼肝油各150毫升，硫黄90克，共调研如膏，涂抹患处。②小腿溃疡：煅炉甘石6克，没药、乳香各18克，当归30克，轻粉15克，樟脑12克，黄蜡150克，白蜡180克，猪油2000克，制成药膏，贴患处。

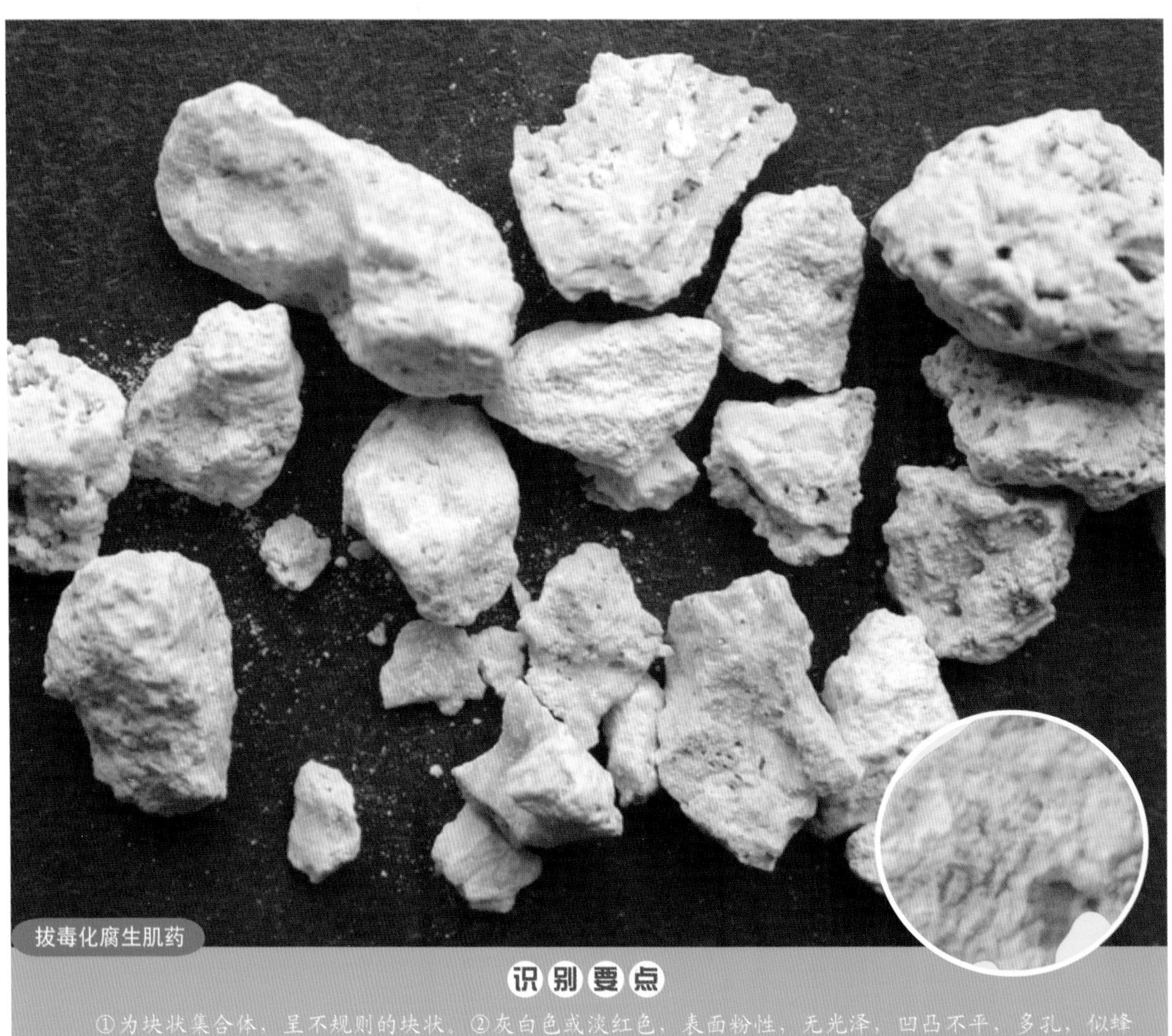

拔毒化腐生肌药

识别要点

①为块状集合体，呈不规则的块状。②灰白色或淡红色，表面粉性，无光泽，凹凸不平，多孔，似蜂窝状。

二、常用草药

黄　荆

别名：荆条、布荆、马藤、山荆、五指柑、土常山、黄荆条、山黄荆、七叶黄荆。
来源：为马鞭草科植物黄荆*Vitex negundo* L. 的果实及根、茎、叶。

【生境分布】生长于山坡、路旁、林边。主产于江苏、浙江、湖南、江西、四川、重庆、广西等地。

【采收加工】夏秋采叶，花未开时采收；秋季采果，果实成熟时用手搓下，晒干，扬净；四季采根，切片晒干。

【性味功用】辛、苦，温。归肺、肝、胃、大肠经。解表，行气止痛，祛风，除痰。根茎主治支气管炎，疟疾，肝炎。叶主治感冒，肠炎，痢疾，疟疾，泌尿系感染；外用治湿疹，皮炎，脚癣，煎汤外洗。果实主治咳嗽哮喘，胃痛，消化不良，肠炎，痢疾。内服：煎汤，根、茎15～30克，叶9～30克，果实3～9克；或研末服。外用：鲜叶捣烂敷，治虫、蛇咬伤，灭蚊，鲜全株灭蛆。

【精选验方】①关节炎：黄荆茎15克，水煎服，每日1剂，分2次服。②脚癣：黄荆叶捣烂敷患处。③支气管哮喘：黄荆子适量，炒香，研末冲服，每次6克，每日2次。④肝胃痛：黄荆子研末，和粉作团食。⑤哮喘：黄荆子10～25克，研粉，加白糖适量，水冲服，每日2次。⑥胃溃疡、慢性胃炎：黄荆干果50克，煎服或研末吞服。

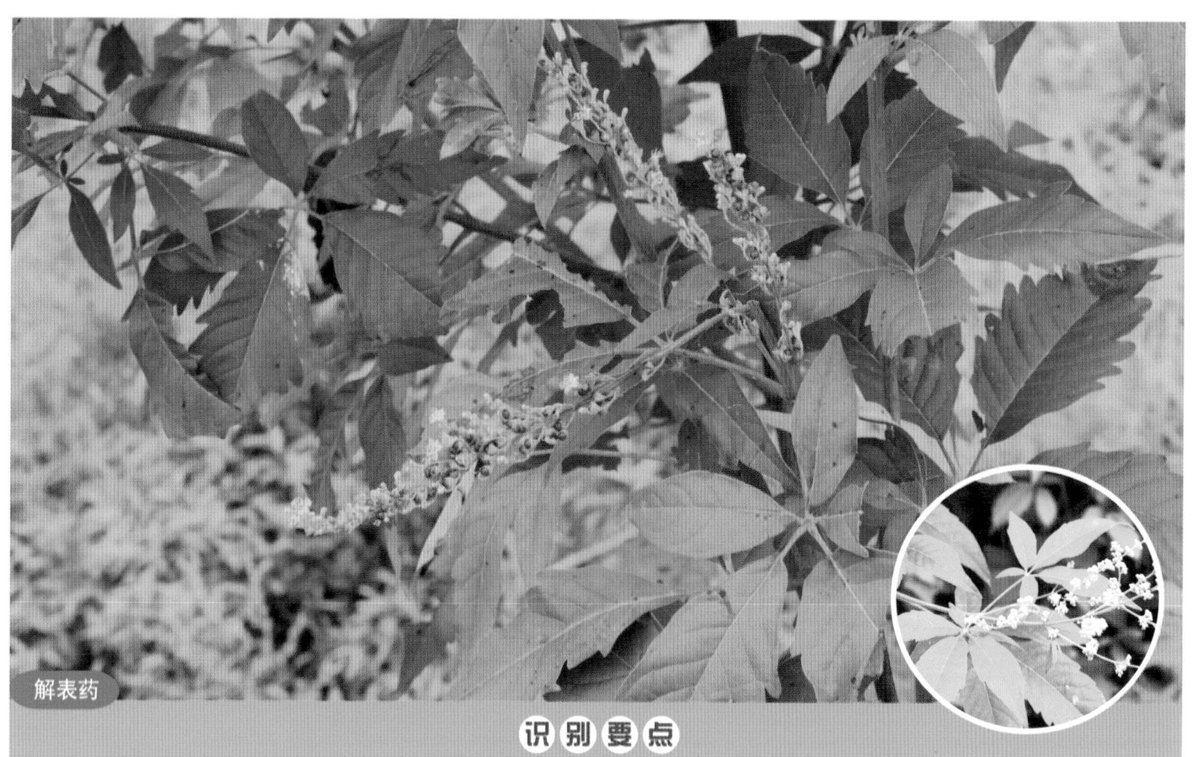

识别要点

①新枝方形，灰白色，密被细绒毛。②叶对生，掌状复叶，具长柄，小叶片椭圆状卵形，上面淡绿色，下面白色。③圆锥花序顶生，萼钟形，花冠淡紫色形。④核果卵状球形，褐色，下半部包于宿萼内。

防风草

别名：落马衣、假紫苏、臭苏头、四方茎、马衣叶、大簑草。
来源：为唇形科植物防风草 *Anisomeles indica*(L.)O. Ktze.**的全草。**

【生境分布】生长于荒地、旷野、村边草丛中。主产于广东、云南、广西、贵州等地。

【采收加工】夏、秋间割取全草，洗净，晒干或鲜用。

【性味功用】辛、苦，温。归膀胱、肝、肾经。解表，祛风，除湿，解毒。主治感冒身热，呕吐，腹痛，筋骨疼痛，疮疡，湿疹，痔疮。内服：熬汤，9～15克（鲜品15～30克）；浸酒或入丸剂。外用：煎水洗或捣敷。

【精选验方】①湿疹：鲜防风草适量，水煎，调盐或醋洗患处。②中风口眼歪斜：鲜防风草50～100克，红糖25克，水煎服；另用叶和蓖麻子仁共捣烂，贴患侧。③毒蛇咬伤：鲜防风草、鲜豨莶草各30克，水炖服；渣调盐、米饭各少许捣烂外敷。④痈肿：鲜防风草60克，捣烂绞汁调黄酒炖服，渣外敷。⑤感冒：防风草15克，牡荆叶15克，桑叶、紫苏叶各10克，水煎服。

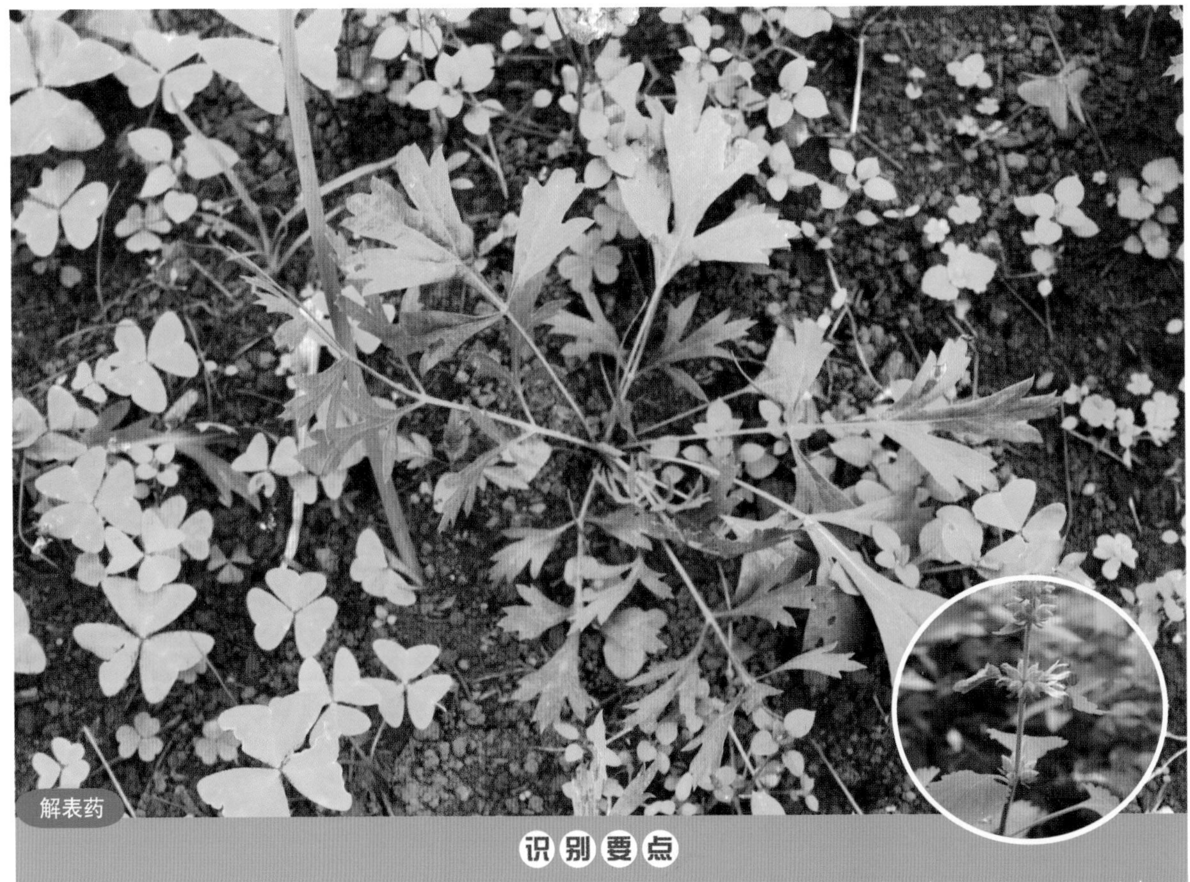

解表药

识别要点

①直立草本，分枝，茎四棱。②单叶对生，阔卵形至卵形，边缘有不规则的齿，基部近圆形，两面均有茸毛，具细小腺点。③花轮生，总状花序，花冠2唇。

五色梅

别名：龙船花、山大丹、臭金凤、如意草、土红花、杀虫花、五彩花。
来源：为马鞭草科植物马缨丹*Lantana camara* L.的叶或带花叶的嫩枝。

【生境分布】生长于海拔80～1500米的海边沙滩、路边及空旷地，也有栽培。主产于福建、台湾、湖南、广东、广西等地。

【采收加工】全年可采，鲜用或晒干。

【性味功用】苦、甘，凉。有毒。归大肠经。解表，清热，止血。主治肺结核咯血，腹痛吐泻，湿疹，阴部瘙痒。内服：煎汤，15～30克；或研末，3～5克。外用：捣敷。

【精选验方】①腹痛吐泻：鲜五色梅花10～15朵，水炖，调盐少许服。②跌打损伤：五色梅鲜花或鲜叶捣烂，搓擦患处，或外敷。③感冒风热：五色梅花30克，山芝麻15克，水煎服，每日2次。④皮炎、湿疹瘙痒：五色梅新鲜枝叶煎水外洗。⑤筋伤：五色梅鲜叶捣碎，擦患处，然后以渣敷。

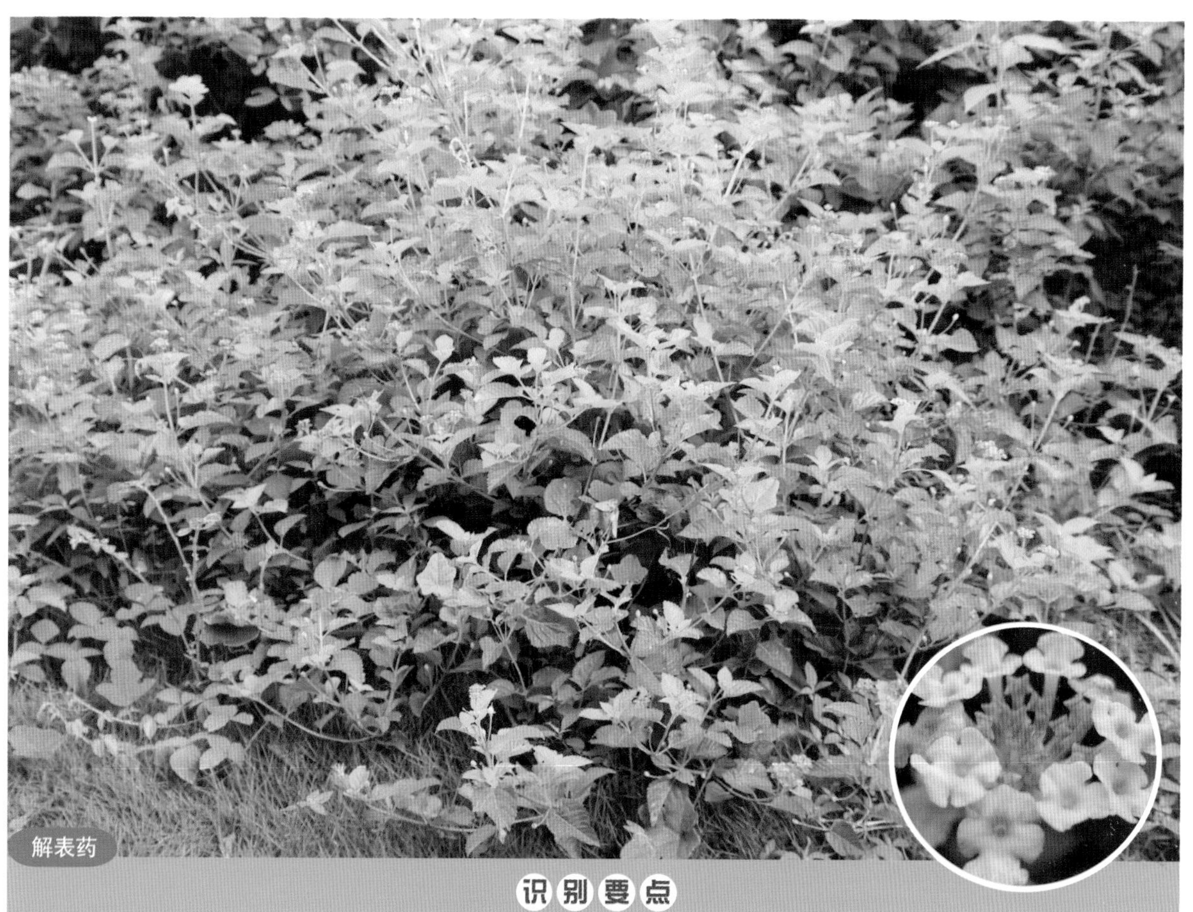

识别要点

①直立或半藤状灌木，茎、枝均呈四方形，有糙毛。②单叶对生，叶片卵形至卵状长圆形，边缘有钝齿。③头状花序腋生，花萼筒状，花冠黄色、橙色、粉红色至深红色。④内藏果实圆球形，成熟时紫黑色。

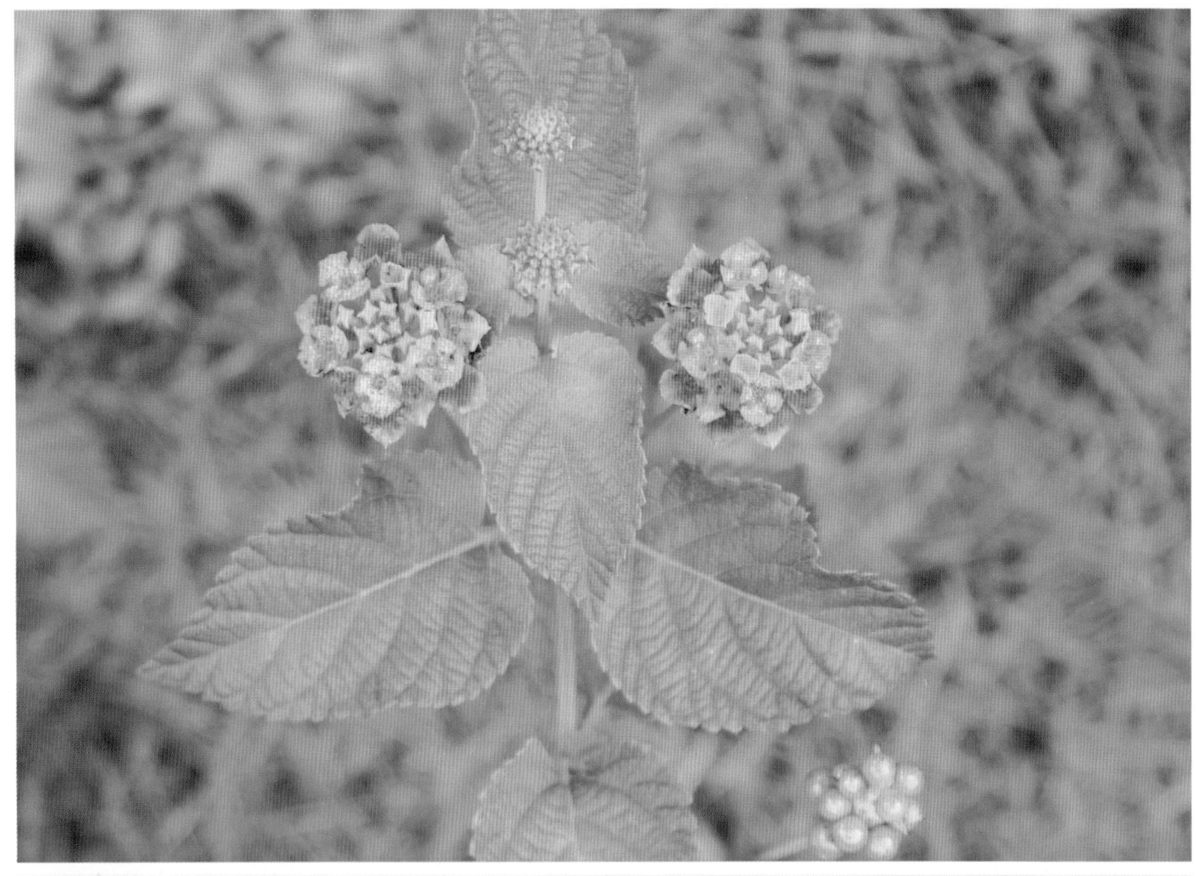

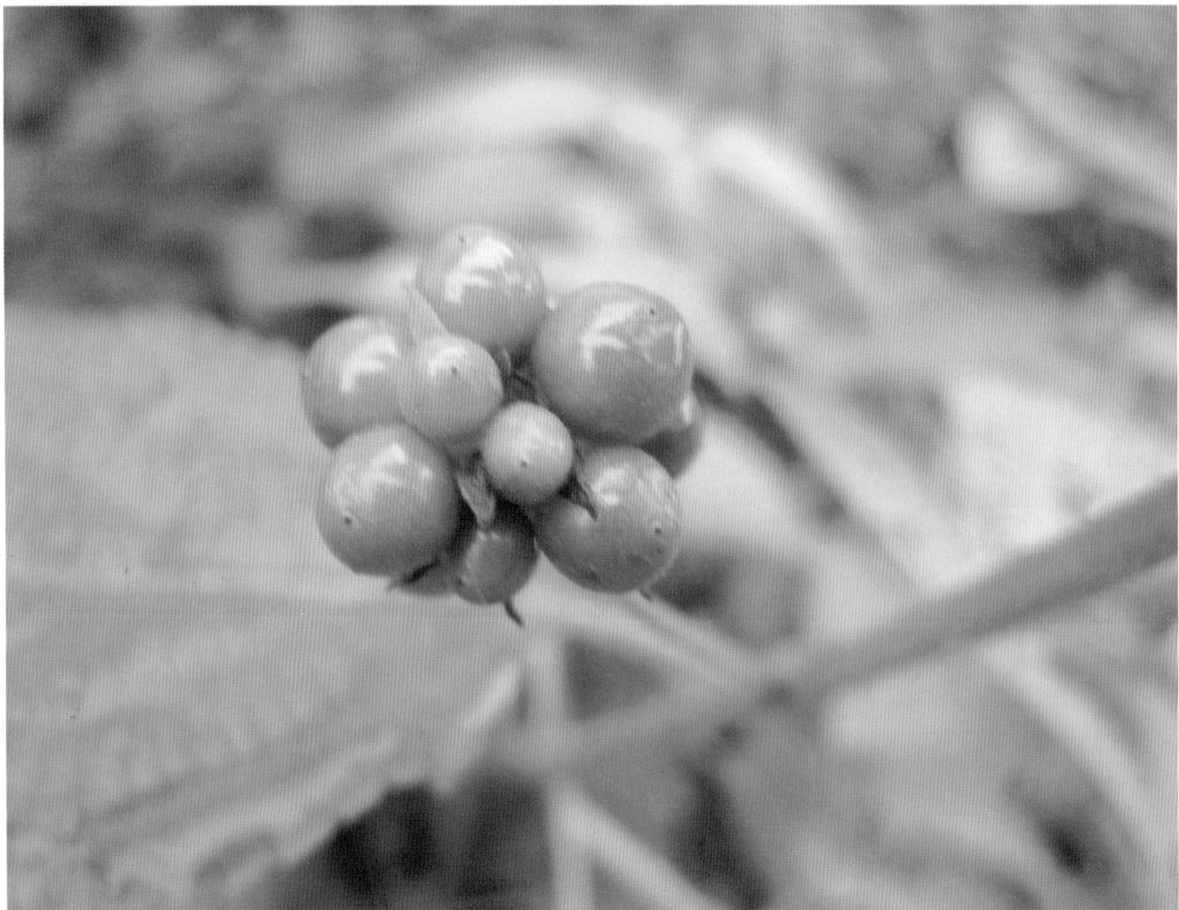

鸭脚木

别名：手树、鸭脚树、鹅掌柴、伞托木、矮伞树、五指通、小叶伞树。
来源：为五加科植物鹅掌柴*Schefflera octophyyla* (Lour.)Harms的根、根皮及叶。

【生境分布】生长于常绿阔叶林中或向阳山坡。主产于广东、广西、贵州、云南、浙江、福建、台湾等地。

【采收加工】全年可采，根、根皮洗净，切片晒干备用。叶鲜用。

【性味功用】苦、涩，凉。发汗解表，祛风除湿，舒筋活络。主治感冒发热，咽喉肿痛，跌打损伤，风湿关节痛，骨折。内服：煎汤，根3～9克，根皮15～30克。外用：叶适量，煎水洗患处。

【精选验方】①骨折：生鸭脚木皮180克，生犁片木叶、生官榕木叶各120克，雄鸡一只，共捣烂，双酒炒热敷患处，24小时去药，再加酒炒热熨患处。②红白痢疾：鸭脚木皮去外皮，洗净，一蒸一晒，水煎服。③风湿骨痛：鸭脚木皮180克，浸酒500毫升，每日2次，每次15～30克。④烧伤：鲜鸭脚木叶适量，捣烂取汁，用棉签蘸涂患处；另取鸭脚木叶15克，水煎服。

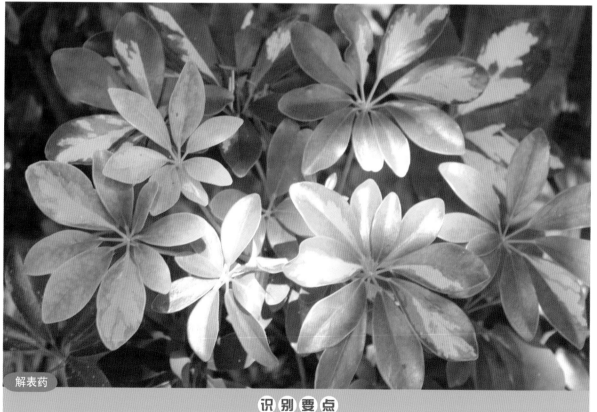

解表药

识别要点

①枝条粗壮，平时有皱纹，幼时密生星状短柔毛。②掌状复叶，革质，椭圆形或长卵圆形。③花小，白色，花瓣5片肉质。

玉叶金花

别名：白纸扇、生肌藤、山甘草、蝴蝶藤、蜻蜓翅、白叶子、黄蜂藤、凉藤子。
来源：为茜草科玉叶金花属植物玉叶金花*Mussaenda purviflora* Miq.**的藤与根。**

【生境分布】生长于较阴的山坡、沟谷、溪旁及灌丛中。主产于广西、四川、重庆、福建、广东、台湾等地。

【采收加工】8～10月采挖，鲜用或洗净晒干，切碎备用。

【性味功用】甘、淡，凉。解表，清热解暑，消暑利湿，凉血解毒。主治中毒，感冒，支气管炎，扁桃体炎，咽喉炎，肾炎水肿，肠炎，子宫出血，虫蛇咬伤。内服：煎汤，15～30克。外用：捣敷。

【精选验方】①肾盂肾炎、血尿：玉叶金花藤、爵床各20克，薏苡仁根15克，水煎服。②子宫出血：玉叶金花根15克，水煎服或鲜嚼食汁。③感冒、中暑：玉叶金花藤、牡荆叶各等量制茶，加薄荷少许，泡水饮用。④湿热小便不利：玉叶金花藤、车前草各30克，鲜金银花藤60克，水煎服。⑤暑湿腹泻：玉叶金花藤60克，大叶桉18克，水煎，每日1剂，分3次服。⑥支气管炎：玉叶金花30克，连钱草15克，福建胡颓子叶9克，水煎服。

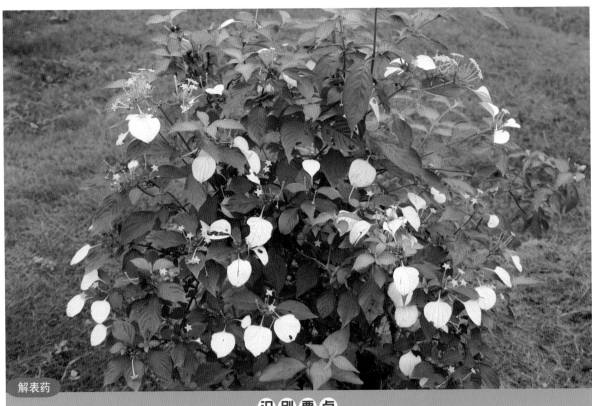

解表药

识别要点

①藤状小灌木，小枝蔓延，初时被柔毛。②单叶互生，有短柄，卵状矩圆形或椭圆状披针形。③聚伞伞房花序，密集多花，着生枝顶，花黄色。

水蜈蚣

别名：球子草、疟疾草、地杨梅、十字草、姜虫草、露水草、龙吐珠、三荚草、草含珠。
来源：为莎草科植物水蜈蚣*Kyllinga brevifolia* Rottb.的全草或根。

【生境分布】生长于山坡、溪旁、荒地、路边草丛中及海边沙滩上。主产于中南、西南及安徽、江苏、浙江、江西、福建等地。

【采收加工】5～9月采收，洗净，鲜用或晒干。

【性味功用】辛，平。疏风解表，清热利湿，止嗽化痰，祛瘀消肿。主治感冒风寒，寒热头痛，筋骨疼痛，咳嗽，疟疾，黄疸，痢疾，疮疡肿毒，跌打刀伤。内服：煎汤，15～30克，鲜品30～60克；或捣汁；或浸酒。外用：捣敷。

【精选验方】①时疫发热：水蜈蚣、威灵仙各适量，水煎服。②疮疡肿毒：水蜈蚣全草、芭蕉根各适量，捣烂，敷患处。③皮肤瘙痒：水蜈蚣煎水外洗。④刀伤骨折：鲜水蜈蚣捣绒，包患处，每日换药2次。⑤风湿骨痛：水蜈蚣50～100克，煎服。

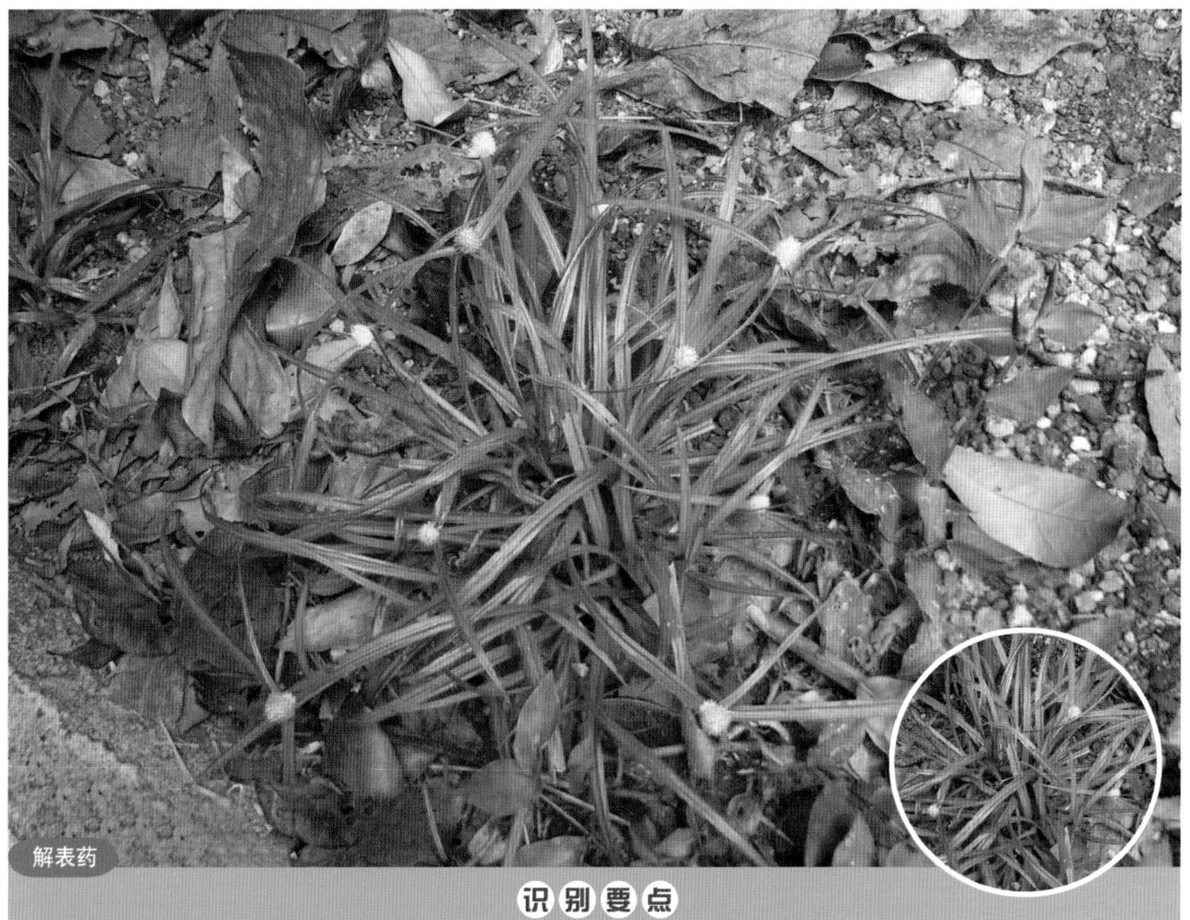

解表药

识别要点

①茎瘦长，秃净，三棱形。②叶质软，狭线形，长短不一，末端渐尖，下部带紫色，鞘状。③头状花序，单生卵形，绿色，总苞叶状，连接穗下，往往外向开展。

南天竹

别名：天竹、白天竹、天竹子、南天烛、钻石黄。
来源：为小檗科南天竹属植物南天竹*Nandina domestica* Thunb.的根、茎及果实。

【生境分布】生长于疏林及灌木丛中，多栽培于庭院。主产于陕西、江苏、浙江、安徽、江西、福建、湖北、广东、广西、云南、四川、重庆、贵州等地。

【采收加工】根、茎全年可采，切片晒干。秋冬摘果，果实成熟时采收，晒干。

【性味功用】根、茎苦，寒。解表，清热除湿，通经活络；主治感冒发热，眼结膜炎，肺热咳嗽，湿热黄疸，急性胃肠炎，尿路感染，跌打损伤。果苦，平；有小毒；止咳平喘；主治咳嗽，哮喘，百日咳。内服：煎汤，根、茎9～30克，果15克。

【精选验方】①感冒咳嗽：南天竹40克，枇杷叶、车前子、甘草各50克，加水600毫升，煎取200毫升，每次服15毫升（小儿每次3～5毫升），每日3次。②湿热黄疸：鲜南天竹根30～60克，水煎服。③热风关节炎：南天竹鲜根30～60克，猪脚1～2节，酌加红酒、开水，炖2小时，分2～3次服。④驱除蛔虫：南天竹根和楝树皮各适量，水煎服。④百日咳：南天竹干果实9～15克，水煎调冰糖服。

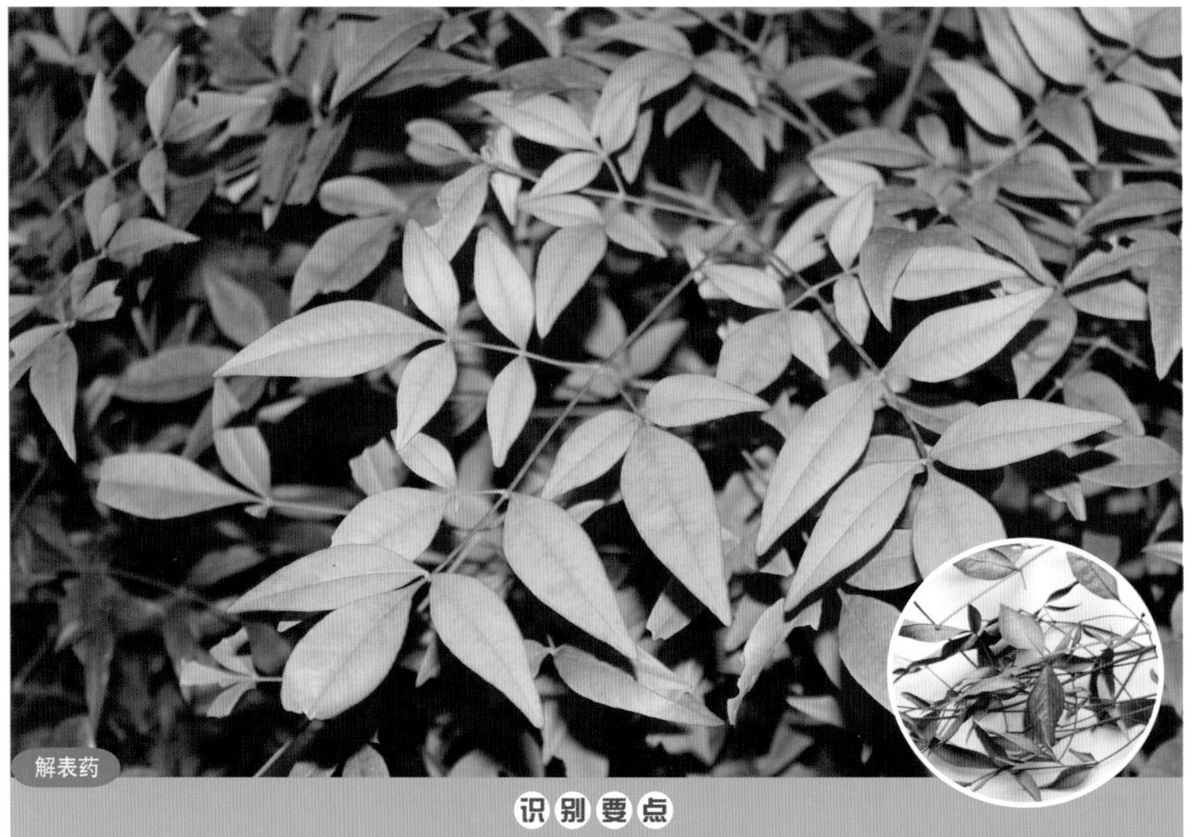

识别要点

①茎直立，圆柱形，丛生，分枝少。②叶互生，革质，有光泽，通常为3回羽状复叶，小叶椭圆状披针形，两面深绿色，冬季常变为红色。③花成大型圆锥花序，萼片多数，每轮3片，内两轮呈白色花瓣状。

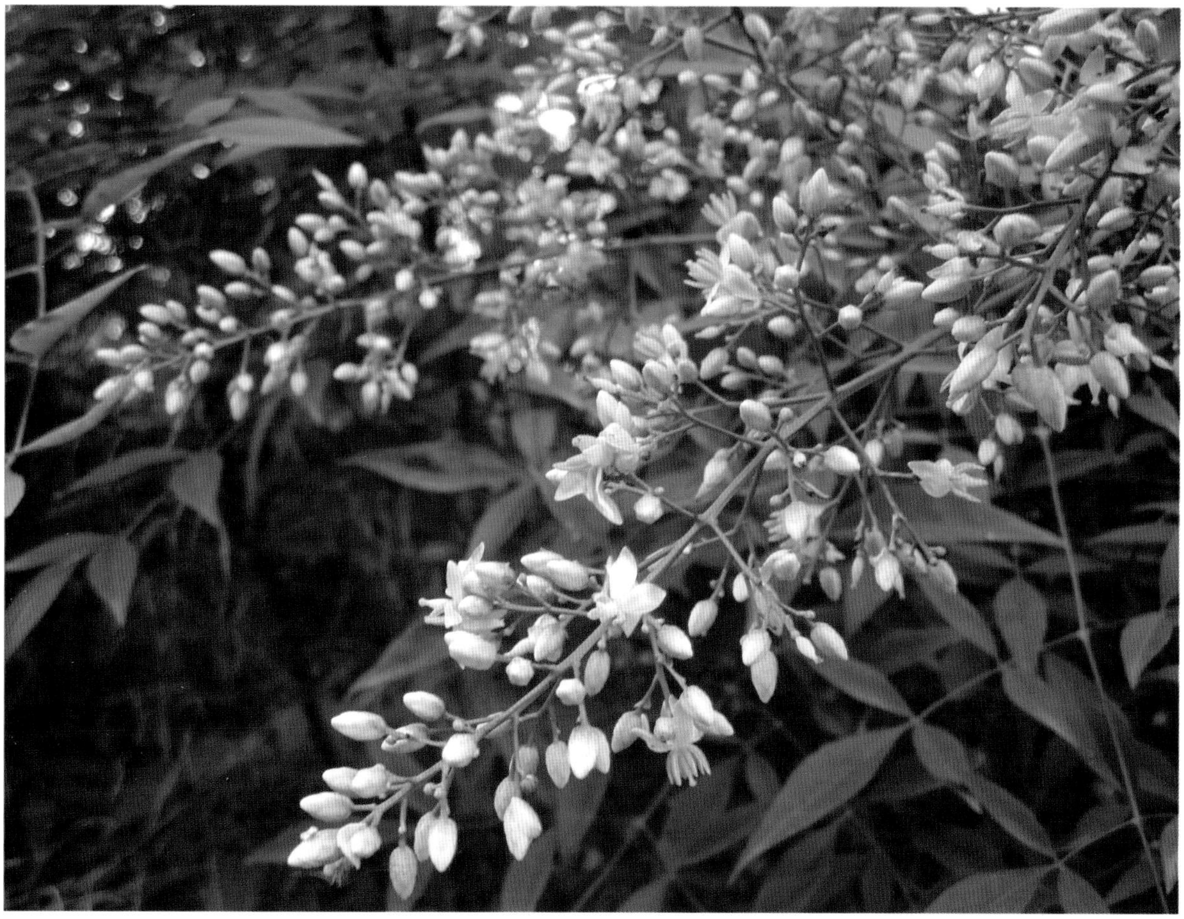

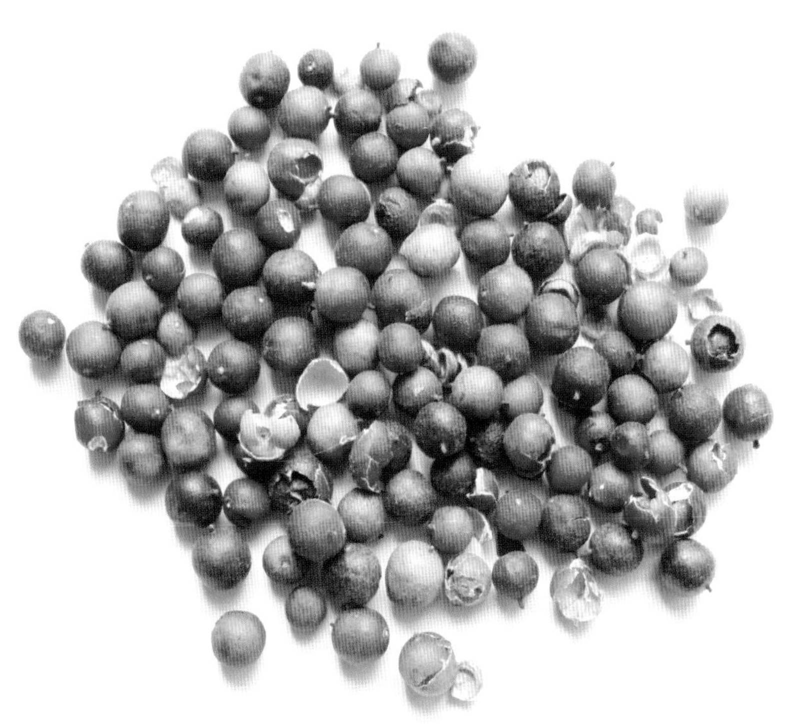

隔山香

别名：鸡山香、香白芷、假当归、土白芷、山党参、天木香、十里香、野天竹。
来源：为伞形科植物隔山香*Angelica citriodora* Hance的根或全草。

【生境分布】生长于山坡、灌木林下、林缘、草丛中。主产于浙江、江西、福建、湖南、广东、广西等地。

【采收加工】秋后挖根，去其茎叶，洗净，鲜用或晒干；夏、秋季采集全草，去泥杂，鲜用或晒干。

【性味功用】辛、微苦，平。解表，疏风清热，祛痰止咳，消肿止痛。主治感冒，咳嗽，头痛，腹痛，痢疾，肝炎，风湿痹痛，疝气，月经不调，跌打伤肿，疮痈，毒蛇咬伤。内服：煎汤，6～15克；或研末、泡酒。外用：捣敷；或煎汤洗。

【精选验方】①感冒：隔山香根15克，紫苏叶6克，生姜3片，水煎服。②咳嗽多痰：隔山香根15克，水煎服。③风热咳嗽：隔山香根15克，水煎服。④咳血：隔山香根、雪见草各9克，接骨金粟兰根、六月雪各6克，水煎服，红糖、米酒为引。

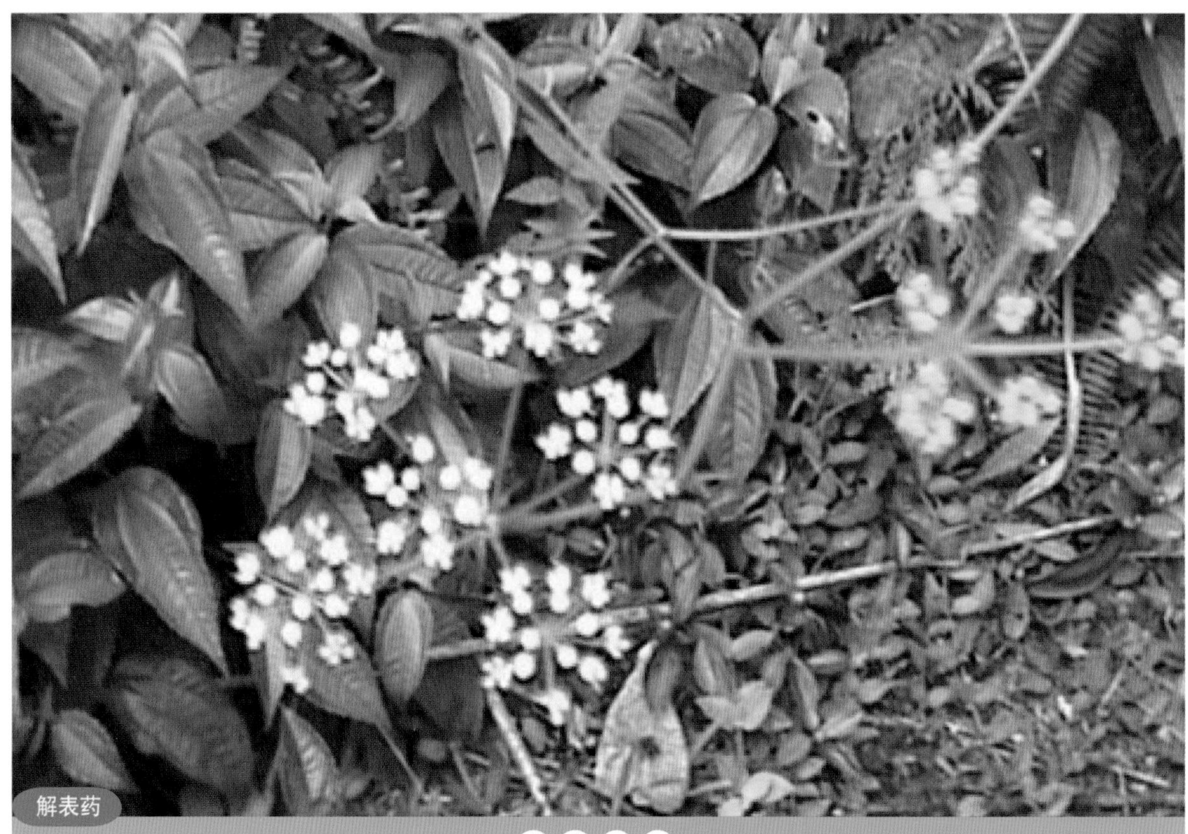

解表药

识别要点

①茎直立，圆柱形，有纵纹和浅沟纹，上部分枝。②叶有柄，叶片长圆状卵形至广三角形。③复伞形花序顶生或侧生，花白色。

九头狮子草

别名：接骨草、土细辛、万年青、金钗草、四季青、九节篱、铁脚万年青。
来源：为爵床科植物九头狮子草*Peristrophe japonica*(Thunb.)Brem.**的干燥全草。**

【生境分布】生长于山坡、林下、路旁、溪边等阴湿处，有栽培。主产于江苏、浙江、福建、湖南、江西、贵州、四川、重庆等地。

【采收加工】夏、秋季采收，鲜用或晒干。

【性味功用】辛、微苦，凉。发汗解表，清热解毒，镇痉。主治感冒，咽喉肿痛，白喉，小儿消化不良，小儿高热，痈疖肿毒，毒蛇咬伤。内服：煎汤，15～30克。外用：鲜品捣烂敷患处。

【精选验方】①黑泡疔：九头狮子草茎叶，捣烂，涂敷。②蛇咬伤：鲜九头狮子草、半支莲、紫花地丁，加盐卤捣烂，涂敷于咬伤部位。③支气管肺炎：鲜九头狮子草60～90克，捣烂绞汁，调少许盐服。④肺热咳嗽：鲜九头狮子草30克，加冰糖适量，水煎服。⑤咽喉肿痛：鲜九头狮子草100克，水煎，或捣烂绞汁50～100克，调蜜服。

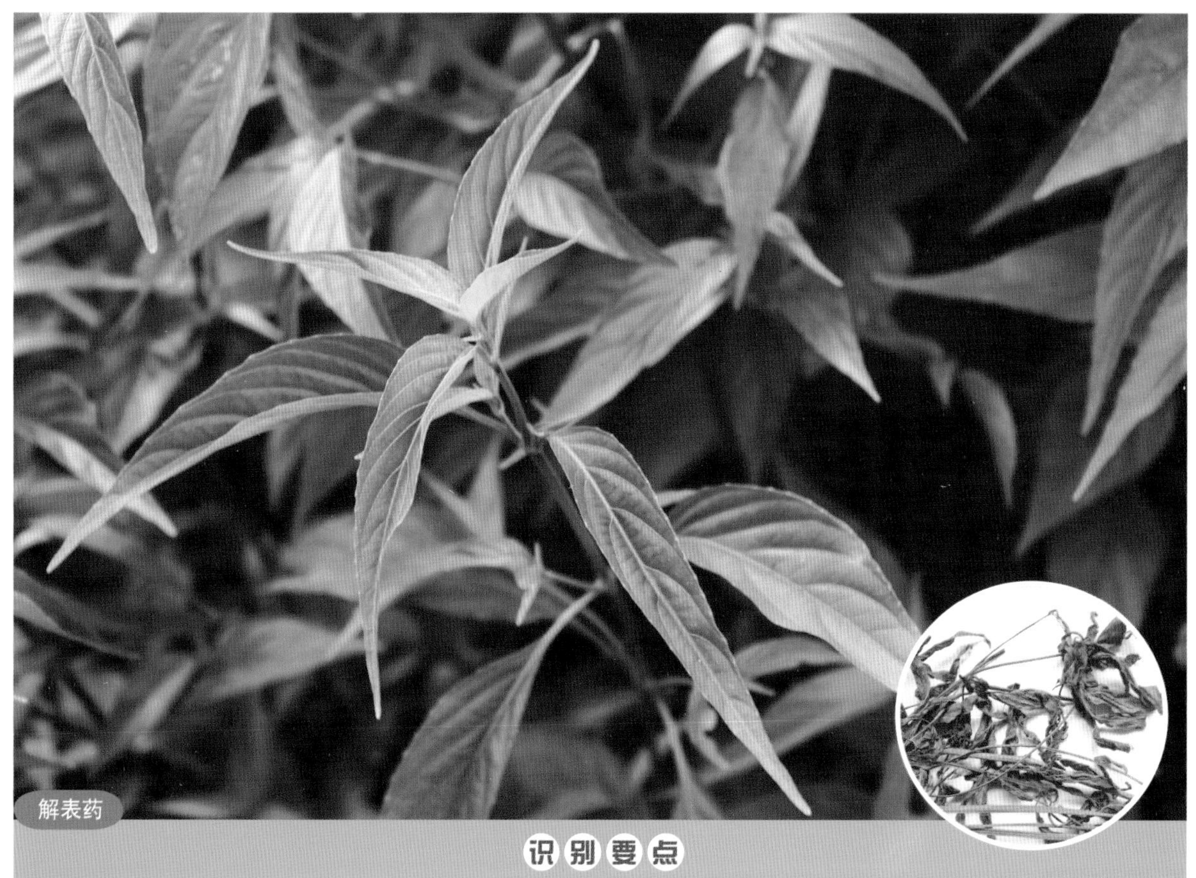

解表药

识别要点

①茎直立，四棱形，深绿色，节显着膨大。②叶对生，纸质，椭圆形或卵状长圆形，全缘。③聚伞花序短，集生长于枝梢的叶腋；每一花下有大小两片叶状苞片，苞片椭圆形至卵状长圆形；花冠粉红色至微紫色。

桉叶

别名：玉树、油树、桉树叶、蓝桉叶、洋草果、灰杨柳、羊草果叶。
来源：为桃金娘科植物蓝桉*Eucalyptus globulus* Labill.的叶片。

【生境分布】多为栽培。主产于云南、海南、福建、四川、重庆、湖南、江西、广东、广西等地。

【采收加工】全年可采，摘取老叶，阴干或鲜用。

【性味功用】苦、辛，凉。归肺、胃、脾、肝经。疏风解表，清热解毒，化痰理气，杀虫止痒。主治感冒，流感，痢疾，肠炎，关节痛，膀胱炎，烫伤，疥癣，丹毒，神经性皮炎，湿疹，痈疮肿毒。内服：煎汤，9～24克。外用：煎水洗、研粉撒或熬膏敷。

【精选验方】①烧烫伤，外伤出血：桉树叶研粉，撒伤部。②关节疼痛：桉叶、香通、松节、骨碎补各适量，煎汤服。③皮肤湿疹：桉树叶熬膏外敷。④疥癣：桉树叶煎水洗。⑤神经性皮炎、痈疮肿毒：桉树叶适量，煎水外洗。⑥肠炎下痢：桉叶、马齿苋、地锦草、茶叶各适量，煎汤服。

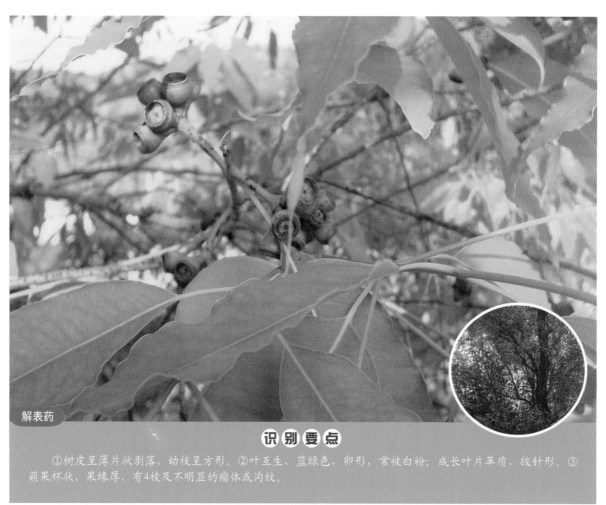

识别要点

①树皮呈薄片状剥落，幼枝呈方形。②叶互生，蓝绿色，卵形，常被白粉；成长叶片革质，披针形。③蒴果杯状，果缘厚，有4棱及不明显的瘤体或沟纹。

白苏

别名：荏、南苏、臭苏、假紫苏、白紫苏、山紫苏、犬屎苏。
来源：为唇形科紫苏属植物白苏*Perilla frutescens* (L.)Britt.的叶、嫩枝、主茎（苏梗）和果实（白苏子或玉苏子）。

【生境分布】野生于路旁，也有栽培者。主产于江苏、河北、山东、湖北、四川、重庆、贵州、云南等地。

【采收加工】夏季采叶或嫩枝，7～8月间果实成熟时割取全草或果穗，打落果实，除去杂质，晒干即成白苏子。主茎（苏梗）切片晒干。

【性味功用】辛，温。归肺、脾、大肠经。散寒解表，理气宽中。主治风寒感冒，头痛，咳嗽，胸腹胀满。内服：煎汤，3～9克。

【精选验方】①冷痢：白苏茎叶9～15克，红糖少许，酌加开水炖服。②驱除蛔虫：白苏叶，研末，每次用3克（小儿酌减），调白糖6克，用开水送下，每日早晚和饭前各服1次。③男子阴肿：白苏叶生捣和醋敷患处。

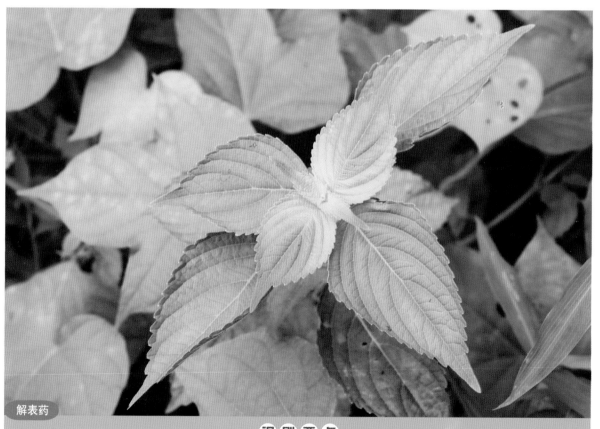

解表药

识别要点

①茎绿色，圆角四棱形，多分枝，除基部外，密生细长白毛。②叶对生，叶片卵形或圆形，边缘有粗锯齿，两面均绿色而具毛。③总状花序腋生及顶生，苞片卵形，先端急尖或尾状，萼钟状，花冠白色，管状。

柽柳

别名：河柳、赤杨、赤柳、山川柳、垂丝柳、观音柳、西河柳。
来源：为柽柳科植物柽柳*Tamarix chinensis* Lour.**的细嫩枝叶。**

【生境分布】生长于河流冲积地、海滨、滩头和沙荒地。全国各地均有分布。主产于河北、河南、山东、安徽、江苏、湖北、云南、福建、四川、重庆、甘肃、青海、辽宁、吉林、黑龙江、广东、广西等地。

【采收加工】4～5月前后花欲开时剪取细嫩枝叶，晒干或阴干。

【性味功用】辛，平。归肺、胃、心经。疏风解表，利尿，解毒，透疹。主治痘疹透发不畅或疹毒内陷，感冒，咳嗽，风湿骨痛。内服：煎汤，30～60克，或研末为散。外用：煎水洗。

【精选验方】①风疹不透：柽柳、芦根各30克，胡荽10克，煎汤内服或外洗。②疹后泻痢：柽柳末10克，砂糖调服。③感冒：柽柳15克，霜桑叶9克，生姜3片，水煎服。④吐血：鲜柽柳叶100克，茜草根25克，水煎服。⑤慢性气管炎：鲜柽柳100克（干者减半），白矾6分，水煎2次（白矾分2次入煎），药液混合，早晚分服。⑥感冒发热、头痛：柽柳、薄荷、绿豆衣各9克，生姜3克，煎服。⑦风湿痹痛：柽柳、虎杖根、鸡血藤各30克，水煎服。

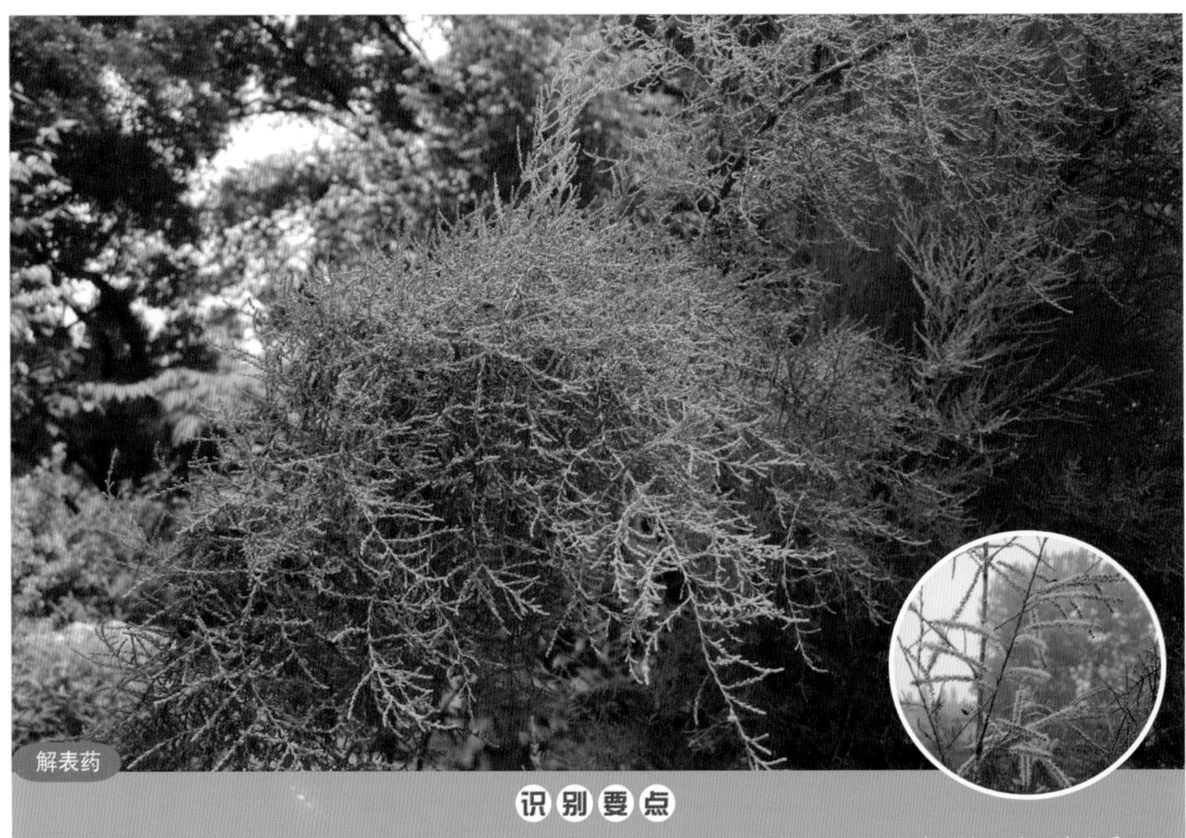

解表药

识别要点

①幼枝柔弱，开展而下垂，红紫色或暗紫色。②叶鳞片状，钻形或卵状披针形，半贴生，背面有龙骨状柱。③花略小而密生，花粉红色，萼片卵形，花瓣椭圆状倒卵形。

臭草

别名：芸香、臭艾、小香草、荆芥七。
来源：为芸香科芸香属植物芸香*Ruta graveolens* L.的全草。

【生境分布】生长于林缘、山谷草丛中。我国南北各地多有栽培。主产于云南、贵州、四川、甘肃、陕西等地。

【采收加工】6～7月花开前割取地上部分，去除杂质，阴干。切段，生用。

【性味功用】辛、微苦，凉。清热解毒，散瘀止痛。主治感冒发热，牙痛，月经不调，小儿湿疹；外用治疮疖肿毒，跌打损伤。内服：煎汤，6～15克。外用：鲜品捣烂敷患处。

【精选验方】①泄泻及小便不通：臭草叶，或生或煮食之。②驱除蛔虫：菜籽油煎臭草叶，捣烂敷脐上。③鼻血：臭草叶捣烂，塞鼻孔。④跌打肿痛：鲜臭草叶15克，捣烂冲温酒服；另用鲜臭草叶捣烂推擦伤部。⑤小儿大便肠出：好酒煮臭草叶，捣烂，用布作膏贴之。⑥小儿惊风：鲜臭草15克，酌冲开水炖服，每日2次。

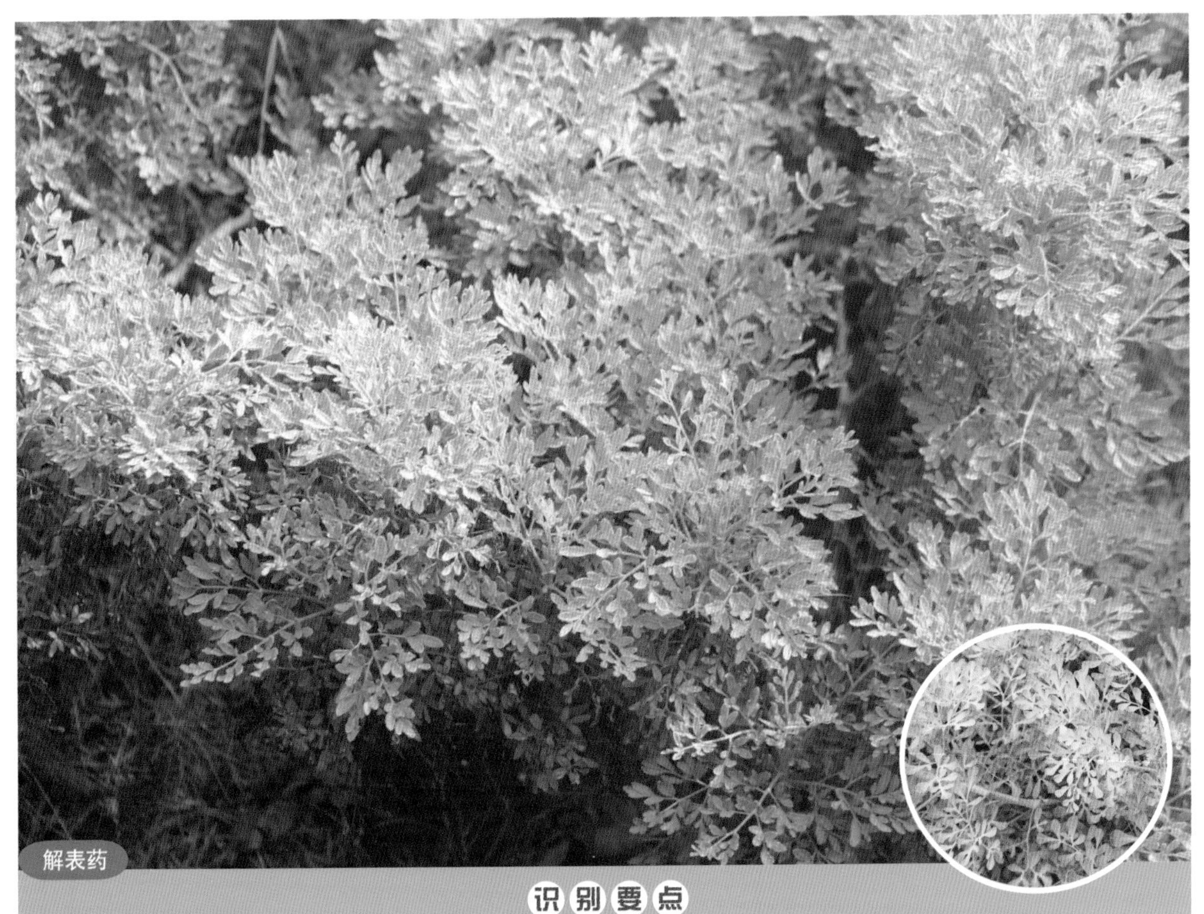

识别要点

①基部木质化，全株无毛，有腺点。②叶互生，2～3回羽状复叶，全裂至深裂，裂片倒卵状长圆形、倒卵形或匙形，全缘或微有钝齿。③聚伞花序顶生或腋生，花金黄色，花瓣4～5，边缘细撕裂状。

金鸡勒

别名：鸡纳树、奎宁树、金鸡纳树。
来源：为茜草科植物红色金鸡纳树*Cinchona succirubra* Pav.或其他几种同属植物的树皮、枝皮及根皮。

【生境分布】生长于热带800～3000米的山地。台湾、广东、云南等地有栽培。

【采收加工】通常于雨季将树砍倒，剥取树皮，晒干或烘干，并加压成扁平的片状，树皮干燥时卷成筒状。

【性味功用】辛、苦，寒，有小毒。归肝、胆经。解表，祛风。主治疟疾，解热。内服：煎汤，3～6克；或研末。

【精选验方】①疟疾：金鸡勒3克，肉桂1.5克，煎服。②解酒：金鸡勒适量，煎汤服。

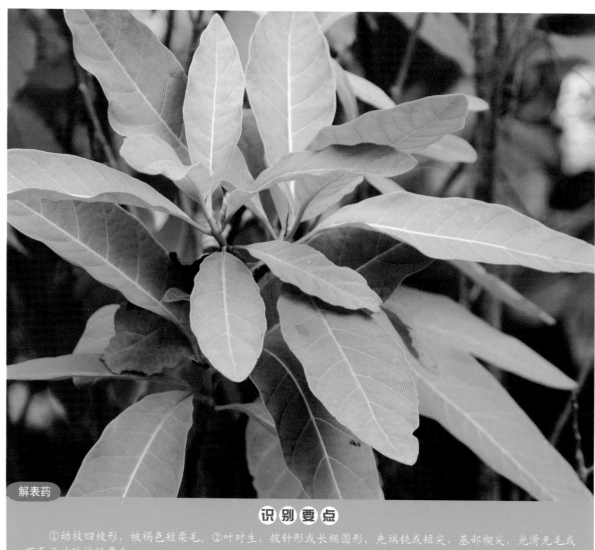

解表药

识别要点

①幼枝四棱形，被褐色短柔毛。②叶对生，披针形或长椭圆形，先端钝或短尖，基部楔尖，光滑无毛或下面沿叶脉被短柔毛。

留兰香

别名：南薄荷、升阳菜、香花菜、绿薄荷、鱼香菜、血香菜、狗肉香、假薄荷、香薄荷。
来源：为唇形科植物留兰香*Mentha spicata* L.的全草。

【生境分布】原产欧洲。我国河北、江苏、浙江、广东、广西、四川、重庆、贵州、云南等地有栽培或野生，新疆有野生。

【采收加工】5～8月采收。

【性味功用】辛、甘，微温。清热，和中，理气。主治感冒发热，咳嗽，虚劳咳嗽，伤风感冒，头痛，咽痛，神经性头痛，胃肠胀气，跌打瘀痛，目赤辣痛，鼻出血，全身麻木及小儿疮疖。内服：煎汤，15～30克。外用：捣烂敷患处，绞汁点眼。

【精选验方】①风热感冒或温病初起，头痛、发热、微恶风寒：留兰香、金银花、连翘、牛蒡子、荆芥各适量，煎服。②风热上攻、头痛目赤：留兰香、桑叶、菊花、蔓荆子各适量，水煎服。③风热束表、麻疹不透：留兰香、蝉蜕、荆芥、牛蒡子、紫草各适量，煎服。

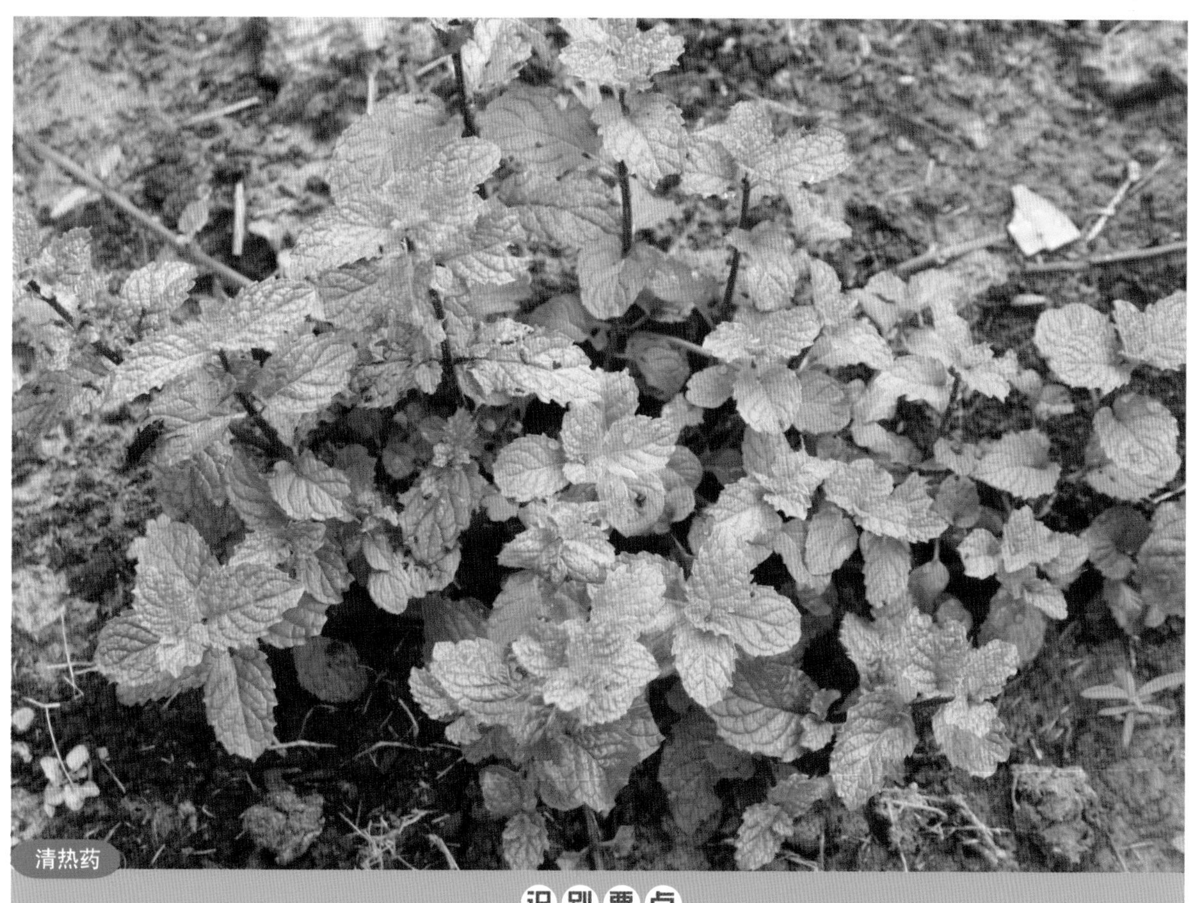

识别要点

①茎方形，多分枝，紫色或深绿色。②叶对生，椭圆状披针形，边缘有疏锯齿。

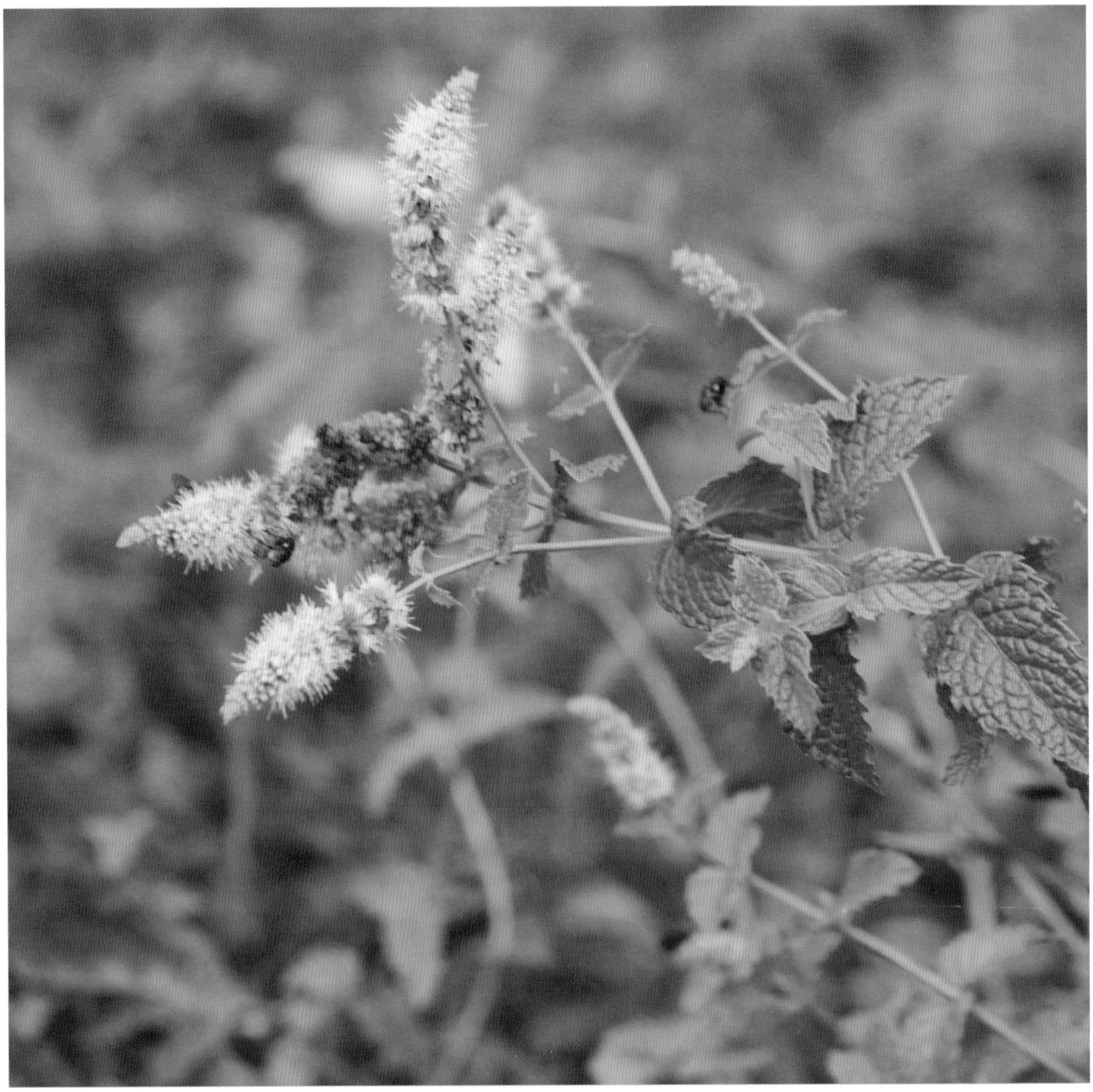

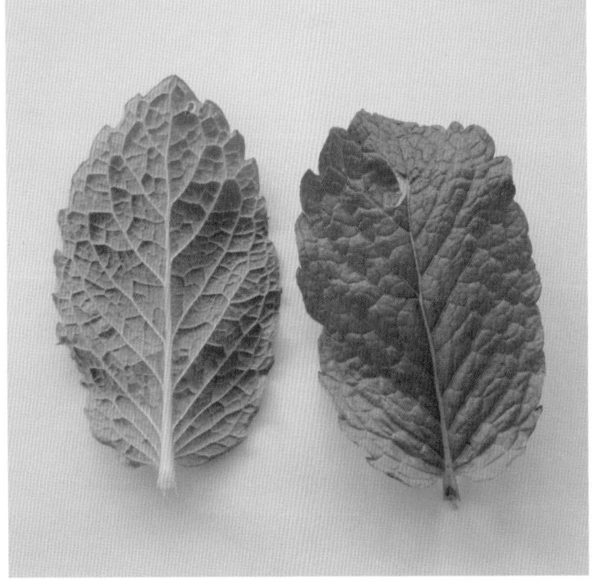

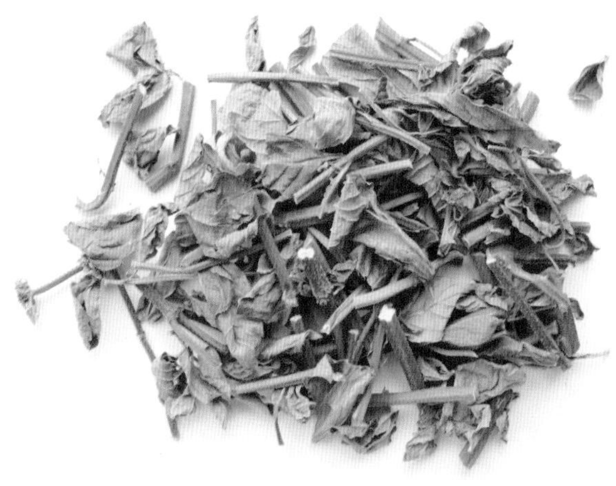

十大功劳叶

别名：功劳叶、土黄柏、土黄连、八角刺、黄柏刺、黄天竹、黄连刺。
来源：为小檗科植物阔叶十大功劳*Mahonia bealei* (Fort.)Carr.的叶。

【生境分布】生长于山坡及灌木丛中，也有栽培。主产于我国南部、中部及华东等地。

【采收加工】全年可采，晒干。

【性味功用】凉，苦。归肺经。补肺气，退潮热，益肝肾。主治肺结核潮热，咳嗽，咯血，腰膝无力，头晕，耳鸣，肠炎腹泻，黄疸型肝炎，目赤肿痛等。内服：煎汤，6～9克，鲜品可用至30克。

【精选验方】①感冒发热口渴：鲜十大功劳叶30克，黄荆叶15克，水煎服。②赤白带下：鲜十大功劳叶、白英、仙鹤草各30克，水煎服。③咯血、失眠：十大功劳叶12克，水煎服。④慢性支气管炎：鲜十大功劳叶、虎杖根、枇杷叶各30克，水煎服。⑤风火牙痛：十大功劳叶9克，水煎顿服，每日1剂，痛甚者服2剂。

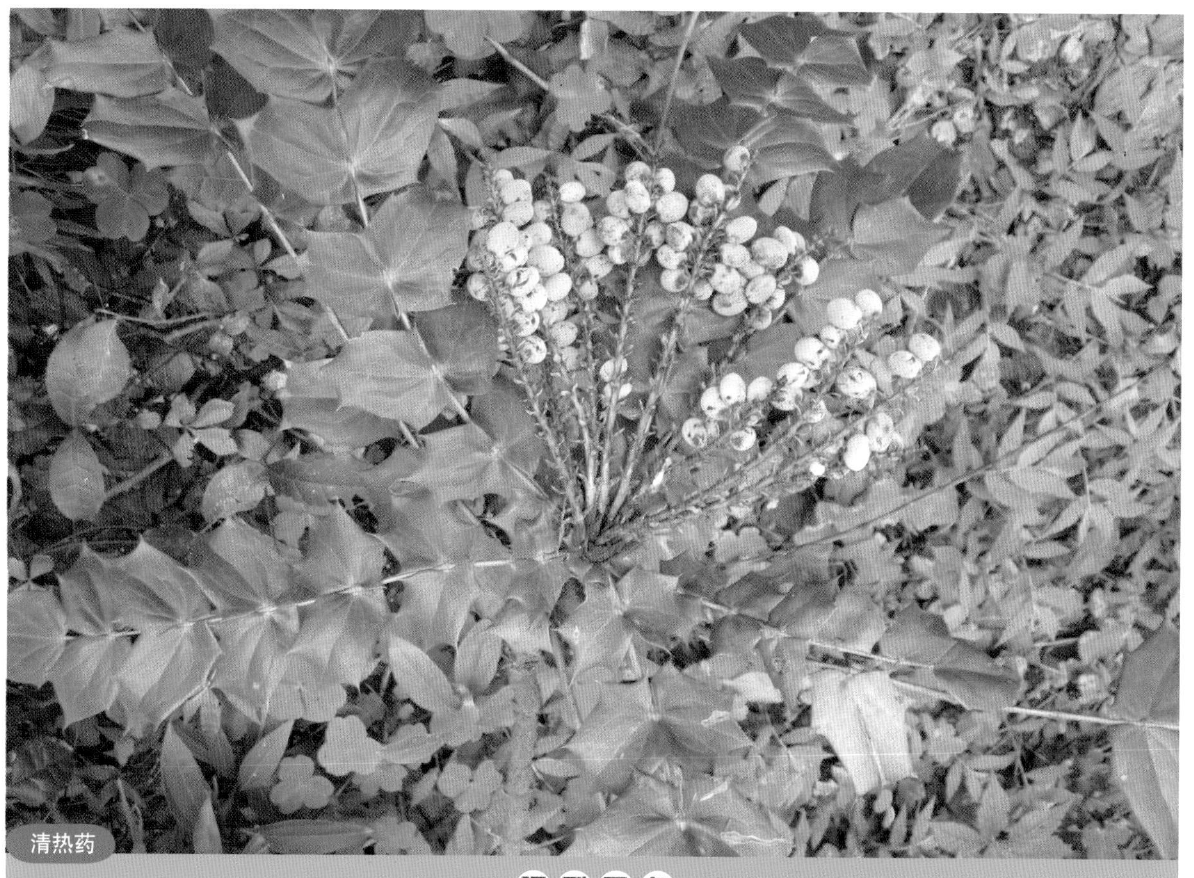

清热药

识别要点

①茎断面黄色。②羽状复叶互生，小叶厚革质，广卵形至卵状椭圆形。③总状花序粗壮，丛生长于枝顶，花瓣淡黄色。④浆果卵圆形，熟时蓝黑色，有白粉。

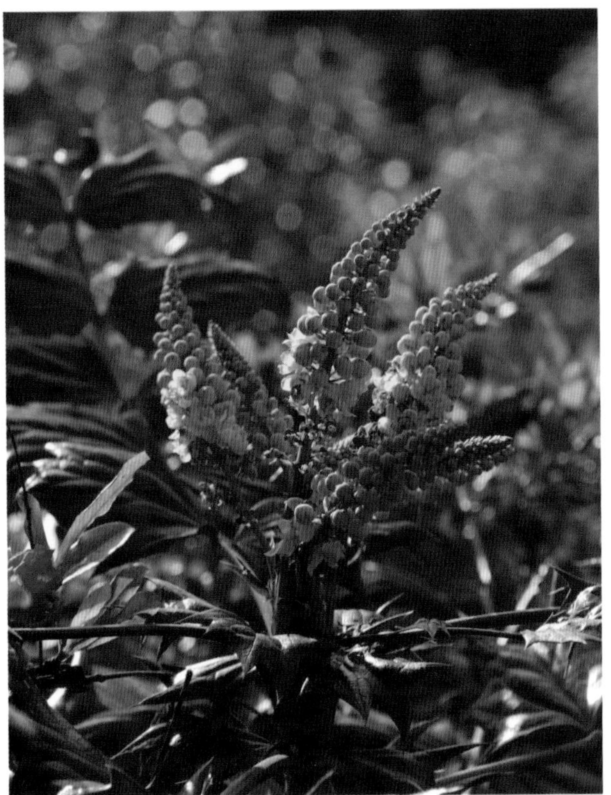

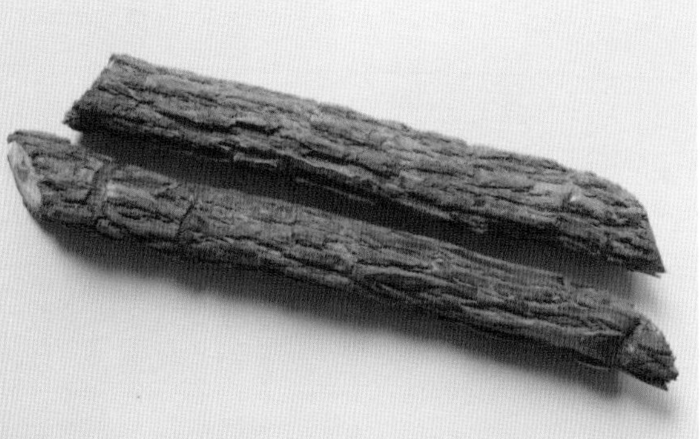

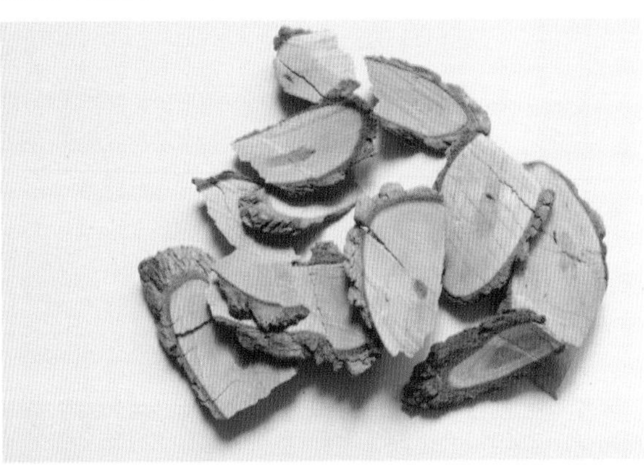

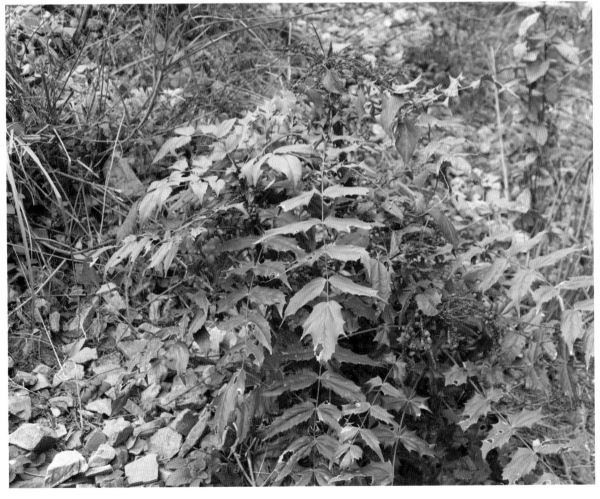

路边菊

别名：紫菊、马兰头、马兰菊、蟛蜞菊、鱼鳅串、蓑衣莲、剪刀草、田茶菊、泥鳅串。
来源：为菊科植物马兰*Kalimeris indica* (L.) Sch.-Bep. [Aster indicus L.]**的全草及根。**

【生境分布】生长于路边、田野、山坡上。分布于全国大部。

【采收加工】夏、秋采收，鲜用或晒干。

【性味功用】辛、苦，寒。归肺、肝、胃、大肠经。凉血，清热，利湿，解毒。主治吐血，衄血，血痢，创伤出血，疟疾，黄疸，水肿，尿路感染，咽痛，痔疮，痈肿，丹毒，虫蛇咬伤。内服：煎汤，10～30克，鲜品30～60克；或捣汁。外用：捣敷；或煎水熏洗。

【精选验方】①丹毒：路边菊、甘草各适量，磨醋搽患处。②打伤出血：路边菊、旱莲草、松香、皂树叶（冬日无叶，可用树皮）共研细，搽入伤口。③外耳道炎：路边菊鲜叶捣汁滴耳。④绞肠痧痛：路边菊根叶细嚼，咽汁。

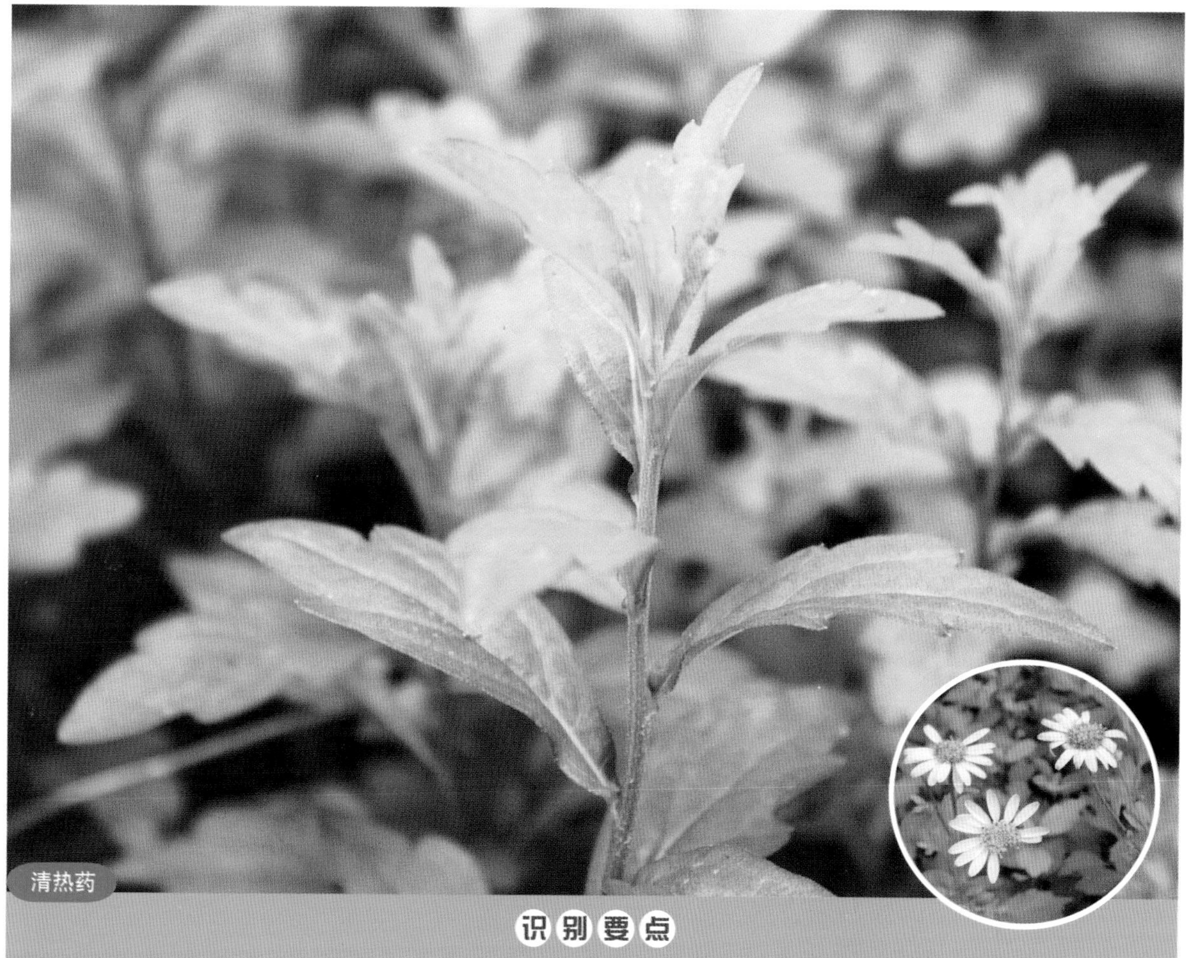

识别要点

①茎直立，上部有短毛，上部或从下部起有分枝。②叶互生，倒披针形或倒卵状长圆形，全缘。③秋末开花，头状花序单生长于枝端并排列成疏伞房状。

大青木

别名：路边青、臭叶树、青心草、臭大青、鸭公青、淡婆婆、大叶青。
来源：为马鞭草科赪桐属植物大青木*Clerodendron cyrtophyllum* Turcz.的根和叶。

【生境分布】生长于山野、丘陵、草地、路旁或林边灌丛中。主产于我国中部、南部至台湾等地。

【采收加工】全年可采。根切片晒干；叶洗净阴干或鲜用。

【性味功用】苦，寒。清热利湿，凉血解毒。可防治流行性脑脊髓膜炎、流行性乙型脑炎。主治感冒头痛，麻疹并发肺炎，流行性腮腺炎，扁桃体炎，传染性肝炎，痢疾，尿路感染。内服：煎汤，15～30克。

【精选验方】①感冒高热：鲜大青木60克，山梅根15克，消山虎30克，水煎服。②脑膜炎：大青木叶3克，金银花、石膏各30克，水煎服。③偏头痛：大青木根、目镜草、苍耳草、臭牡丹各30克，水煎服。④酒糟鼻：大青木根、金银花藤各12克，辛夷花5克，水煎服。⑤腮腺炎：大青木鲜叶60克，田基黄30克，水煎服，另取鲜叶捶烂敷患处。⑥黄疸型肝炎：大青木叶、马鞭草、车茶草、红糖各15克，水煎服，每日1剂。

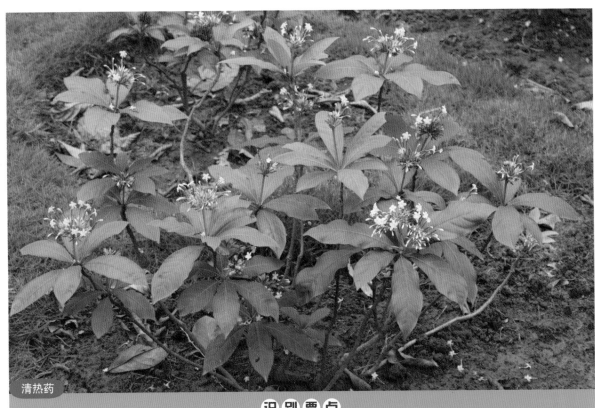

识别要点

①老枝黄褐色，幼枝被柔毛。②叶对生，近革质，椭圆形、卵形或椭圆状披针形。③夏季树梢开白色管状花，组成疏松的宽扁圆锥状聚伞花序。

菘蓝

别名：蓝菜、大青。
来源：为十字花科植物菘蓝*Isatis indigotica* Fort.的干燥叶和根，叶入药称“大青叶”，根入药称“板蓝根”。

【生境分布】多为栽培。主产于河北、陕西、河南、江苏、安徽等地。

【采收加工】夏、秋两季分2～3次采收叶，除去杂质，晒干。切碎，生用。秋季采挖根，除去泥沙，晒干。

【性味功用】苦，寒。归心、胃经。清热解毒，凉血消斑。主治温邪入营，高热神昏，发斑发疹，黄疸，热痢，腮腺炎，喉痹，丹毒，痈肿。内服：煎汤，9～15克。

【精选验方】①预防流行性乙型脑炎、流行性脑脊髓膜炎：大青叶25克，黄豆50克，水煎服，每日1剂，连服7日。②感冒发热、腮腺炎：大青叶25～50克，海金沙根50克，水煎服，每日2剂。③热甚黄疸：大青叶100克，茵陈、秦艽各50克，天花粉40克，水煎服。④无黄疸型肝炎：大青叶100克，丹参50克，大枣10枚，水煎服。⑤暑疖、痱子：鲜大青叶50克，水煎代茶饮。⑥偏头痛：板蓝根30克，生石膏15克，淡豆豉10克，水煎分2次服，每日1剂。

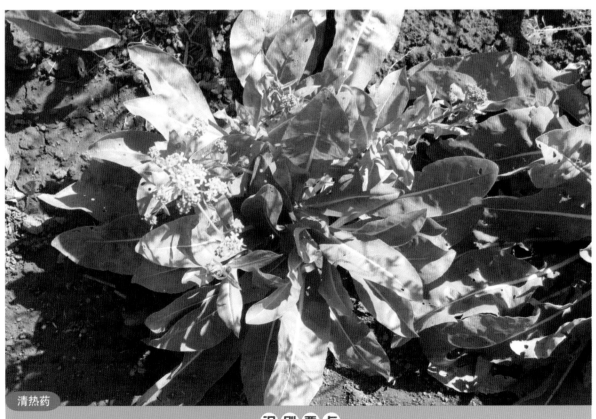

清热药

识别要点

①茎高40～90厘米，稍带粉霜。②基生叶较大，具柄，叶片长椭圆形，茎生叶披针形，互生，无柄，先端钝尖，基部箭形，半抱茎。③花序复总状，花较小。

马　蓝

别名：山青、山蓝。
来源：为爵床科植物马蓝*Strobilanthescusia*(Nees)Ktze.的叶或茎。叶经加工制得的干燥粉末或团块叫“青黛”。

【生境分布】生长于山坡、路旁、草丛及林边潮湿处。主产于福建、浙江、江西、湖南、西南及华南等地。

【采收加工】夏、秋二季当植物的叶生长茂盛时，割取茎叶，置大缸或木桶中。加入清水，浸泡2～3昼夜，至叶腐烂、茎脱皮时，捞去茎枝叶渣，每100千克茎叶加石灰8～10千克，充分搅拌，待浸液由乌绿色转变为紫红色时，捞取液面泡沫状物，晒干。

【性味功用】咸，寒。归肝经。清热解毒，凉血，定惊。主治温毒发斑，血热吐衄，胸痛咳血，口疮，腮腺炎，喉痹，小儿惊痫。内服：1.5～3克，宜入丸散用。外用：研粉敷搽。

【精选验方】①湿疹溃烂：青黛、煅石膏各适量，外撒患处。②百日咳：青黛、海蛤粉各30克，川贝母、甘草各15克，共为末，每服1.5克，每日3次。③腮腺炎：青黛10克，芒硝30克，醋调，外敷患处。④湿疹、带状疱疹：青黛20克，蒲黄、滑石各30克，共研粉，患处渗液者，干粉外扑；无渗液者，麻油调搽。

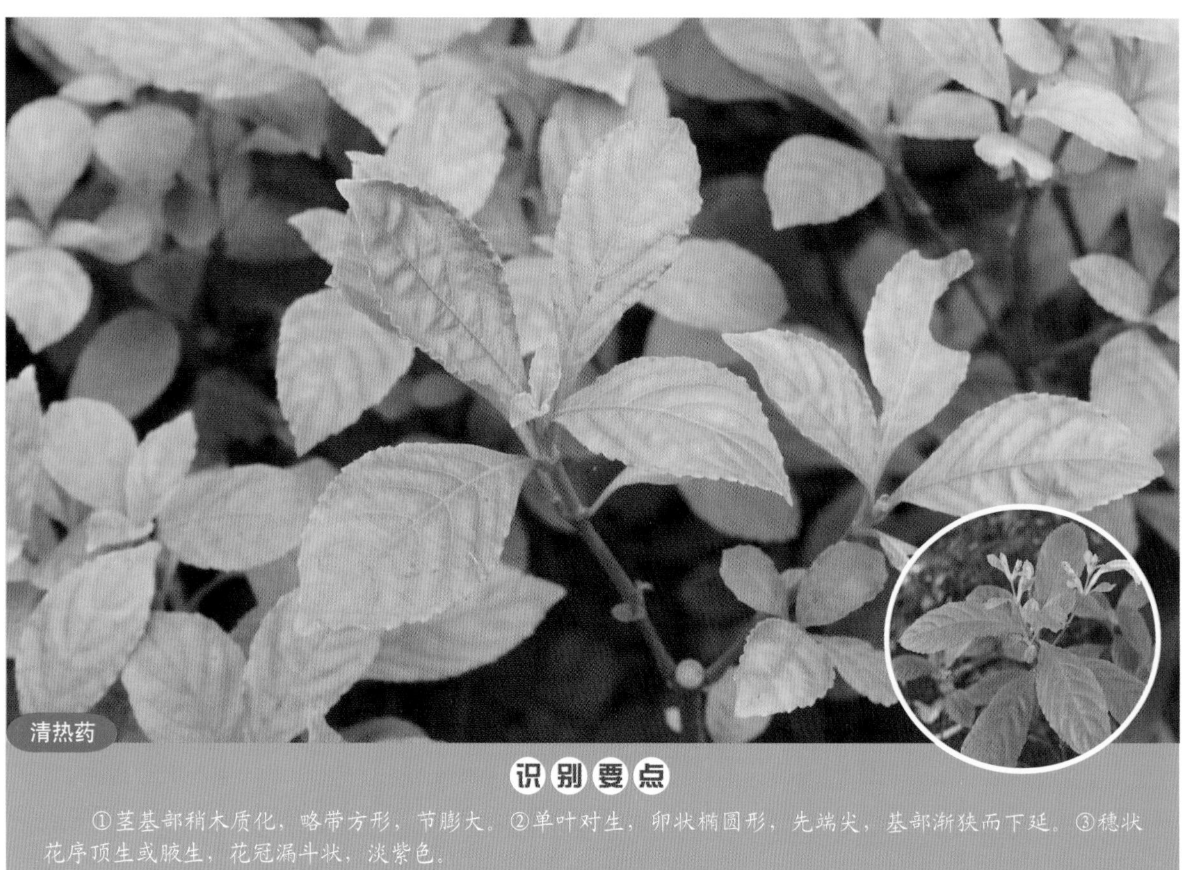

清热药

识别要点

①茎基部稍木质化，略带方形，节膨大。②单叶对生，卵状椭圆形，先端尖，基部渐狭而下延。③穗状花序顶生或腋生，花冠漏斗状，淡紫色。

蛇泡簕

别名：三月泡、红梅消、虎波草。
来源：为蔷薇科植物茅莓*Rubus parvifolius* Linn.的根、茎和叶。

【生境分布】生长于山坡、路旁灌丛中。除西北少数地区外，全国各地均有分布。

【采收加工】秋季挖根，夏秋采茎叶，鲜用或切段晒干。

【性味功用】苦、涩，凉。清热凉血，散结，止痛，利尿消肿。主治感冒发热，咽喉肿痛，咯血，吐血，痢疾，肠炎，肝炎，肝脾肿大，肾炎水肿，尿路感染，结石，月经不调，白带，风湿骨痛，跌打肿痛。外用治湿疹，皮炎。内服：煎汤，15～30克。外用：鲜叶捣烂外敷，或煎水熏洗。

【精选验方】①尿路感染：鲜蛇泡簕或全草120克，切碎，加酒或食醋120克，水适量，煎1小时，取汁，顿服或分2次服。②骨髓炎：鲜蛇泡簕适量去粗皮，用烧酒少许同捣烂，外敷患处，每日2次。同时，用蛇泡簕全草60克，水煎服，每日1剂。③丝虫腿肿：鲜蛇泡簕500克洗净，去外层粗皮，切碎，用白酒1000毫升浸10～15日，过滤，去渣。每次30毫升，每日1次，睡前服。连服用4日为1个疗程。

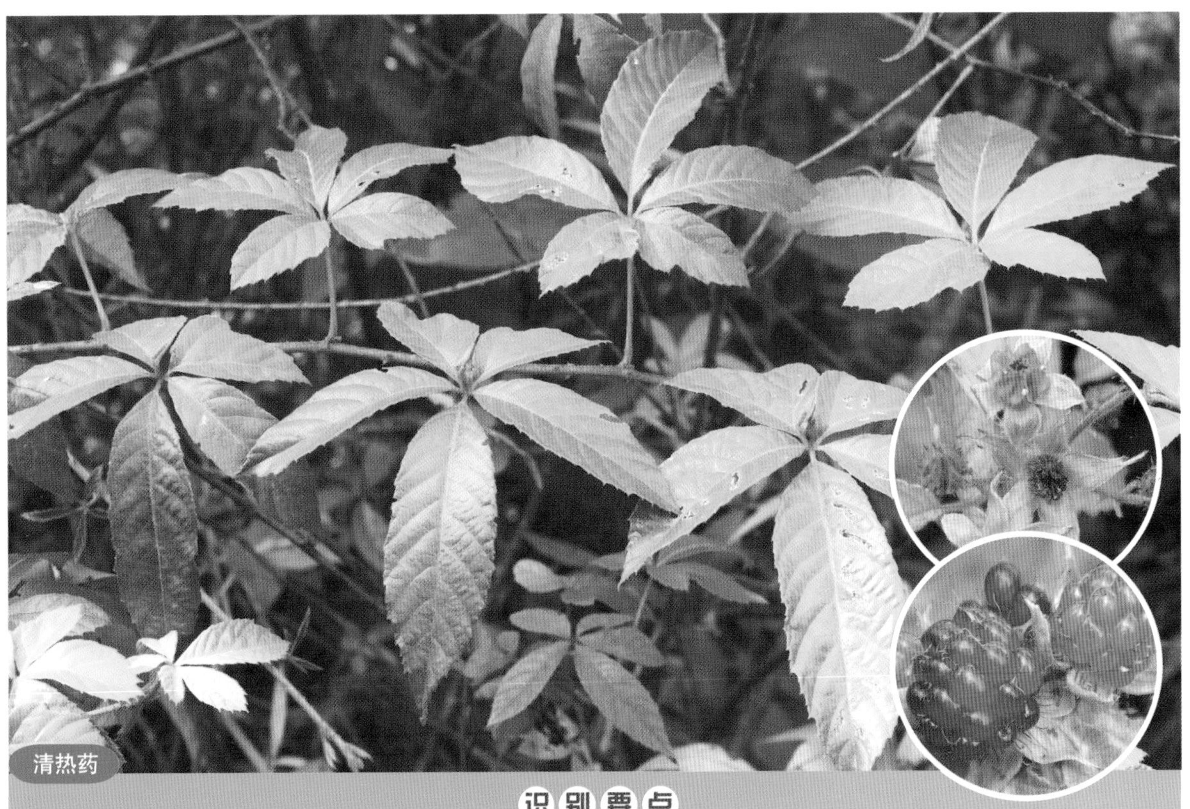

清热药

识别要点

①枝条弯曲，被毛及钩刺。②3出复叶互生，顶端小叶较大，阔倒卵形或近圆形，边缘有不规则锯齿，上面疏生长毛，下面密生白色绒毛。③花粉红色，伞房状。④聚合果由多数小粒果组成红色。

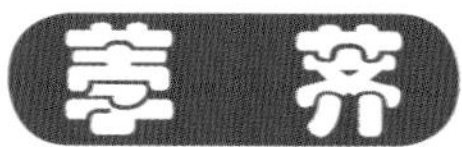

荸荠

别名：水芋、乌芋、乌茨、葧脐、地栗、马蹄、马薯、黑山棱、铁葧脐、红慈菇。
来源：为莎草科多年生水生草本植物荸荠*Heleocharis dulcis*(Burm. f.)Trin. ex Henschel**的球茎。**

【生境分布】栽植于水田中。我国大部分地区有栽培。

【采收加工】10～12月挖取，洗净，风干或鲜用。

【性味功用】甘，寒。归肺、胃经。清热，化痰，消积。主治温病消渴，黄疸，尿热，痞积，目赤，咽喉肿痛，赘疣。内服：煎汤，60～120克；或嚼食；或捣汁；或浸酒；或澄粉。外用：煅存性研末撒；或澄粉点目；或生用涂擦。

【精选验方】①咽喉肿：荸荠绞汁冷服，每次120克。②预防流感：鲜荸荠250克，甘蔗1根，切段，入锅煎煮，煮熟食之。③咳嗽痰多：鲜荸荠120克，鲜萝卜250克，捣烂，绞取汁液，加入麦冬15克，煎汤服。④大便下血：荸荠60克，捣烂绞取汁液，加入米酒1杯煎热，空腹服。⑤急慢性咽喉不适：荸荠10个，梨2个，去皮切块，加适量水煮开后饮用。

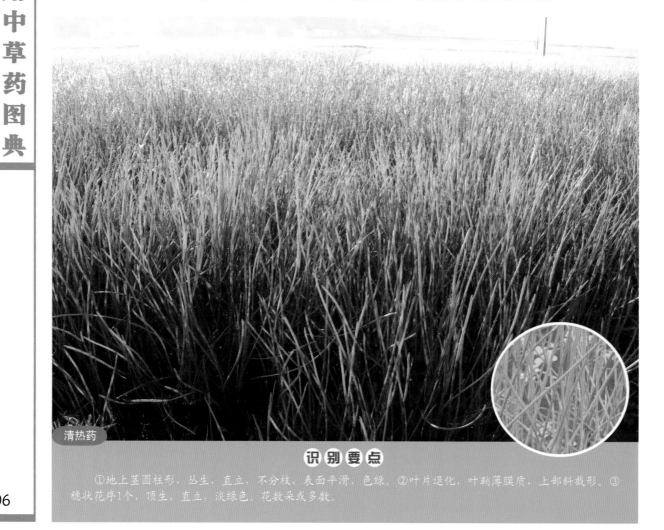

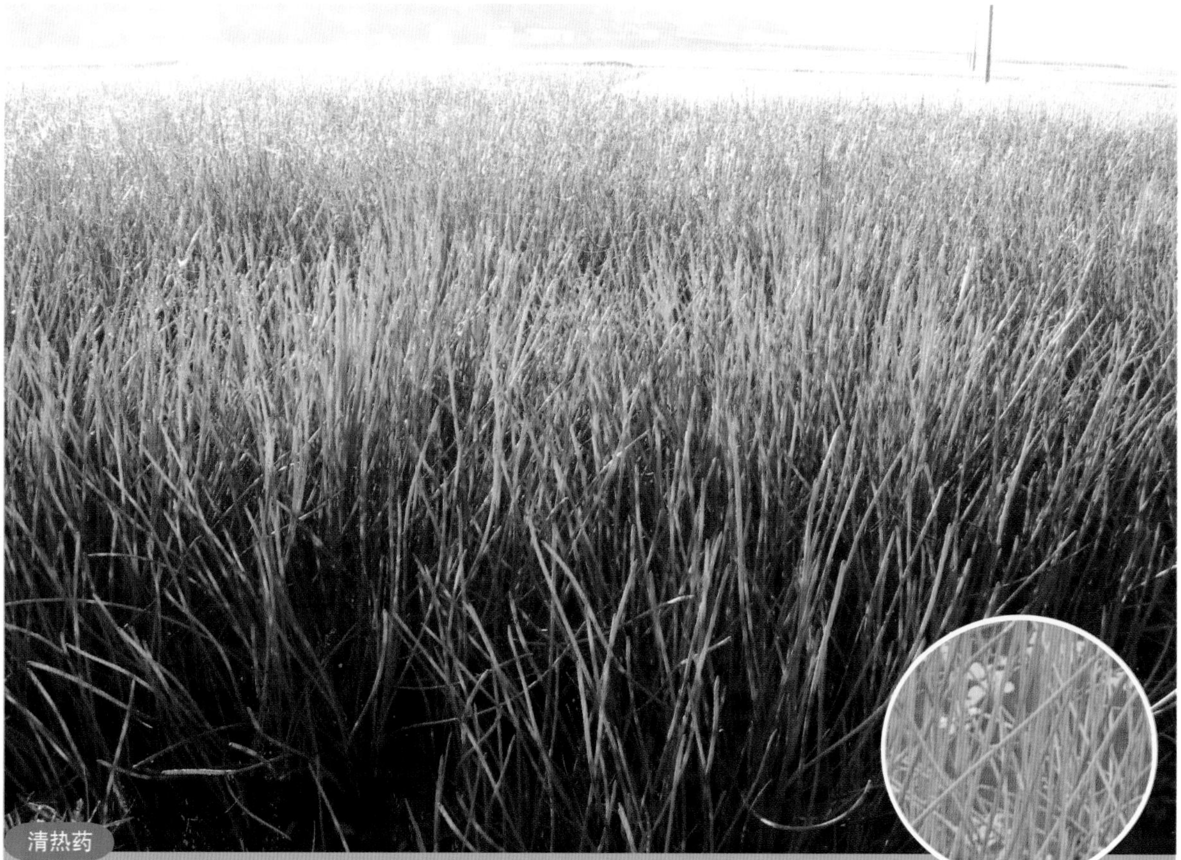

识别要点

①地上茎圆柱形，丛生，直立，不分枝，表面平滑，色绿。②叶片退化，叶鞘薄膜质，上部斜截形。③穗状花序1个，顶生，直立，淡绿色。花数朵或多数。

酸模

别名：山菠菜、酸溜溜、野菠菜、田鸡脚、水牛舌头、牛舌头棵。
来源：为蓼科酸模属植物酸模*Rumex acetosa* L.的根或全草。

【生境分布】生长于路边、山坡及湿地。分布于全国大部。

【采收加工】夏秋采收，晒干。

【性味功用】酸、苦，寒。凉血，解毒，通便，杀虫。内服主治内出血，痢疾，便秘，内痔出血。外用治疥癣，疔疮，神经性皮炎，湿疹。内服：煎汤，9～15克；或捣汁。外用：捣敷。

【精选验方】①小便不通：酸模根9～12克，水煎服。②吐血、便血：酸模4.5克，小蓟、地榆炭各12克，炒黄芩9克，水煎服。③目赤：酸模根3克，研末，调入乳蒸过敷眼沿，同时取根9克，煎服。④疮疥：酸模根适量，捣烂涂擦患处。

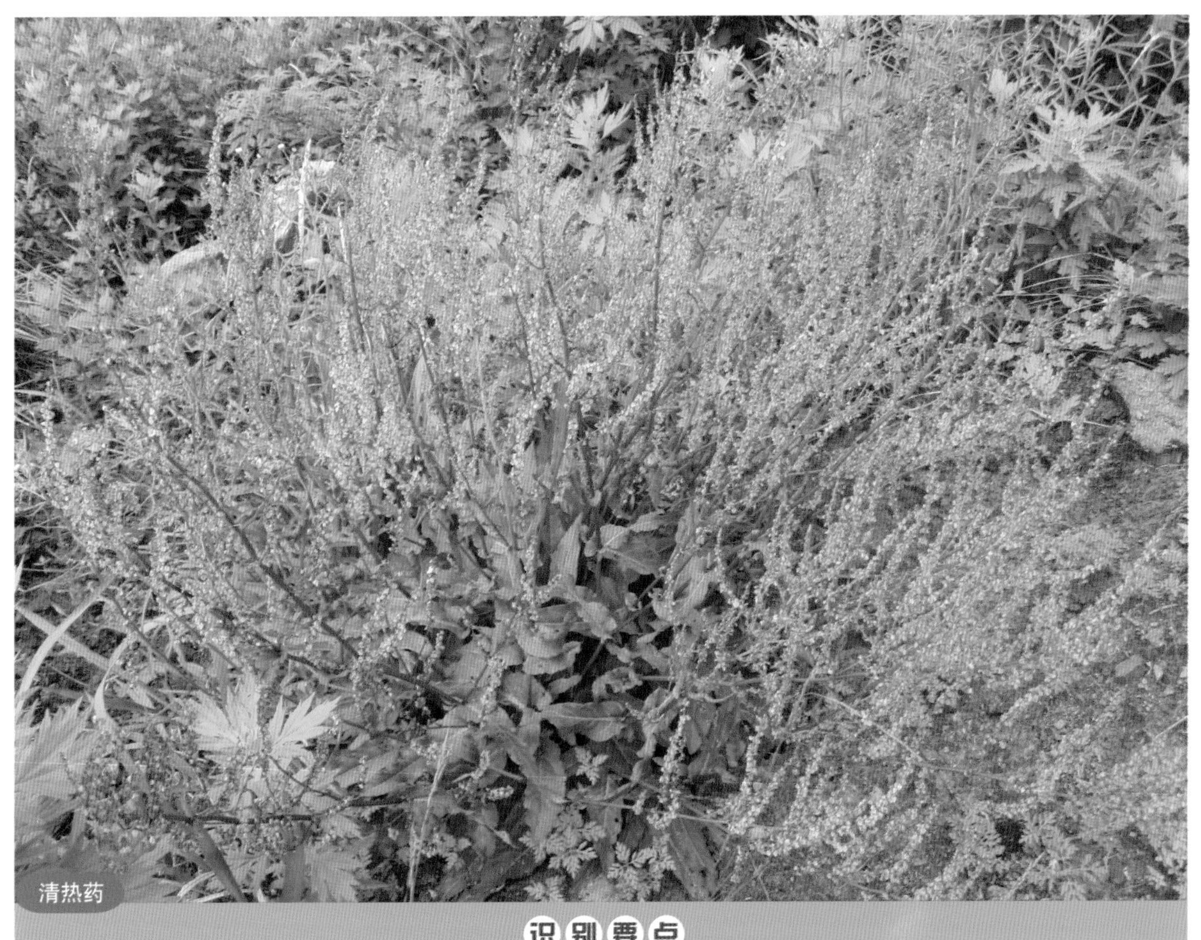

清热药

识别要点

①茎直立，通常不分枝，无毛，或稍有毛，具沟槽，中空。②单叶互生，卵状长圆形，全缘。③花单性，雌雄异株；花序顶生，狭圆锥状，分枝稀，花数朵簇生。

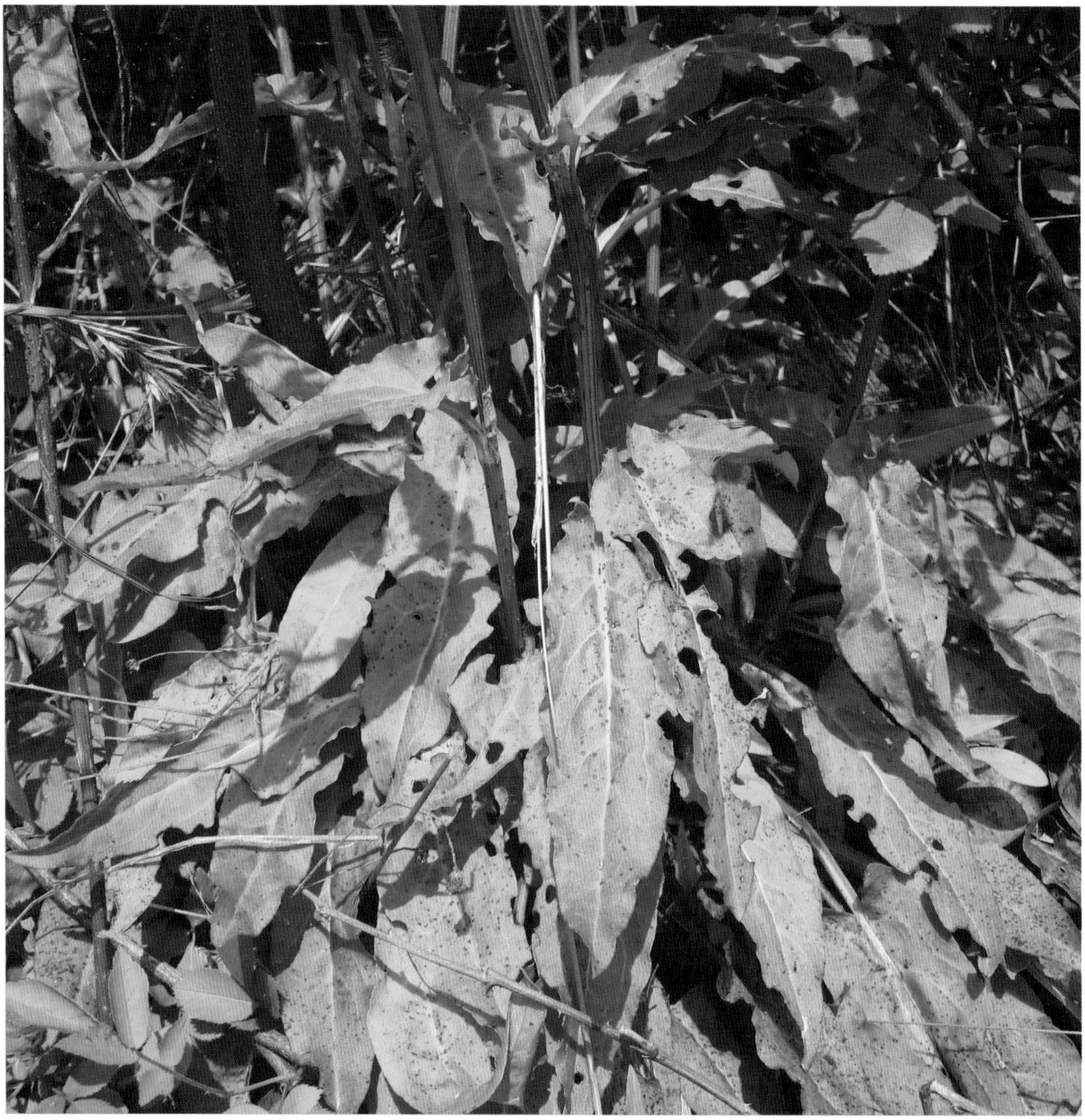

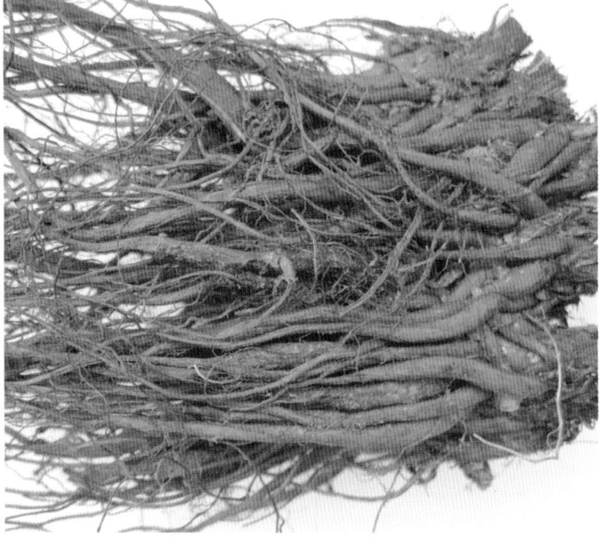

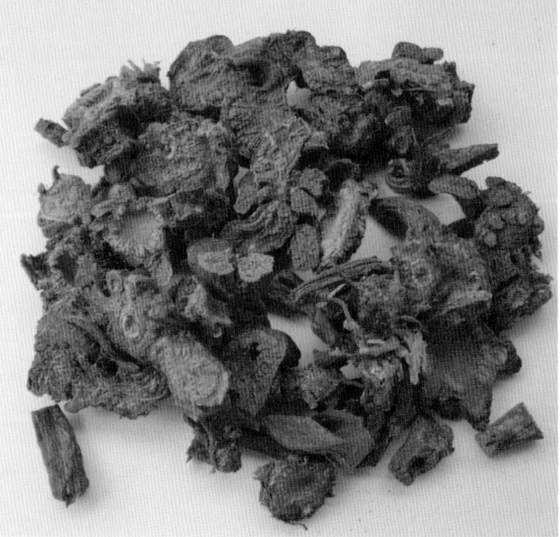

犁头草

别名：紫金锁、痞背草、三角草、犁头尖、烙铁草、地丁草、紫地丁。
来源：为堇菜科植物犁头草*Viola japonica* Langsd.**的全草或根。**

【生境分布】生长于山野、路旁向阳或半阴处。主产于江苏、浙江、安徽、江西、湖南、福建、台湾等地。

【采收加工】夏季采收，鲜用或晒干。

【性味功用】微苦，寒。清热，解毒。主治痈疽，疔疮，淋巴结炎，乳腺炎，外伤出血。内服：煎汤，9～15克，鲜品30～60克；或捣汁或入丸剂。外用：捣敷或研末调敷。

【精选验方】①痞背：犁头草根，打烂加糖或红胡椒拌敷患处。②毒蛇咬伤：鲜犁头草捣烂敷患处，每日换1～2次。③痈肿、疔疮、乳腺炎、指疔：鲜犁头草捣烂敷；或晒干研末，鸡蛋清调敷，每日1～2次。④疔疮：犁头草研末，米糊为丸，如梧桐子大，每服9丸，开水送下。⑤外伤出血：犁头草、酢浆草各适量，捣烂，外敷患处，纱布加压包扎。

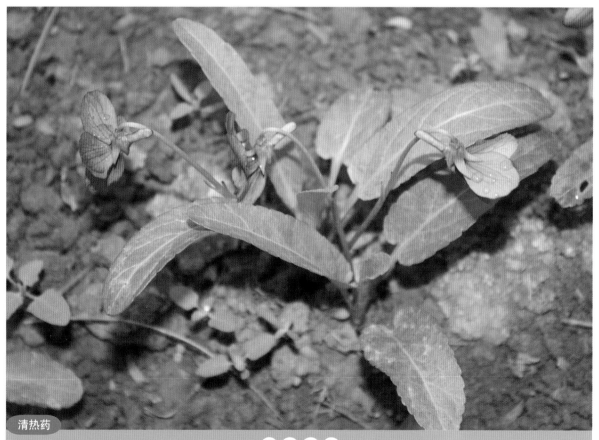

清热药

识别要点

①主根粗短，白色。②托叶白色，具长尖，有稀疏的线状齿；叶柄长上，端有狭翅。③花梗长，中部有线状小苞片2枚。花两性，花萼披针形，附属物上常有钝齿，花瓣紫色，倒卵状椭圆形。

八角莲

别名：眼莲、八角连、八角盘、旱八角、叶下花、山荷叶、一把伞、独脚莲、独叶一枝花。
来源：为小檗科多年生草本植物八角莲*Dysosma pleiantha*(Hance)Woods.的根茎及根。

【生境分布】生长于深山密林阴湿处。分布于我国南部、西南部及东南部。主产于四川、广西、贵州等地。

【采收加工】全年均可采，以秋末为佳。全株挖起，除去茎叶，洗净泥沙，晒干或烘干备用，切忌受潮。

【性味功用】苦、辛，平。归肺经。清热解毒，化痰散结，祛瘀消肿。主治痈肿，疔疮，扁桃体炎，跌打损伤，蛇咬伤。内服：煎汤，6～12克；或研末。外用：研末调敷、捣敷或浸酒涂敷。

【精选验方】①肿毒初起：八角莲加红糖或酒糟适量，共捣烂敷患处，每日换2次。②疔疮：八角莲6克，蒸酒服，并用须根捣烂敷患处。③带状疱疹：八角莲根研末，醋调涂患处。④跌打损伤：八角莲根9～12克，研细末，以酒送服，每日2次。

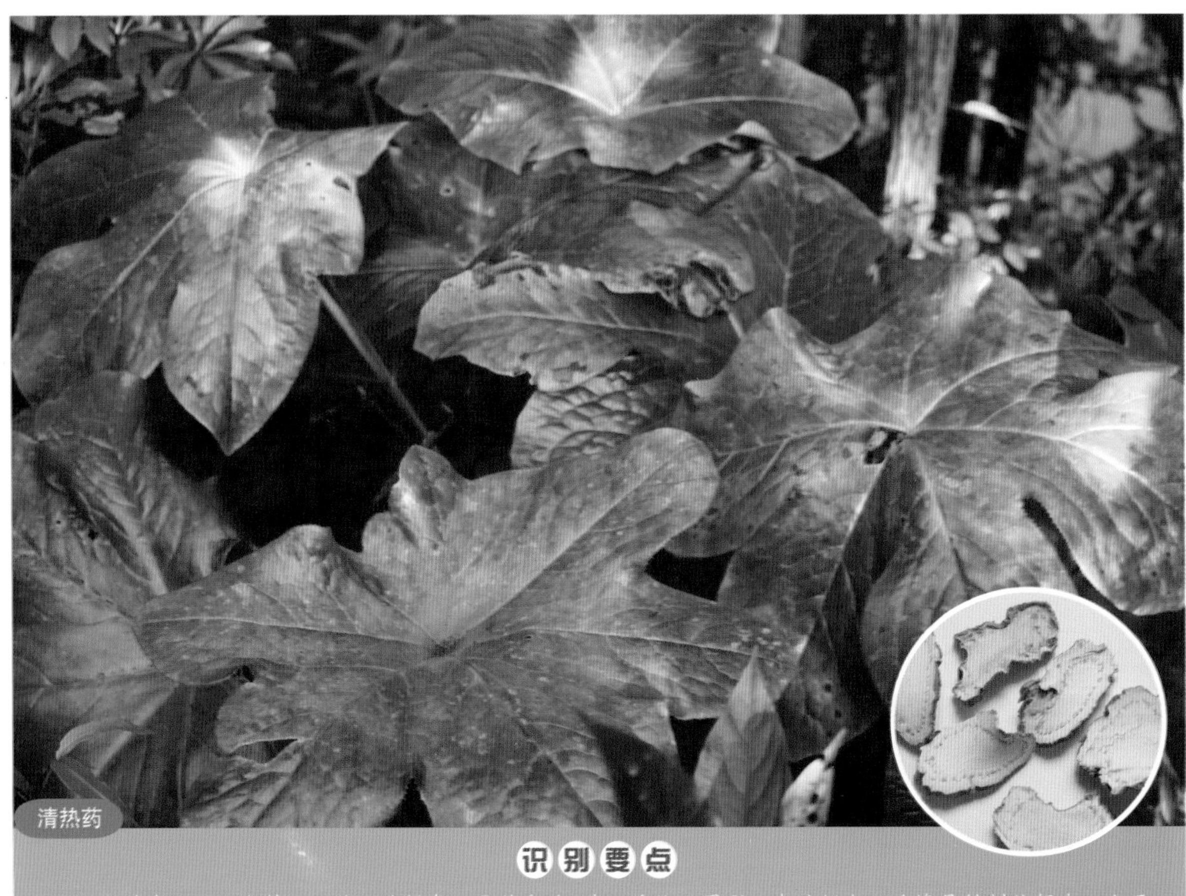

识别要点

①茎直立，不分枝，无毛，淡绿色。②茎生叶2片，盾状亚圆形，先端锐尖，边缘具针刺状锯齿，上面无毛，下面密被或疏生柔毛。③伞形花序，生长于茎顶两叶交叉处，下垂，萼片椭圆形，花瓣暗红色。

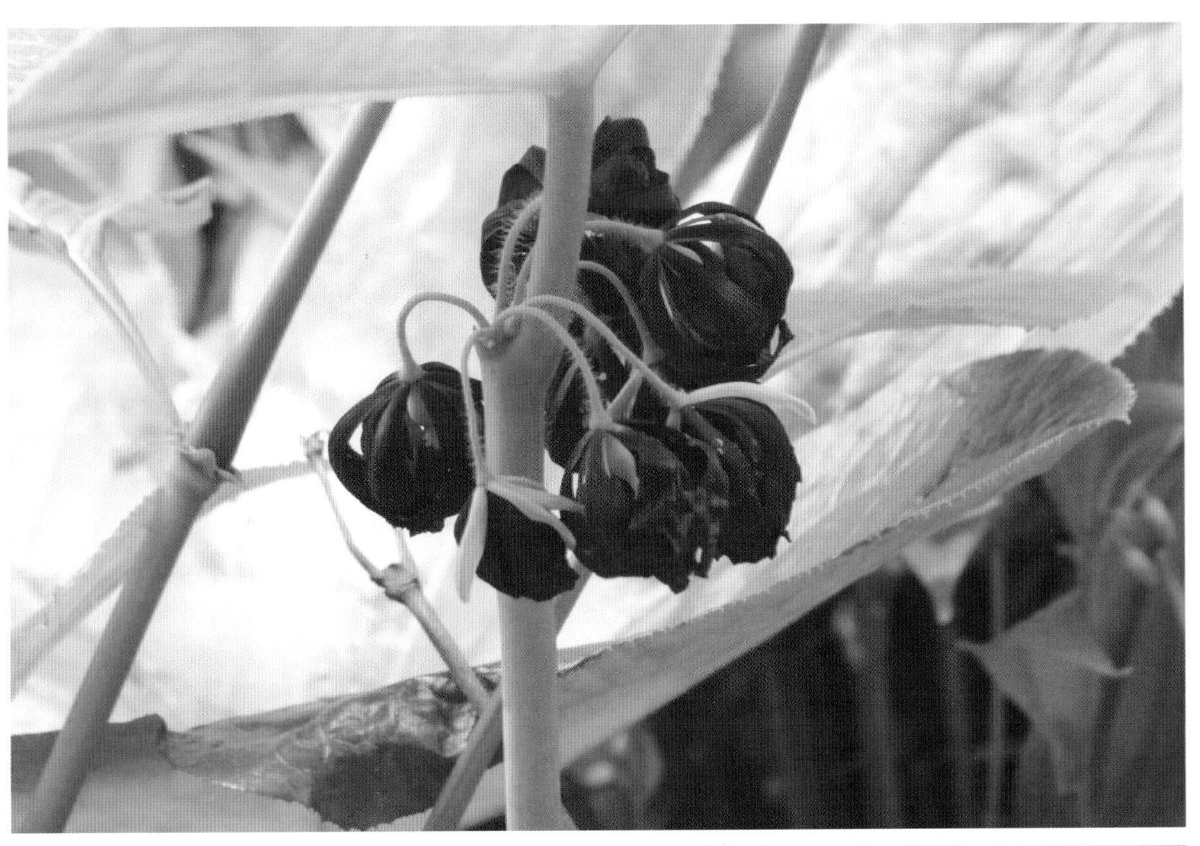

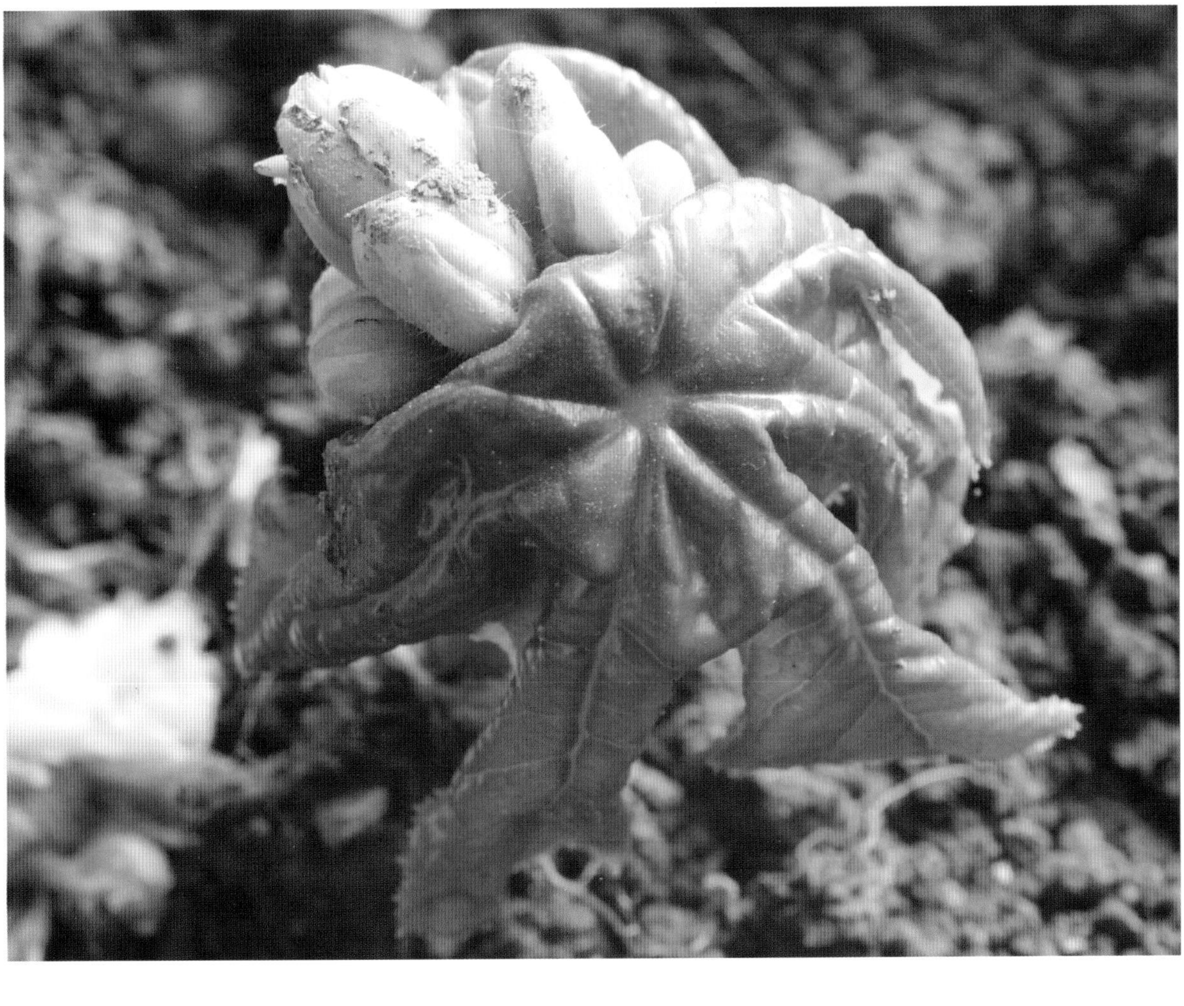

柳叶

别名：杨柳、吊柳、水柳、青丝柳、垂柳叶、清明柳。
来源：为杨柳科落叶乔木植物垂柳*Salix babglonica* L.**的叶。**

【生境分布】生长于河岸边，也能生长于旱处。主产于长江及黄河流域，其他各地均有栽培。

【采收加工】春、夏采收叶片，晒干或鲜用。

【性味功用】苦，寒。归心、脾经。利尿通淋，清热解毒，透疹。主治痧疹透发不畅，疔疮疖肿，乳腺炎，甲状腺肿，丹毒，烫伤，牙痛。内服：煎汤，30～60克。外用：煎水洗、研末调敷或熬膏涂。

【精选验方】①小便白浊：清明柳叶煎汤代茶，以愈为度。②疖肿、乳腺炎：柳树叶切碎煮烂，过滤，除去残渣，浓缩至糖浆状，备用外敷。③卒得恶疮、不可名识者：煮柳叶外洗。④眉毛痒落：垂柳叶，阴干，捣罗为末，用生姜汁，在生铁器中调。夜间涂之，渐以手摩令热。

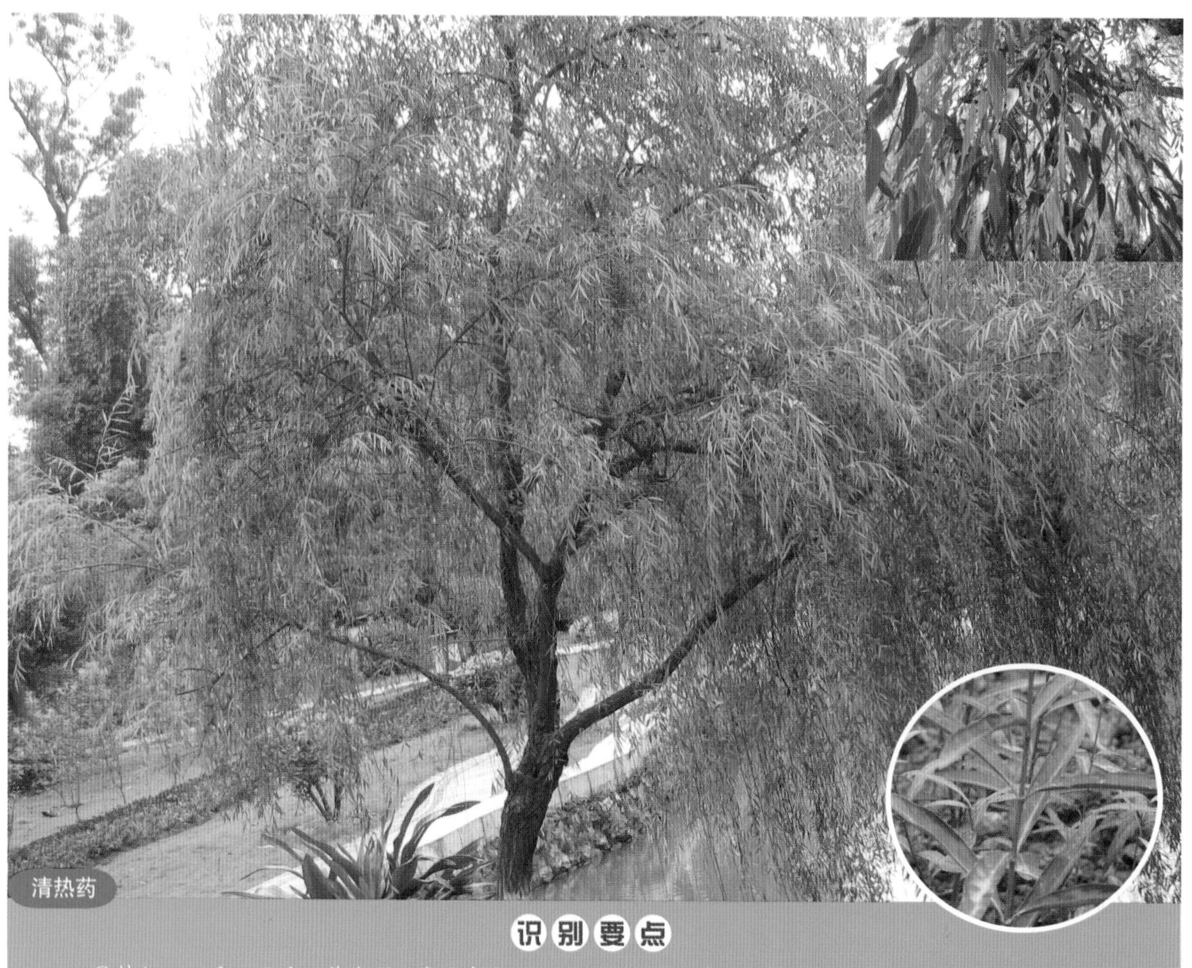

识别要点

①枝细，下垂，无毛。芽线形，先端急尖。②叶狭披针形，先端长渐尖，基部楔形，边缘具锯齿。③花序先叶或与叶同时开放；雄花序有短梗，轴有毛，苞片披针形；雌花序有梗，基部有3～4小叶，轴有毛，苞片披针形。

扶 桑

别名：木花、红木槿、大红花、月月红、公鸡花。
来源：为锦葵科木槿属植物朱槿*Hibiscus rosasinensis* L.的根、叶和花。

【生境分布】常栽植于庭院，也有野生者。主产于福建、台湾、广东、海南、广西、四川、重庆、云南等地。

【采收加工】根、叶全年可采，夏秋采花，晒干或鲜用。

【性味功用】甘，平。归心、肺、肝、脾经。清热解毒，利尿，调经。根主治腮腺炎，支气管炎，尿路感染，子宫颈炎，白带，月经不调，闭经。叶、花外用治疔疮痈肿，乳腺炎，淋巴结炎。花主治月经不调。内服：煎汤，根或叶15～30克，鲜花30克。外用：鲜花、叶捣烂敷患处。

【精选验方】①肺热咳嗽：鲜扶桑花15～30克，鲜猪肺50～100克，煎汤服食。②月经不调、白带、宫颈炎：扶桑根皮15～25克，水煎服。③疔疮初起：扶桑鲜花或鲜叶，捣烂外敷。

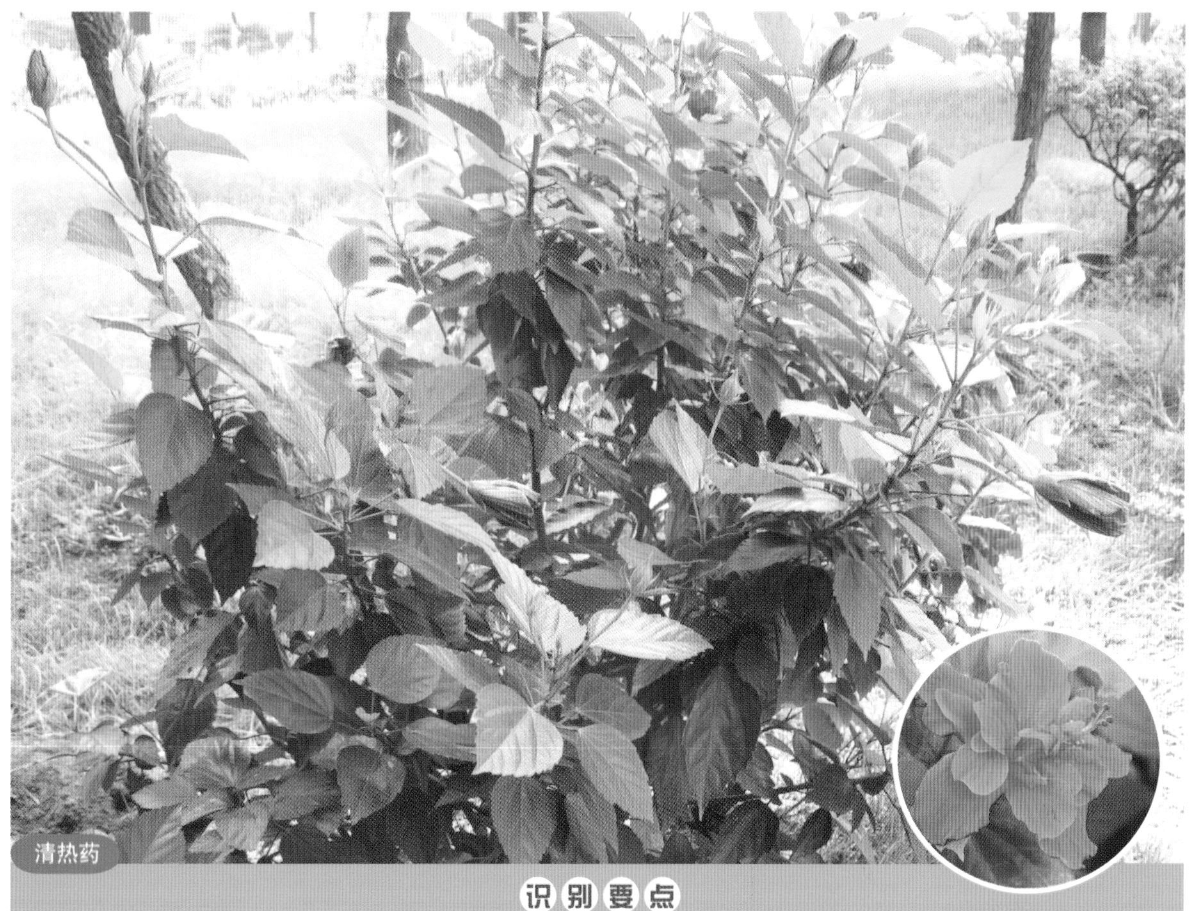

识别要点

①小枝圆柱形，疏被星状柔毛。②叶互生，阔卵形或狭卵形，先端渐尖，基部圆形或楔形，边缘具粗齿或缺刻。③花单生于上部叶腋间，常下垂，花冠漏斗形，玫瑰红或淡红、淡黄等色，花瓣倒卵形。

白毛夏枯草

别名：筋骨草、白毛串、白喉草、石灰菜、破血丹、金疮小草。
来源：为唇形科多年生草本植物筋骨草*Ajuga decumbens* Thunb. **的全株。**

【生境分布】生长于路旁、河岸、山脚下、荒地上。主产于华东、中南、华南及西南地区。

【采收加工】夏、秋季采收，晒干切段用，或用鲜品。

【性味功用】苦，寒。归肺、肝、心经。止咳化痰，清热，凉血，消肿，解毒。主治气管炎，吐血，衄血，赤痢，咽喉肿痛，疔疮，痈肿，跌打损伤。内服：煎汤，9～15克，鲜者60～90克；打汁或研末。外用：捣敷；或捣汁含漱。

【精选验方】①喉痛：白毛夏枯草适量，开水泡服。②痢疾：鲜筋骨草90克，捣烂绞汁，调蜜炖温服。③小儿肺炎以及风热型咳嗽、吐痰黏稠、口渴咽痛：新鲜白毛夏枯草、鲜青蒿各30克，共捣烂成糊状（如无鲜品，可用干品粉碎后加醋调和成糊状），敷于脐部。④咽喉急闭：白毛夏枯草捣汁灌之。⑤肺结核：白毛夏枯草全草6～9克，晒干研末服，每日3次。⑥齿痛：白毛夏枯草捣汁，含痛处，再用酒和服少许。⑦痔疮：白毛夏枯草煎汤洗之。

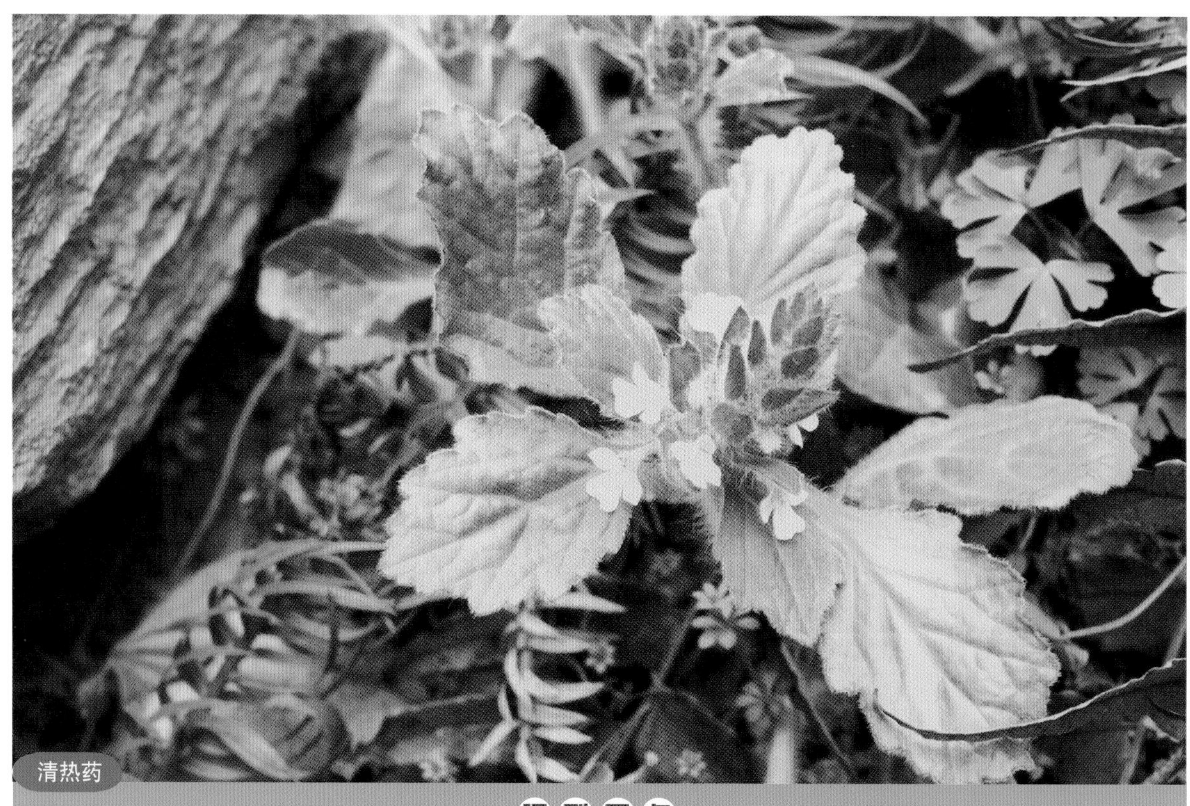

清热药

识别要点

①茎方形，基部匍匐，多分枝，全株被白色柔毛。②单叶对生，有柄，卵形、长椭圆形或倒卵形，边缘有不规则的波状粗齿，上面绿色，幼时下面紫色，两面有短柔毛。③花轮有数花，腋生；在枝顶者集成多轮的穗状花序。花冠白色或淡紫色，唇形。④小坚果灰黄色，具网状皱纹。

了哥王

别名：地棉皮、山豆了、九信草。
来源：为瑞香科植物南岭荛花*Wikstroemia inclica*(L.)C. A. Mey. 的干燥根。

【生境分布】生长于村边、路旁、山坡灌丛中。主产于广东、广西、江西、福建、湖南及贵州。浙江、台湾及云南也有分布。

【采收加工】秋至春初采挖，洗净晒干，经多次蒸晒去毒后用。

【性味功用】苦、辛，微温；有毒。归心、肺、小肠经。清热，消炎解毒，散瘀逐水。主治支气管炎，肺炎，腮腺炎，淋巴结炎，晚期血吸虫腹水，疮疖痈疽。内服：煎汤，3～9克，鲜根9～15克，必须久煎。

【精选验方】①化脓性骨髓炎：了哥王、八地金牛各10克，铁包金、金刚头、金锁匙、磨盘草、金银花、旱莲草、鹅不食草、七叶一枝花各15克，加水4000毫升，煎至300毫升，隔日1剂，分2次服，药渣煎水洗患处。②肿毒：了哥王根（十蒸九晒）30克，水煎冲温酒服。③淋巴结炎初起：鲜了哥王根第二重皮和红糖捣烂敷患处，并取了哥王根30克，水煎服，每日1次。④跌打损伤、虫蛇咬伤、小儿头疮：鲜了哥王茎叶适量，捣烂外敷或挤汁外涂。⑤疮疡、乳腺炎：了哥王叶适量，捣烂敷患处。

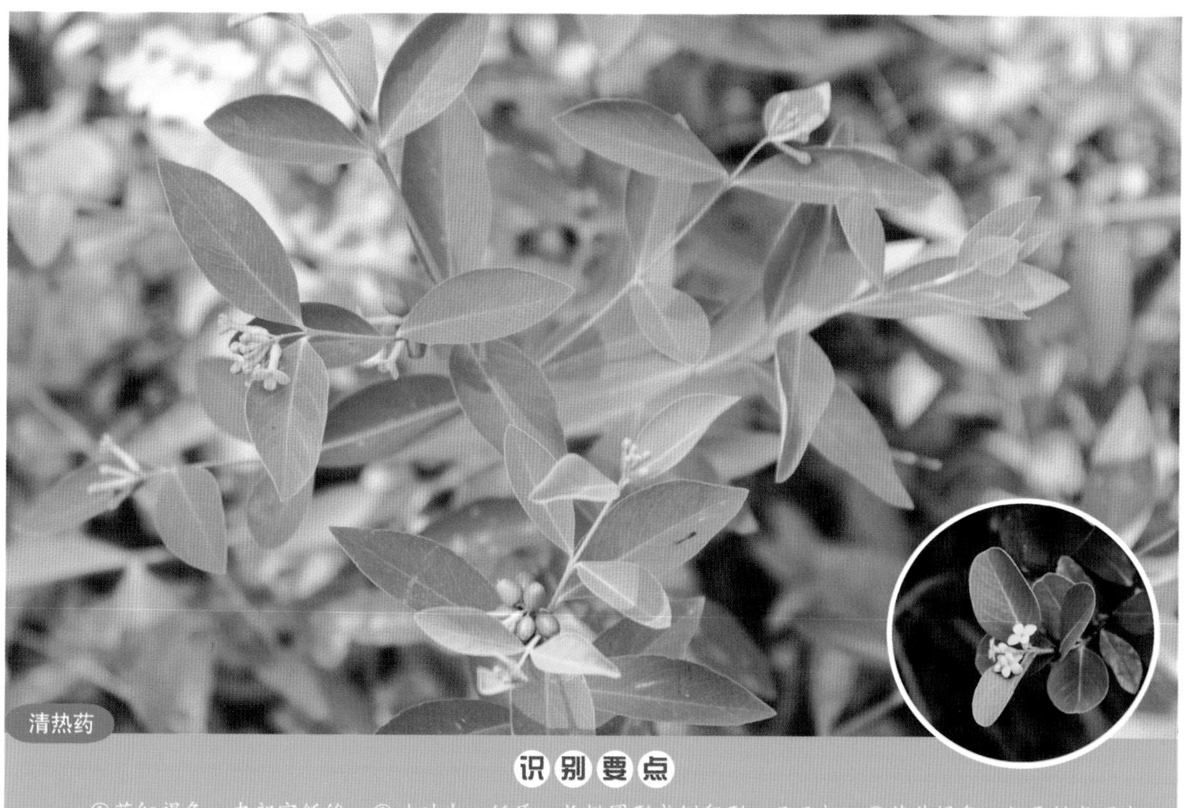

识别要点

①茎红褐色，皮部富纤维。②叶对生，纸质，长椭圆形或倒卵形，几无柄。③花黄绿色，数朵排成顶生的短总状花序；花被筒状；子房椭圆形，顶部被毛，柱头大，近球形。④浆果卵形，熟时鲜红色。

玉簪花

别名：白萼、内消花、白鹤花、玉泡花、白鹤仙、银净花。
来源：为百合科植物玉簪花*Hosta plantaginea*(Lam.)Aschers.**的花。**

【生境分布】生长于阴湿地区。全国各地都有栽培。

【采收加工】夏、秋花含苞待放时采收，及时阴干。

【性味功用】甘，凉。归肺、膀胱经。益阴生津，润肺利咽，凉血化瘀，清热利尿。主治咽喉肿痛，小便不通，疮毒，烧伤。内服：煎汤，2.4～3克。外用：捣敷。

【精选验方】①咽喉肿痛：玉簪花3克，板蓝根、玄参各15克，水煎服。②小便不通：玉簪花、蛇蜕各6克，丁香3克，共为末，每服3克，酒调送下。③咽炎：玉簪干花8～10支，沸水冲泡，当茶频饮。④痛经：玉簪花20克，红糖25克，生姜3克，水煎服。⑤崩漏、白带过多：玉簪花30克研为细末，用250克蜂蜜调匀，温开水冲服，每次1食勺。⑥顽固性溃疡：玉簪叶用米汤或开水泡软贴患处，每日3次。⑦烧伤：玉簪花10克，用香油40克浸泡，将伤处洗干净后用消毒棉蘸油搽患处。

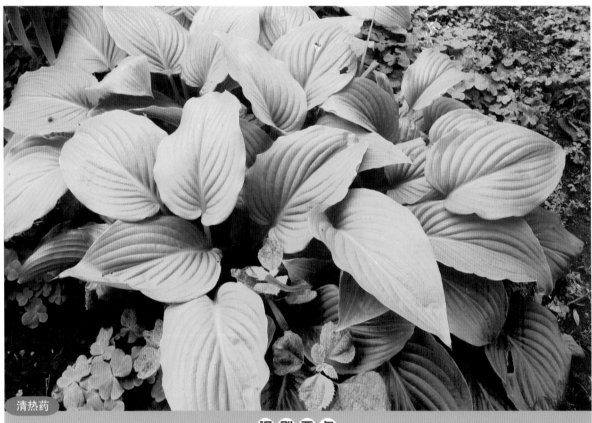

清热药

识别要点

①多年生草本，具粗根茎。②叶根生，成丛；叶片卵形至心脏卵形，绿色，有光泽。③花茎从叶丛中抽出，顶端常有叶状的苞片1枚；花白色，夜间开花，花被漏斗状。

石龙芮

别名：水堇、姜苔、胡椒菜、清香草、鬼见愁、野芹菜、水芹菜、假芹菜、猫脚迹。
来源：为毛茛科毛茛属植物石龙芮*Ranunculus sceleratus* L.的全草。

【生境分布】生长于平原湿地或河沟边。主产于全国各地。

【采收加工】夏季采收，洗净晒干或鲜用。

【性味功用】苦、辛，寒。有毒。归心、肺经。清热解毒，消肿散结，止痛，截疟。主治痈疖肿毒，毒蛇咬伤，淋巴结炎，风湿关节肿痛，牙痛，疟疾。内服：煎汤，3～9克；或炒研为散服，1～1.5克。外用：捣敷或煎膏涂患处及穴位。

【精选验方】①蛇咬伤疮：石龙芮杵汁外涂。②结核气：石龙芮晒干为末，油煎成膏磨之，每日3～5次。③血疝初起：石龙芮叶搓揉患处。④疟疾：石龙芮鲜全草捣烂，于疟发前6小时敷大椎穴。⑤肝炎：石龙芮全草3～9克，水煎服。⑥乳腺炎肿痛、疮毒：石龙芮根捣敷。⑦小儿疳积：石龙芮叶9克，水煎服。

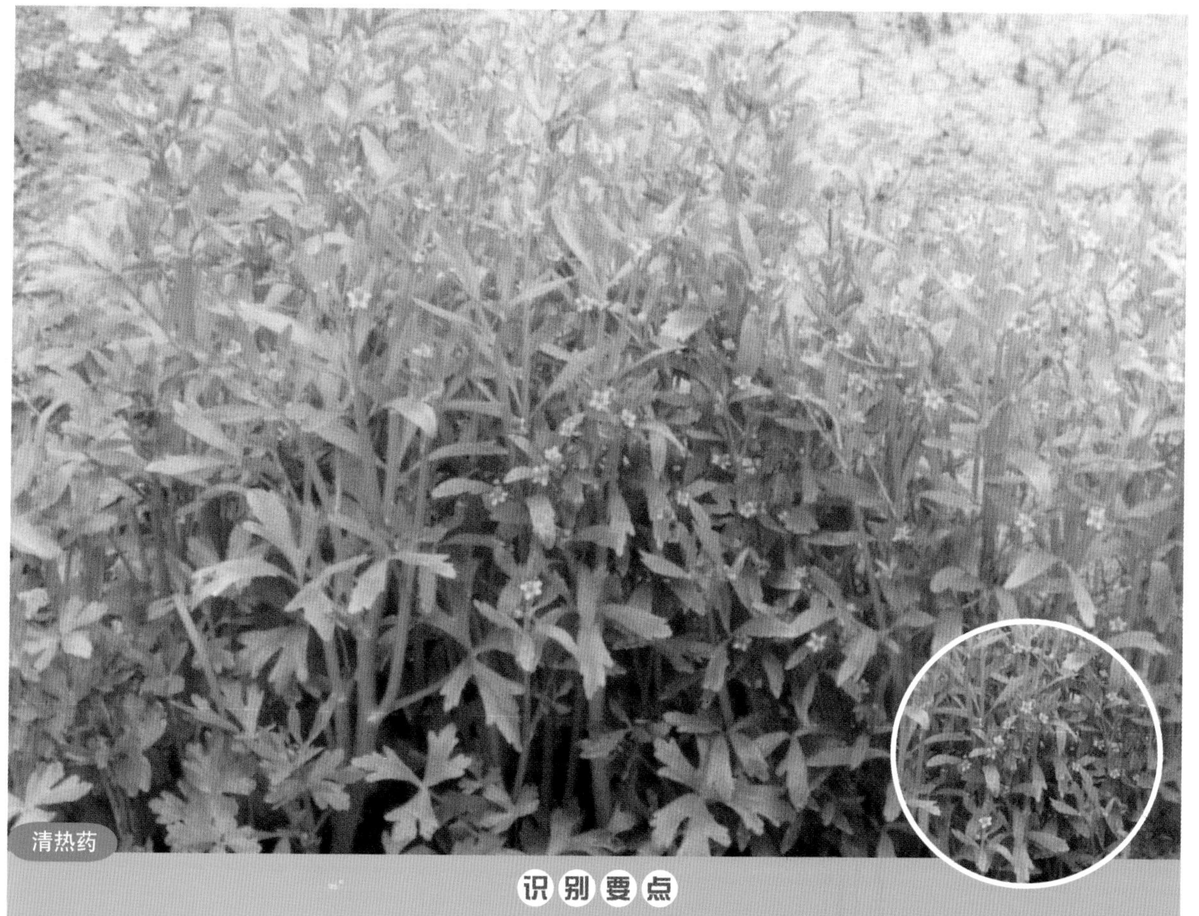

清热药

识别要点

①茎直立，上部多分枝，无毛或疏生柔毛。②基生叶有长柄；叶片轮廓肾状圆形，基部心形。③聚伞花序有多数花；花两性，小花瓣倒卵形，淡黄色。

苘麻

别名：白麻、孔麻、青麻、八角乌、野苎麻。
来源：为锦葵科植物苘麻*Abutilon theophrasti* Medic.**的全草或叶。**

【生境分布】生长于路旁、田野、荒地、堤岸上，有栽培。主产于全国各地。

【采收加工】夏季采收，鲜用或晒干。

【性味功用】苦，平。归脾、胃经。清热解毒，祛风。主治痢疾，中耳炎，耳鸣，耳聋，关节酸痛。内服：煎汤，10～30克。外用：捣敷。

【精选验方】①痈疽肿毒：苘麻鲜叶和蜜捣敷。②小便涩痛：苘麻子、车前子（包）、木通各10克，滑石（包）、蒲公英各15克，水煎服，每日1剂，分2次服。③瘰疬：苘麻幼苗6克，豆腐适量，煮服。④目生翳膜久不愈：苘麻子适量，蒸熟，晒干为末，或散或蜜丸，温水服。

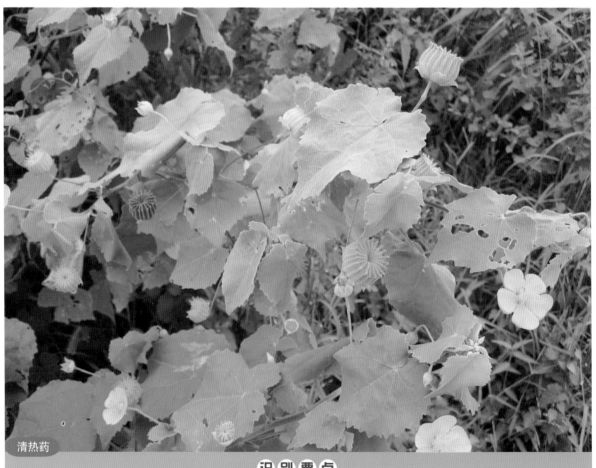

识别要点

①茎直立，具软毛。②叶互生，圆心形，先端尖，基部心形，边缘具圆齿，两面密生柔毛。③花单生于叶腋，花萼绿色，花瓣黄色。④蒴果半球形，成熟后裂开。

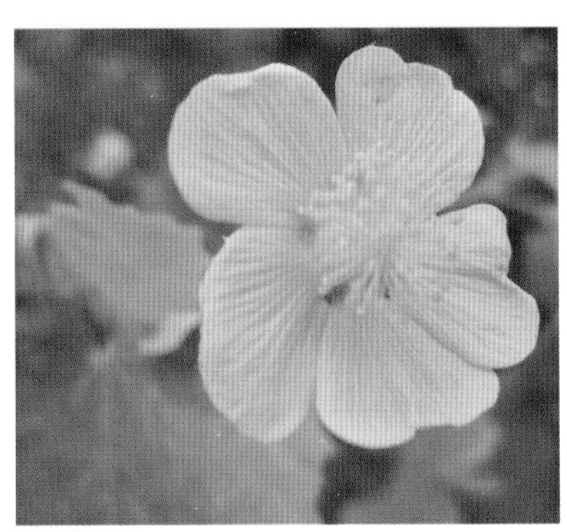

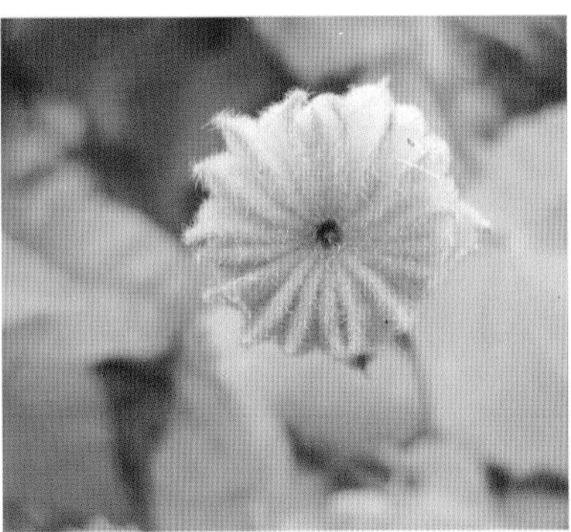

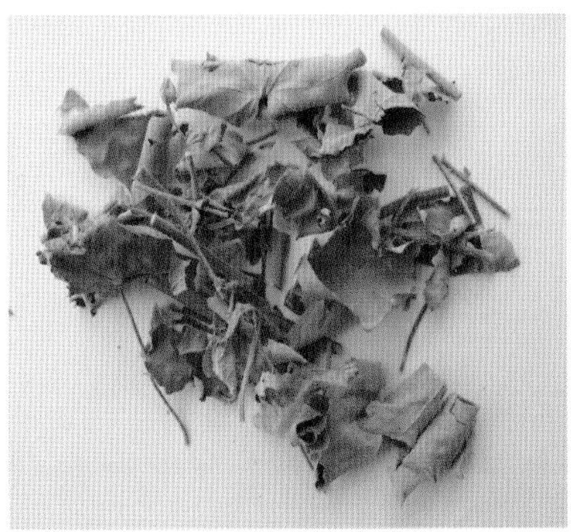

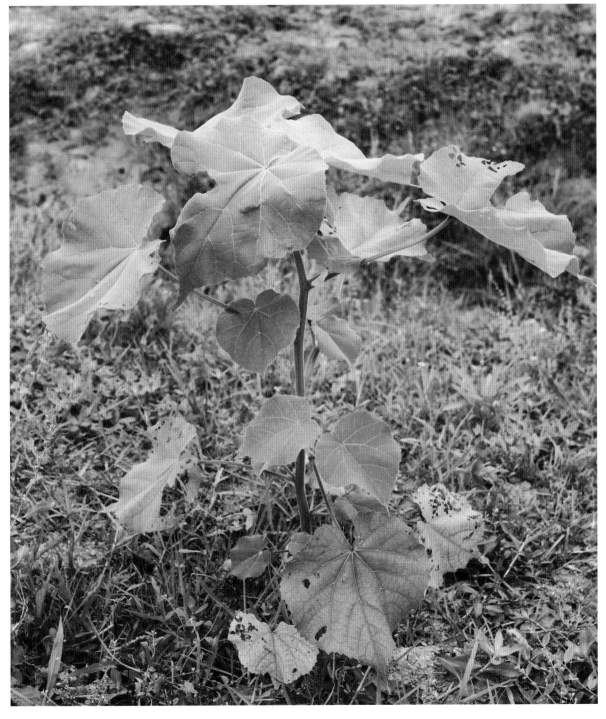

水葫芦

别名：大水萍、洋水仙、水浮莲、凤眼蓝、水莲花、浮水莲、水鸭婆。
来源：为雨久花科植物凤眼蓝*Eichhornia crassipes*(Mart.)Solms**的根或全草。**

【生境分布】生长于水塘、泥沼中。主产于福建、广东、广西等地。

【采收加工】夏、秋采，晒干或鲜用。

【性味功用】辛、淡，凉。疏散风热，利水通淋，清热解毒。主治风热感冒，水肿，尿热，尿路结石，风疹，湿疮，疖肿。内服：煎汤，15～30克。外用：捣敷。

【精选验方】①皮肤湿疹瘙痒：水葫芦15克，苍耳子10克，水煎服。或水葫芦15克，去须、根等杂质，水煎，冲红糖服；同时水煎，洗患处。②风湿水肿小便不利：水葫芦（去除根）、红心荆芥各15克，水煎服，每日1剂，分2次服。③皮肤汗斑：水葫芦适量，捶烂，取汁调硫磺末，抹患处，每日1剂。

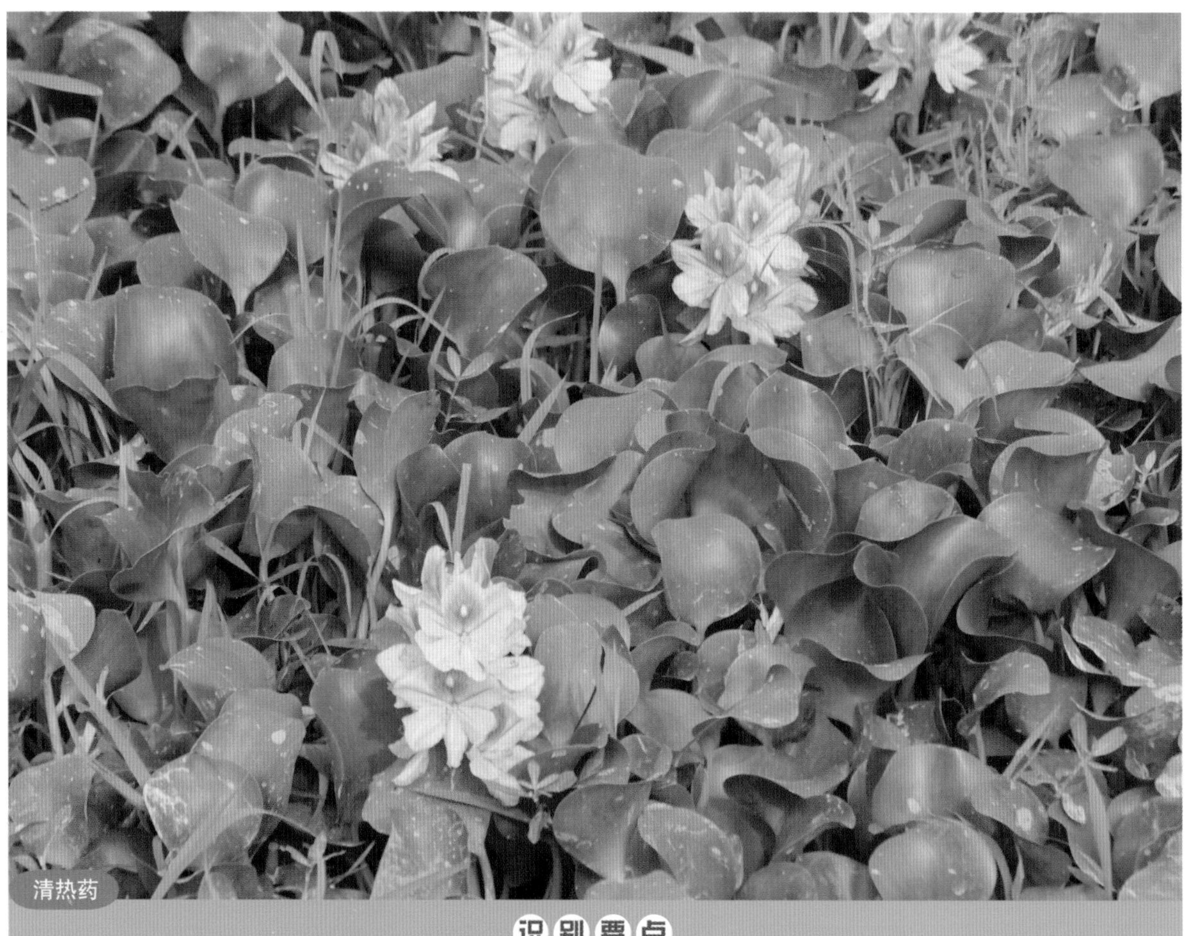

识别要点

①叶直立，卵形或圆形，大小不等。②花茎单生，中部有鞘状苞片；穗状花序有花6～12朵；花被长约5厘米，青紫色，管弯曲，外面近基部有腺毛，裂片6，上面1枚较大，蓝色而有黄色斑点。

竹节蓼

别名：观音竹、飞天蜈蚣、蜈蚣竹、扁竹花、蜈蚣草、扁竹、对节草。
来源：为蓼科植物竹节蓼*Homalocladium platycladum*(F. Muell.)Bailey的全草。

【生境分布】多栽培于庭园。分布于福建、广东、广西等地。

【采收加工】全年均可采取，晒干或鲜用。

【性味功用】甘、淡，平。归心、肝、脾经。清热解毒，祛瘀消肿。主治痈疽肿毒，跌打损伤，虫蛇咬伤。内服：煎汤，15～30克，鲜品60～120克。外用：捣敷。

【精选验方】①跌打损伤：鲜竹节蓼60克，以酒代水煎服，并以渣敷患处。②毒蛇咬伤：竹节蓼、红乌桕木、咸苏木、假紫苏各60克，千斤拔30克，以上五味捣烂，以1/3冲酒服，2/3浸醋外涂伤口周围。③蜈蚣咬伤：竹节蓼捣烂，擦伤口周围。

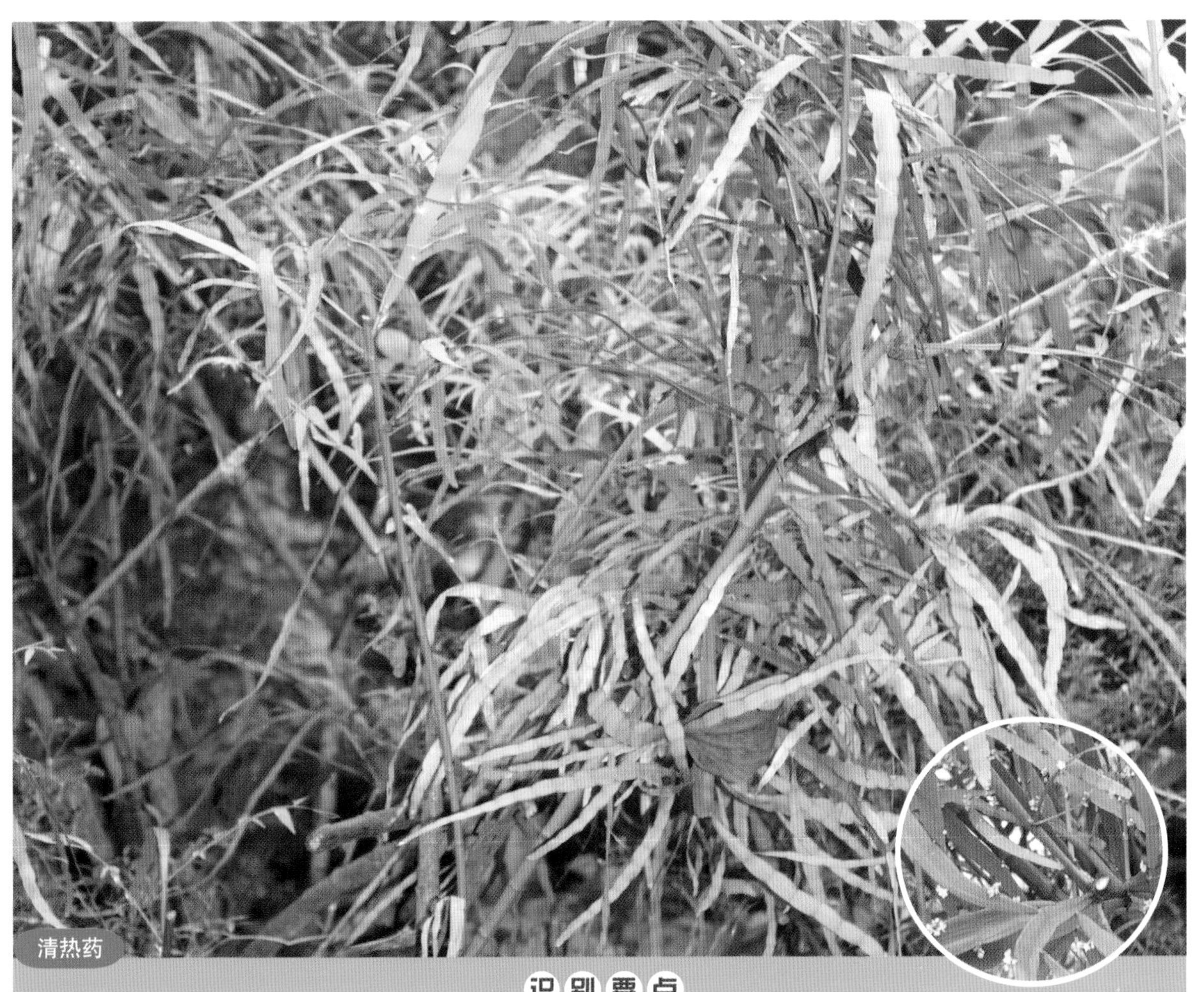

清热药

识别要点

①茎基部圆柱形，木质化，上部枝扁平，呈带状，深绿色，具光泽，有明显的细线条，节处略收缩。②叶互生，多生长于新枝上。叶片菱状卵形，先端渐尖，基部楔形，全缘或在近基部有一对锯齿。③花小，簇生长于节上，具纤细柄；花被淡绿色，后变红。

茄　子

别名：落苏、糟茄、紫茄、酱茄、黄水茄、吊菜子、昆仑瓜、鸡蛋茄。
来源：为茄科植物茄*Solanum melongena* L.**的果实、茎和根。**

【生境分布】全国大部地区均有栽培。

【采收加工】夏、秋季果熟时采收。

【性味功用】甘，凉。归脾、胃、大肠经。清热，活血，消肿。主治肠风下血，热毒疮痈，皮肤溃疡。内服：煎汤，15～30克。外用：适量，捣敷。

【精选验方】①产后痉症：经霜茄子1个，茶叶3克，红糖20克，水煎取汁，代茶饮，每日2次。②妇人乳裂：秋月冷茄子裂开者，阴干，烧存性，研末，以适量水调涂于患处。③风湿关节痛：白茄根25克，木防己根、筋骨草各15克，水煎服。④年久咳嗽：生白茄子30～60克，煮后去渣，加蜂蜜适量，每日2次。⑤咳嗽、气喘：茄子根90克，水煎服，每日2～3次。⑥冻疮：茄子根煎水，趁热熏洗患处。⑦蜈蚣咬伤和蜂蜇：生茄子切开，搽患部。

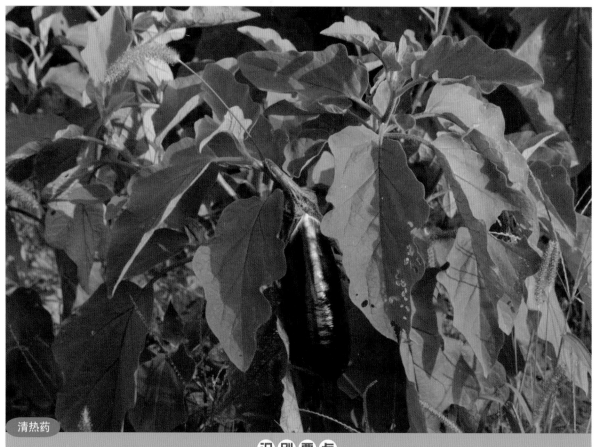

清热药

识别要点

①茎直立、粗壮，上部分枝，绿色或紫色，全体被星状柔毛。②单叶互生，卵状椭圆形，先端钝尖，基部不相等，叶缘常波状浅裂，表面暗绿色，两面具星状柔毛。③花萼钟形，顶端5裂，裂片披针形，具星状柔毛；花冠紫蓝色。④浆果长椭圆形、卵形或长柱形，深紫色、淡绿色或黄白色，光滑，基部有宿存萼。

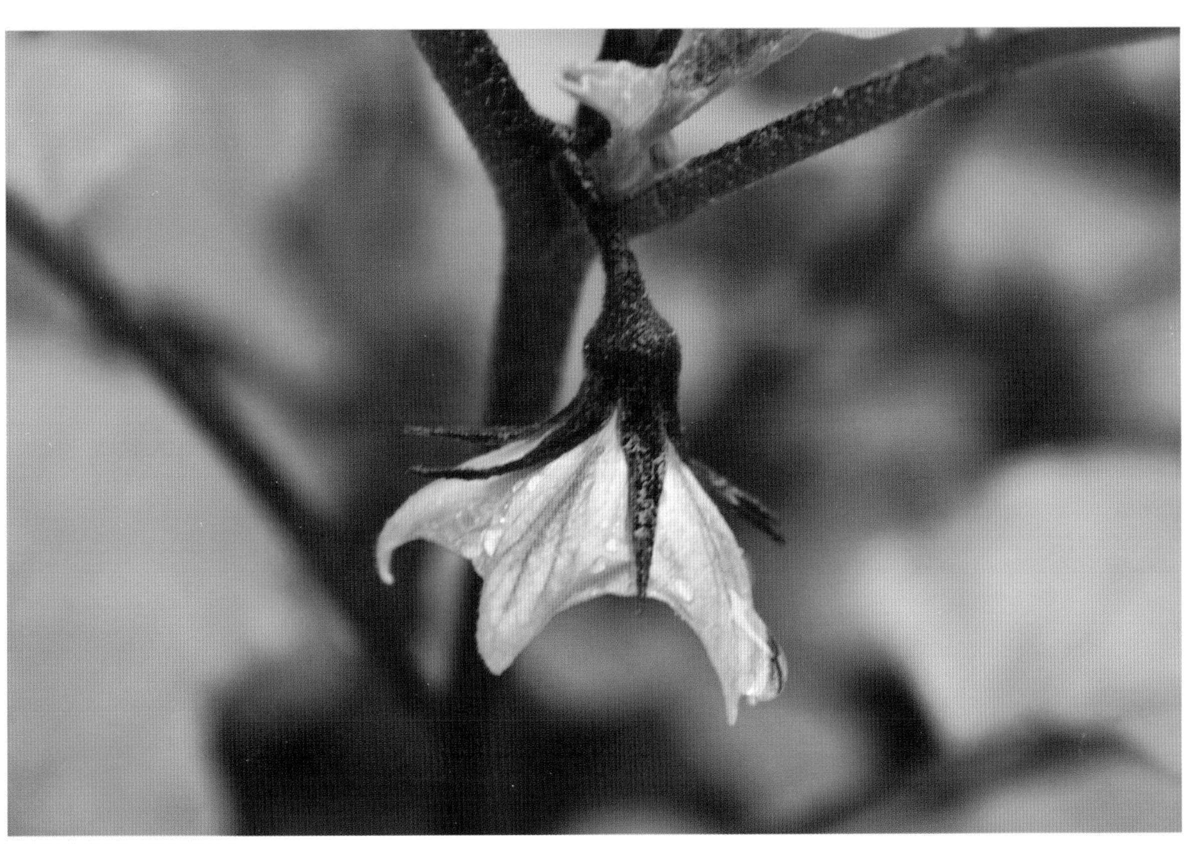

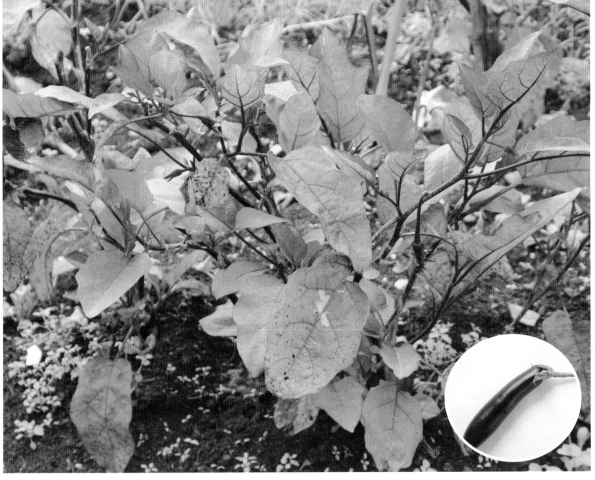

梓白皮

别名：梓皮、梓树皮、土杜促、梓木白皮、梓根白皮。
来源：为紫葳科落叶乔木梓*Catalpa ovata* G. Don的根皮或树皮的韧皮部。

【生境分布】生长于低山河谷，湿润土壤，多栽培于村庄附近及公路两旁。主产于黑龙江、吉林、辽宁、河北、山东等地。

【采收加工】全年均可采，晒干。

【性味功用】苦，寒。归肝、胆、胃经。清热解毒，燥湿杀虫。主治湿热黄疸，胃逆呕吐，疮疥，湿疹，皮肤瘙痒。内服：6～9克，煎服。外用：研末调敷或煎水洗浴。

【精选验方】①伤寒瘀热身黄：生梓白皮、赤小豆、炙甘草各6克，麻黄、生姜各9克，连翘根15克，杏仁40克，大枣12枚，先煮麻黄再沸，去掉泡沫，再加入其他药，煎汤温服。②肾炎浮肿：梓根白皮、梓实、玉蜀黍须各适量，水煎服。

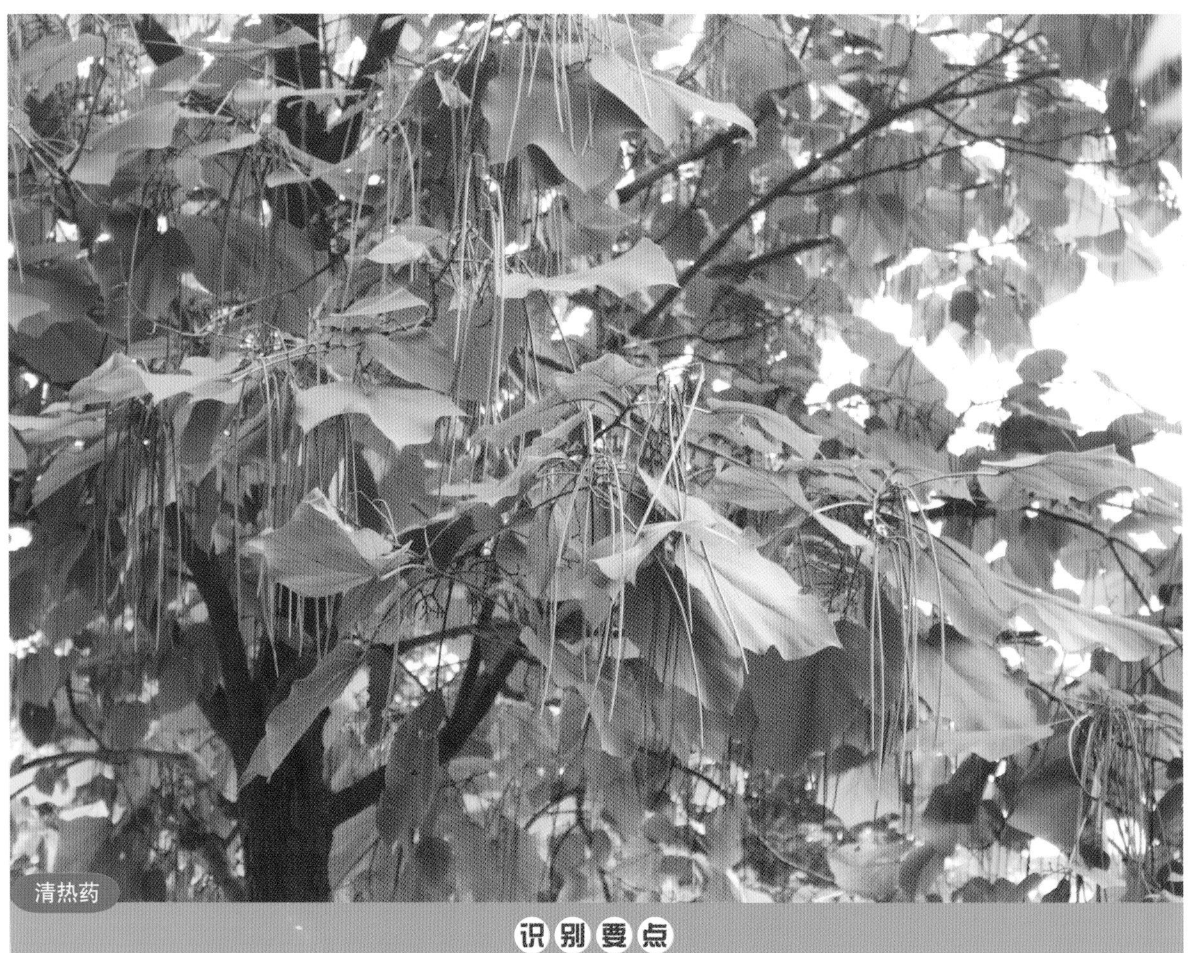

识别要点

①树冠伞形，树皮灰褐色，幼枝常带紫色，具稀疏柔毛。②叶对生或近于对生，有时轮生，叶片阔卵形，全缘或浅波状。③蒴果线形，下垂。

照山白

别名：兰荆、药芦、万经棵、达子香、铁石茶。
来源：为杜鹃花科杜鹃花属植物小花杜鹃*Rhododendron micranthum* Turcz.的枝叶。

【生境分布】生长于干燥的山坡、山谷林下或灌丛中。主产于东北、华北及陕西、甘肃、山东、湖北、四川、重庆等地。

【采收加工】夏、秋季采收，鲜用或晒干。

【性味功用】苦、辛，温，有毒。归心、肺、大肠经。止咳化痰，清热祛风，调经止痛。主治咳喘痰多，风湿痹痛，腰痛，月经不调，痛经，骨折。内服：煎汤，3～4.5克。外用：捣敷。

【精选验方】①产后周身疼痛：照山白3～4.5克，水煎服，每日1次，连服20日。②痢疾：照山白，配仙鹤草、香青、老鹳草叶煎服。③骨折及疮肿：照山白花叶适量，捣烂敷。④慢性气管炎：照山白叶糖浆（每毫升含生药1克）10毫升，每日2次（总量20克）。

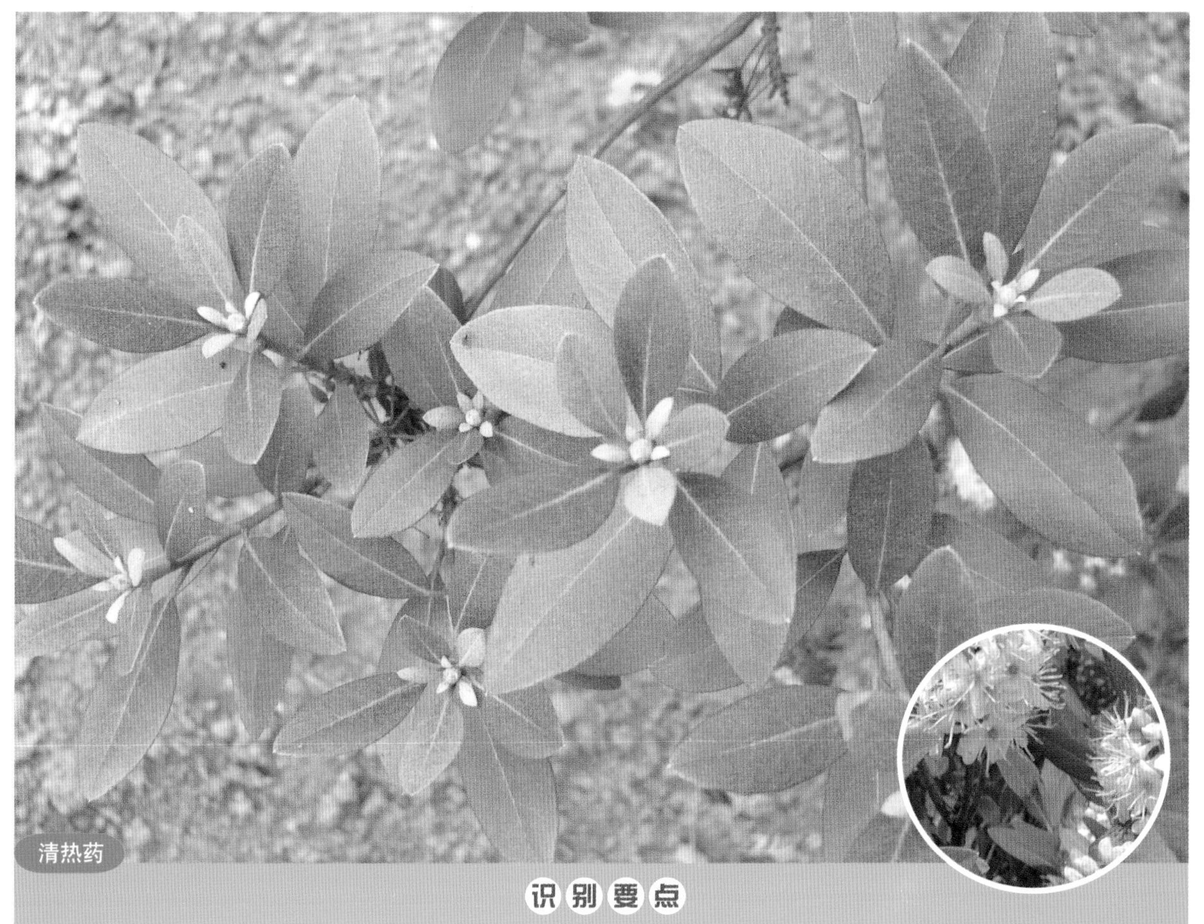

识别要点

①小枝细瘦，黄褐色，疏生鳞片及柔毛，老枝灰色，纵裂。②单叶互生，叶片革质，椭圆状披针形或狭卵形。③花密集成总状花序顶生，花小，乳白色。

四季青

别名：红冬青、大叶冬青。
来源：为冬青科植物冬青*Ilex chinensis* Sims**的叶。**

【生境分布】生长于向阳山坡林缘、灌丛中。主产于长江以南各地。

【采收加工】秋、冬季采摘，鲜用或晒干。

【性味功用】苦、涩，寒。归心、肺经。清热解毒，凉血止血。主治慢性气管炎，肾盂肾炎，细菌性痢疾。外用治烧烫伤，下肢溃疡，麻风溃疡，创伤出血，冻伤，乳腺炎，皮肤皲裂（烧灰调油外搽）。内服：煎汤，15～30克。外用：鲜品捣敷；或水煎洗、涂。

【精选验方】①热毒疮疔：四季青鲜叶洗净，加盐少许同捣敷。②外伤出血：四季青鲜叶捣敷或干叶研细外撒。③风热感冒：四季青、大青叶、鸭跖草各30克，紫苏梗、荆芥各15克，加清水500毫升，浓煎，每次10～15毫升，每日3～4次。

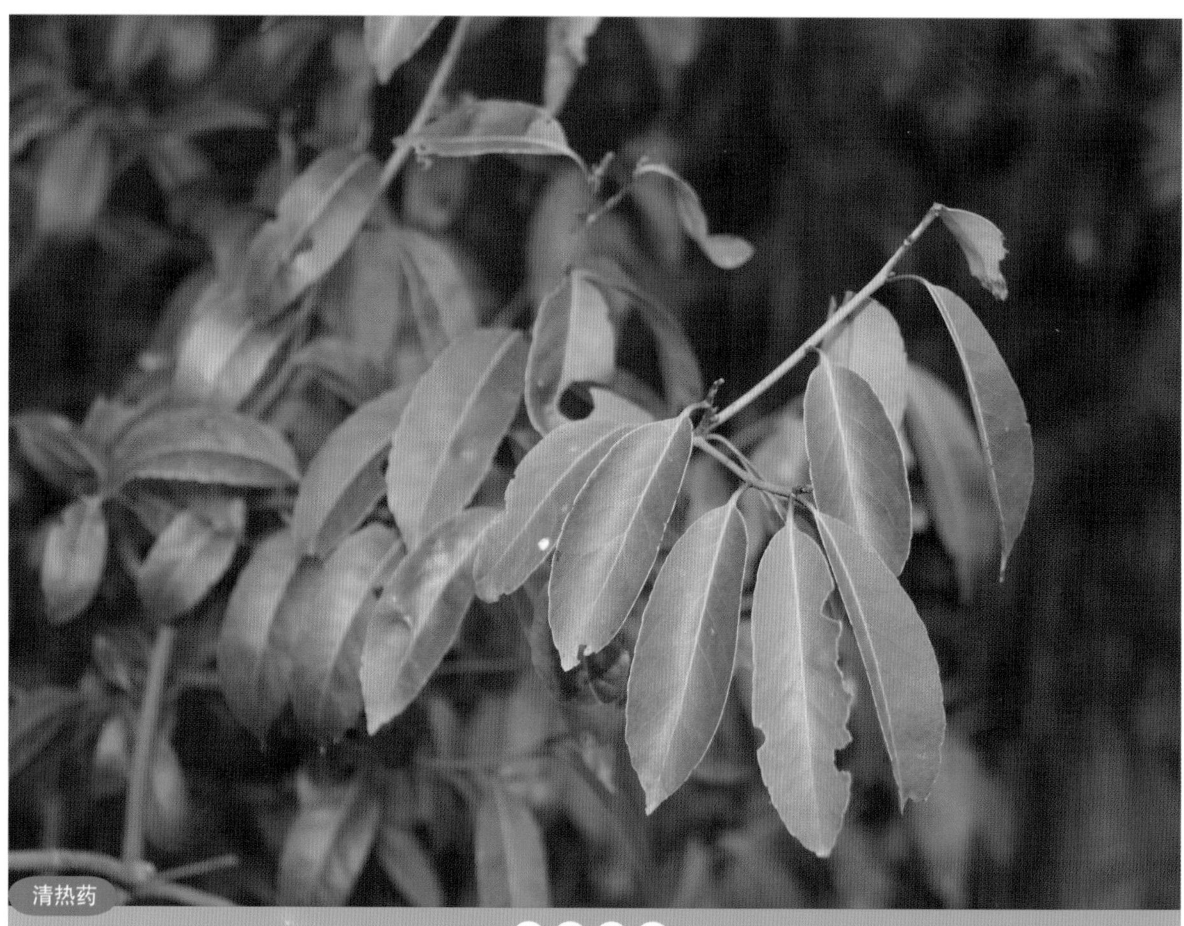

清热药

识别要点

①树皮灰色或淡灰色，无毛。②叶互生，革质，通常狭长椭圆形，边缘疏生浅锯齿，上面深绿色而有光泽，冬季变紫红色。③核果椭圆形，熟时红色。

朱砂根

别名：凤凰肠、老鼠尾、山豆根、地杨梅、散血丹、土丹皮、金锁匙。
来源：为紫金牛科植物朱砂根_Ardisia crenata_ Sims**的根。**

【生境分布】生长于山地林下、沟边、路旁。主产于浙江、安徽、江西、湖南、湖北、四川、重庆、福建、广东、广西等地。

【采收加工】秋后采挖根部，洗净晒干。

【性味功用】苦、辛，凉。清热解毒，散瘀止痛。主治扁桃体炎，急性咽峡炎，白喉，丹毒，淋巴结炎，劳伤吐血，心胃气痛，风湿骨痛，跌打损伤。内服：煎汤，9～15克；或研末为丸、浸酒。外用：捣敷。

【精选验方】①咽喉肿痛：朱砂根9～15克，水煎服。②肺病及劳伤吐血：朱砂根9～15克，同猪肺炖服。连吃3次为1个疗程。③上呼吸道感染，扁桃体炎，白喉，丹毒，淋巴结炎：朱砂根9～15克，煎服。④跌打损伤、关节风痛：朱砂根9～15克，水煎服。⑤妇女白带、痛经：朱砂根9～15克，水煎服。⑥流火（丝虫病引起的淋巴管炎）：朱砂根干根50～100克，水煎，调酒服。⑦毒蛇咬伤：朱砂根鲜者100克，水煎服；另用盐肤木叶或树皮、乌桕叶适量，煎汤清洗伤口，用朱砂根皮捣烂，敷创口周围。

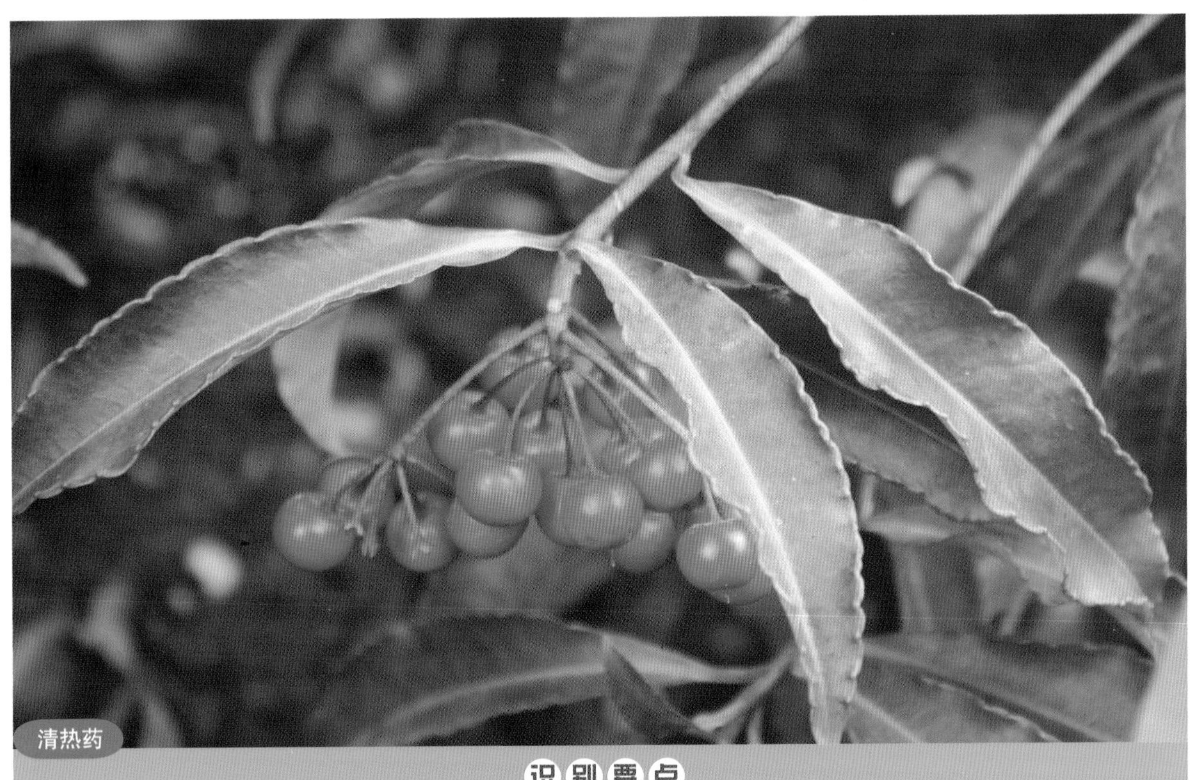

清热药

识别要点

①茎直立，有数个分枝。②叶纸质至革质，椭圆状披针形至倒披针形。③伞形花序顶生或腋生，花白色或淡红色。④核果球形，熟时红色，有黑色斑点。

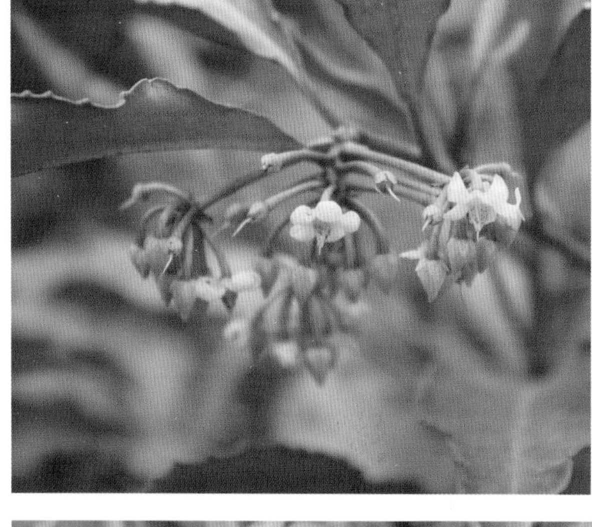

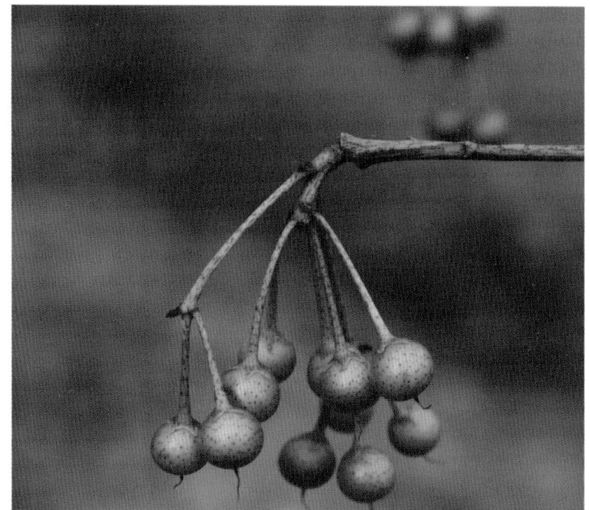

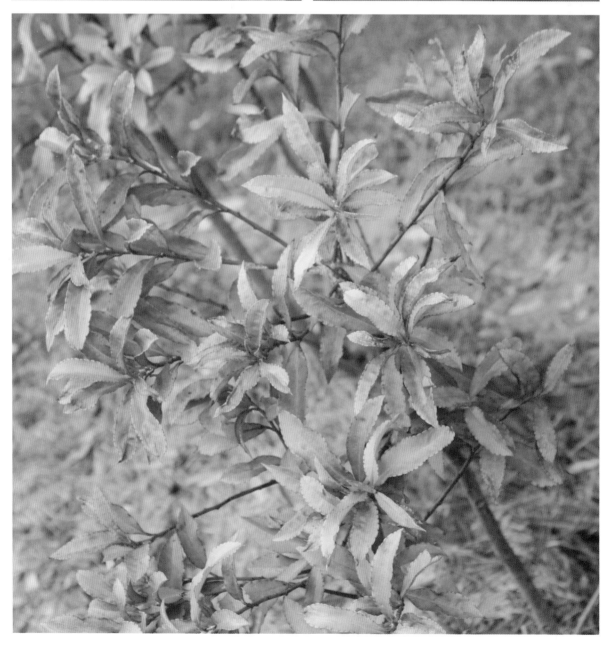

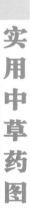

广东土牛膝

别名：白须公、土牛膝、六月霜、多须公、六月雪、大泽兰、斑骨相思。
来源：为菊科植物华泽兰*Eupatorium chinense* L.**的根。**

【生境分布】生长于山坡、路旁、林缘、林下及灌丛中。主产于陕西、甘肃、山东、安徽、浙江、江西、福建、河南、湖北、湖南、广东、海南、广西、四川、重庆、贵州、云南等地。

【采收加工】秋季采挖，洗净，切段，晒干。

【性味功用】苦、甘，凉。有毒。归肺、肝经。清热利咽，凉血散瘀，解毒消肿。主治咽喉肿痛，白喉，吐血，尿血，赤白下痢，跌打损伤，痈疮肿毒，毒蛇咬伤，水火烫伤。内服：煎汤，10～20克，鲜品30～60克。外用：捣敷或煎水洗。

【精选验方】①感冒高热：鲜广东土牛膝60克，切碎，煎浓汁，加蜜糖调服。②尿血：鲜广东土牛膝60克，加少量米酒，水煎服。③毒蛇咬伤：广东土牛膝根酒浸液，外涂红肿处；另用广东土牛膝、山芝麻、金锁匙、走马风各9克，水酒各半煎服。④烫火伤：广东土牛膝煎取浓汁，冷敷患处。

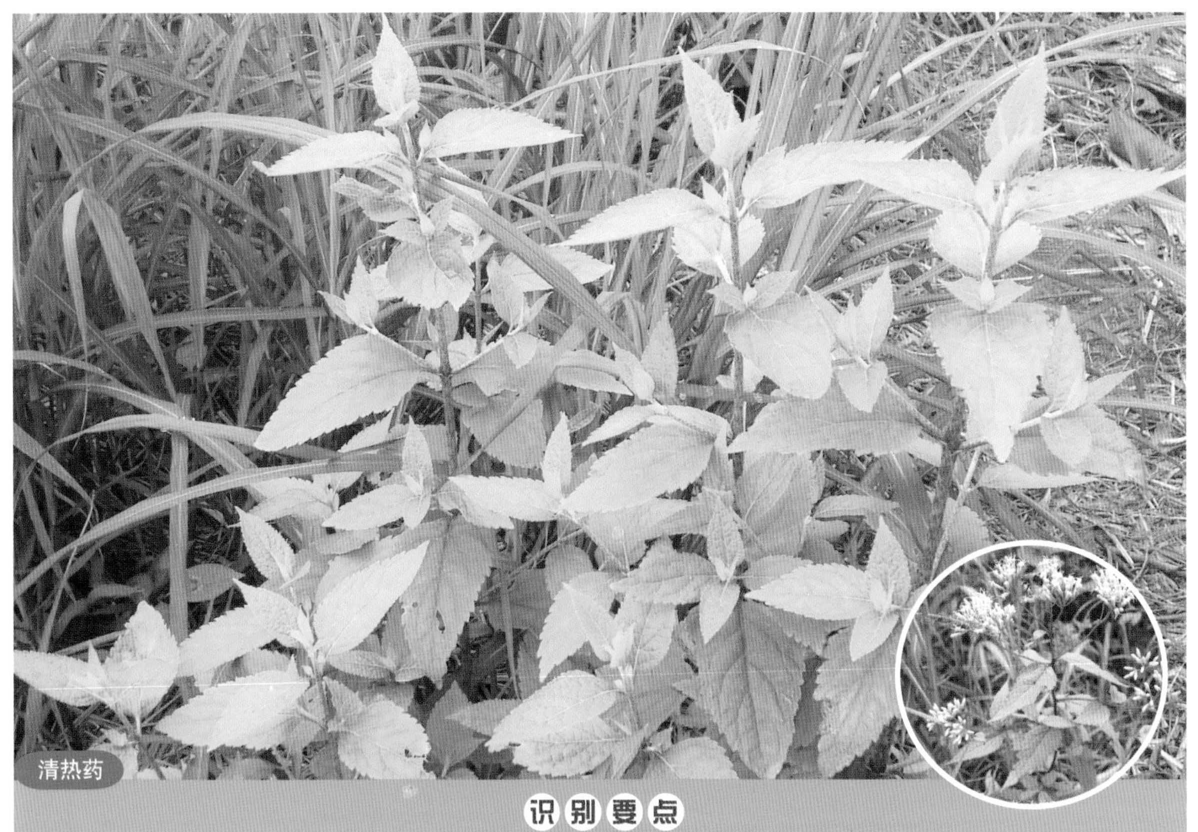

识别要点

①茎上部或花序分枝被细柔毛。②单叶对生，卵形、长卵形或宽卵形，边缘有不规则的圆锯齿，上面无毛，下面被柔毛及腺点。③每个头状花序有管状花5个，花冠白色。

岗梅根

别名：糟楼星、金包银、上甘草、点秤根、天星根。
来源：冬青科植物梅叶冬青*Ilexas prella* (Hook.et Arn.)Champ.ex Benth.的根。

【生境分布】生长于荒山坡地疏林下或灌木丛中。主产于广西、广东、湖南、江西等地。

【采收加工】秋季采挖根部，洗去泥土，晒干。

【性味功用】苦、甘，寒。归肺、肝、大肠经。清热，生津，散瘀，解毒。主治感冒，头痛，眩晕，热病烦渴，痧气，热泻，肺脓肿，百日咳，咽喉肿痛，痔血，尿路感染，疔疮肿毒，跌打损伤。内服：煎汤，30～60克。外用：捣敷。

【精选验方】①小儿百日咳：岗梅根、白茅根各30克，水煎，酌加蜂蜜对服。②痔疮出血：岗梅根40克，去皮切碎，煮猪肉食。③尿路感染：岗梅根60克，水煎服。④偏正头痛：岗梅鲜根90克，鸡矢藤60克，鸭蛋2个，水煎，吃蛋喝汤。⑤头目眩晕：岗梅鲜根60克，臭牡丹根30克，水煎服。⑥跌打损伤：岗梅根鲜者60克（切片酒炒），鸡1只，水酒各半炖服。

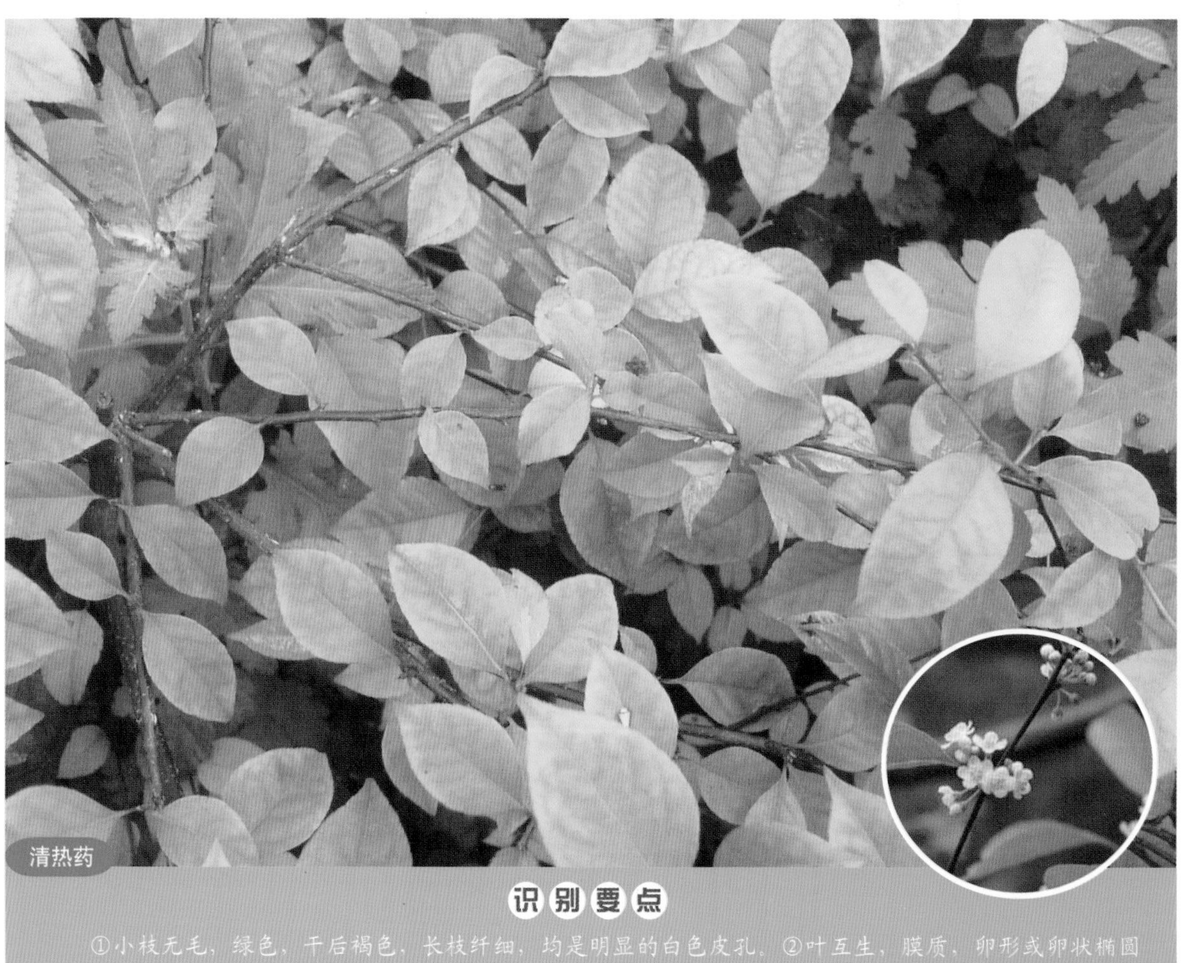

清热药

识别要点

①小枝无毛，绿色，干后褐色，长枝纤细，均是明显的白色皮孔。②叶互生，膜质，卵形或卵状椭圆形，边缘具钝锯齿。③花白色，雌雄异株。

杠板归

别名：河白草、蛇倒退、梨头刺、蛇不过。
来源：为蓼科多年生蔓生草本植物杠板归*Polygonum perfoliatum* L. **的全草。**

【生境分布】生长于山谷、灌木丛中或水沟旁。主产于江苏、浙江、福建、江西、广东、广西、四川、重庆、湖南、贵州等地。

【采收加工】夏季花开时采割，晒干。

【性味功用】酸、苦，寒。归胃、大肠、膀胱、肺、肝经。利水消肿，除湿退黄，清热解毒。主治肾炎水肿，百日咳，泻痢，湿疹，疖肿，毒蛇咬伤等。内服：煎服，9～15克，鲜品30～60克。外用：适量。

【精选验方】①颈淋巴结炎：杠板归9～30克，水煎服，每日1剂；外用鲜全草适量，捣烂敷患处，每日1次。②带状疱疹：鲜杠板归60克，洗净捣烂，加食盐5克拌匀，敷患处。③百日咳：杠板归、海浮石各30克，黛蛤散（冲服）、百部各15克，朱砂1.5克（冲服）。上药除黛蛤散、朱砂（研细）外，余药水煎取汁，冲朱砂黛蛤散服，每日1剂，分2次服。④带状疱疹：杠板归、羊蹄、两面针、虎杖各15克，穿心莲9克，共研细末，用麻油调和成软膏状，涂擦患处，每日3次。

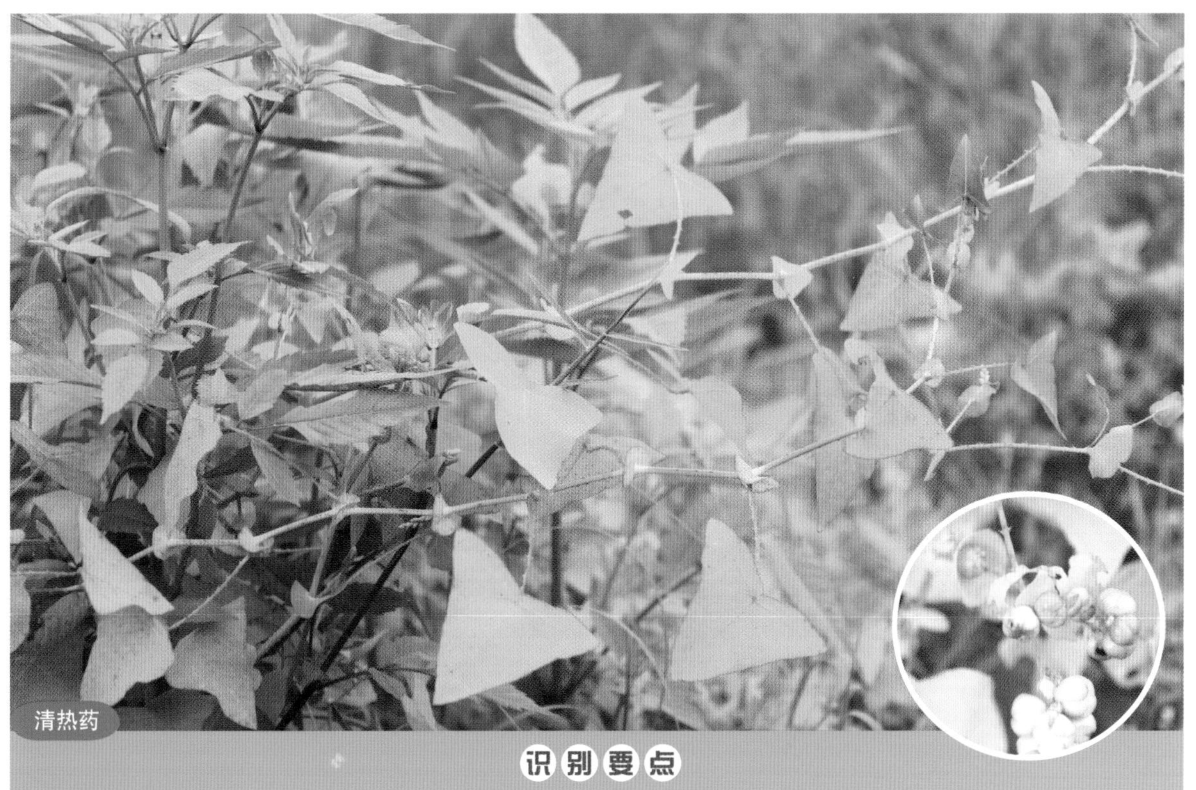

识别要点

①茎有棱，红褐色，有倒生钩刺。②叶互生，近三角形，下面沿脉疏生钩刺。③花序短穗状，苞片圆形，花被5深裂，淡红色或白色。④瘦果球形，包于蓝色多汁的花被内。

蝙蝠葛

别名：黄根、蝙蝠藤、金丝钓葫芦、野鸡豆子。
来源：为防己科植物蝙蝠葛*Menispermum dauricum* DC.**的藤茎、根及叶。**

【生境分布】生长于山坡、路旁、灌木丛中。主产于辽宁、吉林、黑龙江、内蒙古、河北、山东、山西、河南、江苏、安徽、浙江、江西、福建等地。

【采收加工】8～11月割取藤茎，晒干，切片，生用。夏、秋季采收叶，鲜用或晒干。

【性味功用】苦，寒，有小毒。祛风清热，理气化湿。主治扁桃体炎，咽喉炎，风湿痹痛、麻木，水肿，脚气，痢疾，肠炎，胃痛腹胀。内服：煎汤，15～30克。

【精选验方】①胃痛腹胀：蝙蝠葛根或茎藤6～9克，水煎服。②四肢麻木：蝙蝠葛根15克，水煎服。③绦虫病：蝙蝠葛干根3～9克，水煎服。④痢疾、肠炎：蝙蝠葛根15～30克，水煎服。⑤腰疼：蝙蝠藤60克（老人用90克），酒煎服，每日2剂。⑥扁桃体炎、咽喉炎：蝙蝠葛根、鬼针草各15克，水煎服。

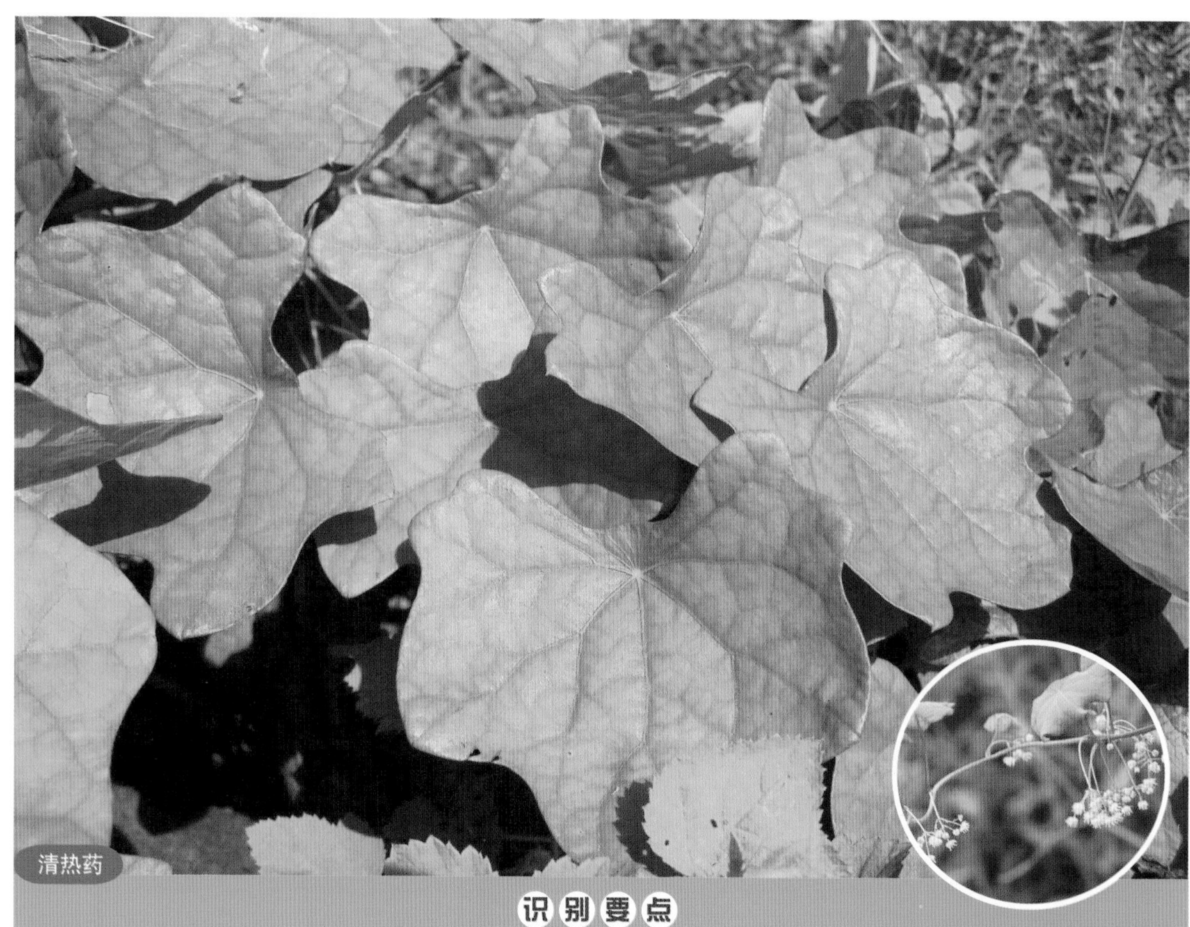

清热药

识别要点

①多年生落叶藤本，茎缠绕，圆柱形，有细纵棱纹。②叶互生，有长柄，　形，上面绿色，下面色淡，嫩叶有微毛。③花腋生，形小，黄绿色。

金果榄

别名：金苦榄、地胆、天鹅蛋、九牛胆、铜秤锤、金银袋、青牛胆。
来源：为防己科常绿缠绕藤本植物金果榄*Tinospora capillipes* Gagnep.的干燥块根。

【生境分布】生长于山谷溪边疏林下或石缝间。主产于广西、广东、陕西、江西、湖南、湖北、四川、重庆、贵州等地。

【采收加工】9～11月间挖取块根，除去茎及须根，洗净，晒干。

【性味功用】苦，寒。归肺、大肠经。清热解毒，消肿止痛。主治咽喉肿痛，口舌糜烂，白喉，腮腺炎，热咳失音，脘腹疼痛，泻痢，痈疽疔毒，毒蛇咬伤。内服：煎汤，3～9克；研末，1～2克。外用：适量，捣敷或研末吹喉。

【精选验方】①急慢性肠炎、菌痢：金果榄切片晒干，研粉口服，每次2克，每日3次。②口腔溃疡：金果榄磨醋，点敷溃疡面。③小儿喘息型支气管炎：金果榄9克，水煎分2～3次服。④乳腺炎、阑尾炎、疔疮、急性及慢性扁桃体炎、口腔炎、腮腺炎、急性菌痢等：金果榄每次6～9克，开水泡服，或研末，适量外敷。⑤胃痛：金果榄切片晒干研粉，每次3克，每日3次。儿童减半。忌食生冷酸辣食物。

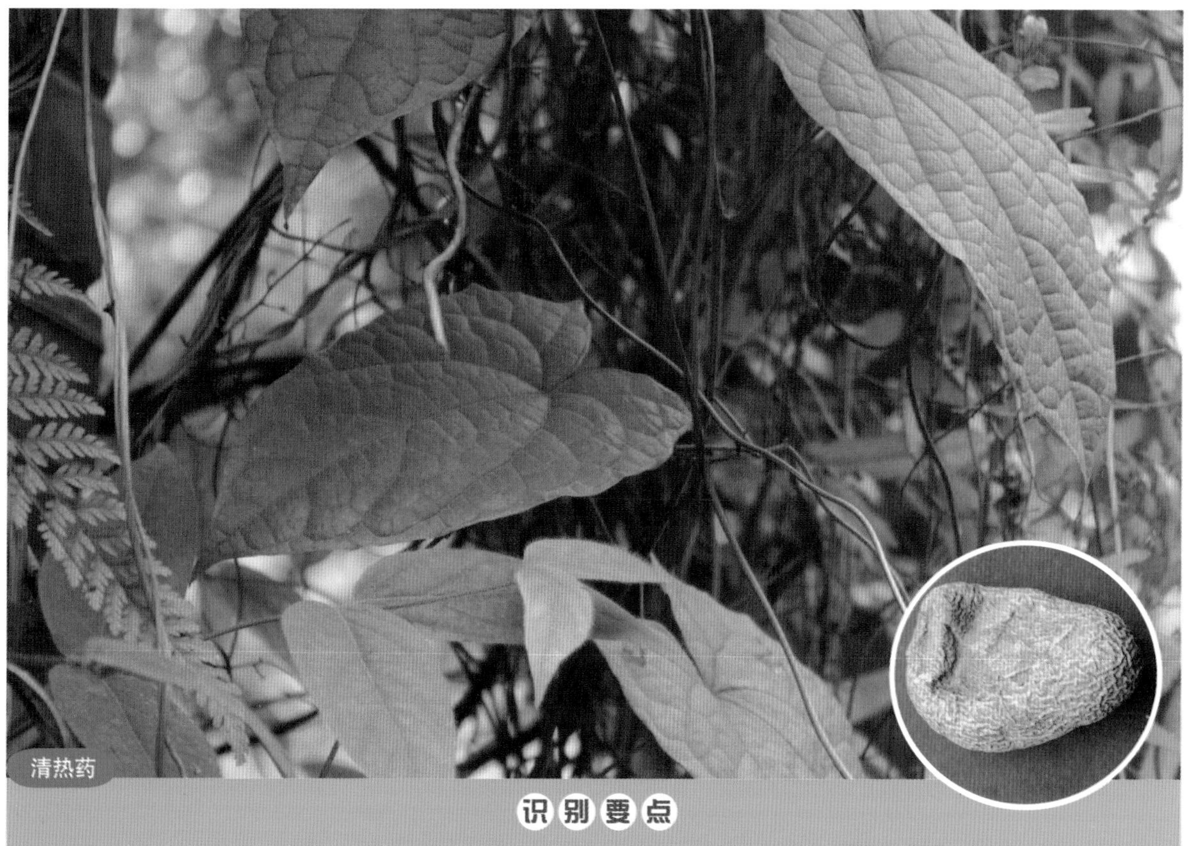

识别要点

①茎圆柱形，深绿色，粗糙有纹，被毛。②叶互生，卵形至长卵形，全缘，上面绿色，无毛，下面淡绿色，被疏毛。

蔊菜

别名：辣米菜、野油菜、石豇豆、鸡肉菜、田葛菜、山芥菜、独根菜、山萝卜、金丝荚。
来源：为十字花科植物蔊菜*Rorippa Montana* (Wall.)Small.的全草或花。

【生境分布】生长于海拔500～3700米间的山坡路旁、山谷、河边潮湿地、园圃、田野潮湿处。主产于陕西、甘肃、江苏、浙江、福建、湖北、广东、广西等地。

【采收加工】5～7月采收，鲜用或晒干。

【性味功用】辛、苦，微温。归肺、肝经。清热，祛痰止咳，解表散寒，活血解毒，利湿退黄。主治咳嗽痰喘，感冒发热，麻疹透发不畅，风湿痹痛，咽喉肿痛，疔疮痈肿，漆疮，闭经，跌打损伤，黄疸，水肿。内服：煎汤，10～30克；或捣绞汁服。外用：捣敷。

【精选验方】①风寒感冒：鲜蔊菜30～60克，葱白9～15克，水煎服。②热咳：鲜蔊菜45克，水煎服。③头目眩晕：蔊菜（嫩的）切碎调鸡蛋，用油炒食。④胃脘痛：干蔊菜30克，水煎服。⑤关节风湿痛：鲜蔊菜60克，水煎服。⑥疔疮、痈肿：蔊菜适量，捣烂敷患处。⑦鼻窦炎：鲜蔊菜适量，和雄黄少许捣烂，塞鼻腔内。

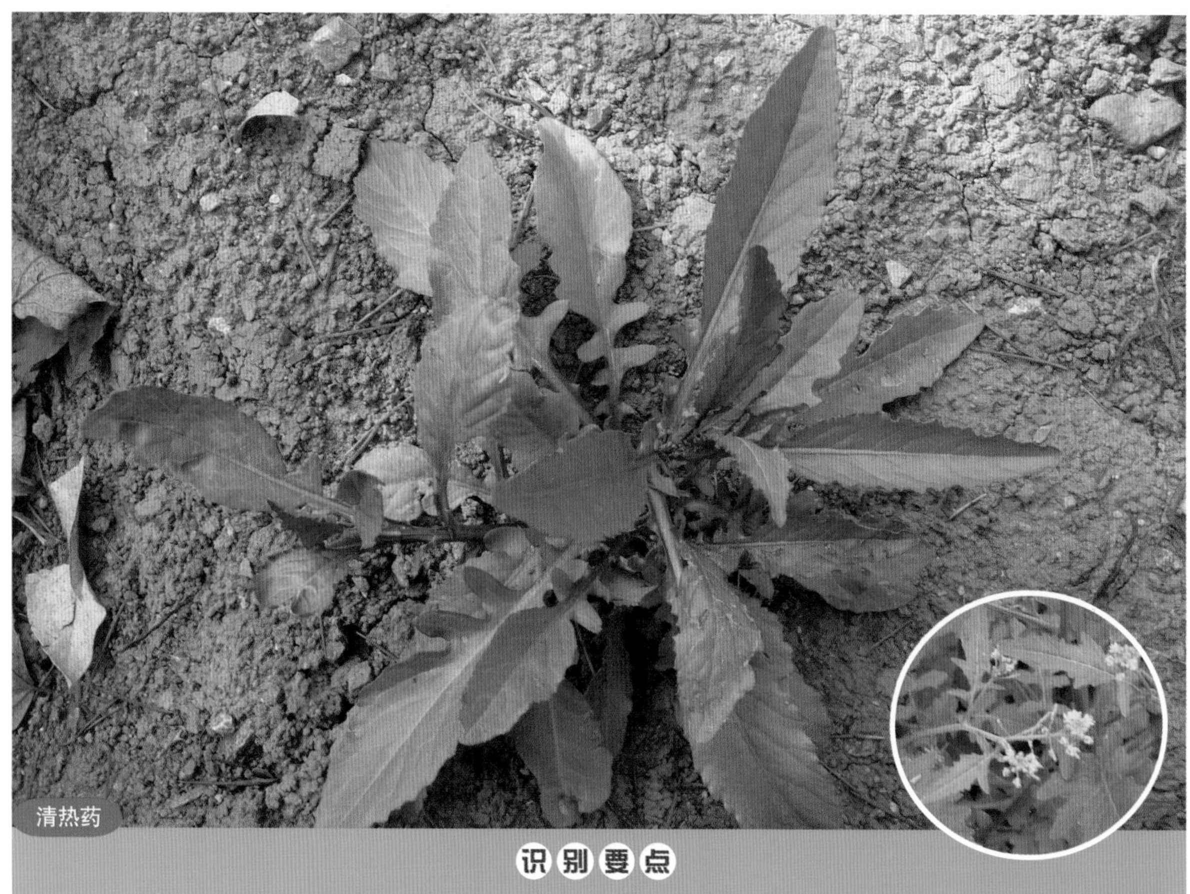

清热药

识别要点

①茎单一或分枝，直立斜升。②茎下部的叶长椭圆形，或作羽状分裂，上部的叶较少分裂或不分裂，边缘有不整齐的锯齿。③花小，排列成总状花序，花瓣黄色，倒卵形，基部狭窄。

一枝黄花

别名：黄花草、蛇头王、满山草、百根草。
来源：为菊科多年生草本植物一枝黄花*Solidago virga-aurea* L. var. leiocarpa(Benth.)A. Gray**的全草或带根全草。**

【生境分布】生长于山坡、草地、路旁。主产于华东、中南、西南等地。

【采收加工】夏、秋间采收。

【性味功用】辛、苦，凉；毒。归肝、胆经。疏风清热，消肿解毒。主治上呼吸道感染，扁桃体炎，支气管炎，肺炎，肺结核咯血，急慢性肾炎，小儿疳积。外用治跌打损伤，虫蛇咬伤，疮疡肿毒，乳腺炎。内服：煎服，9～15克。外用：捣敷或煎水洗。

【精选验方】①头风：一枝黄花根9克，水煎服。②黄疸：一枝黄花45克，水丁香15克，水煎，一次服。③跌打损伤：一枝黄花根9～15克，水煎服。④咽喉肿毒：一枝黄花21克，水煎，加蜂蜜30克调服。⑤百日咳：一枝黄花、肺经草、兔儿风各15克，地龙6克，水煎服。⑥乳腺炎：一枝黄花、马兰各15克，鲜香附30克，葱头7个，捣烂外敷。⑦盆腔炎：一枝黄花、白英、白花蛇舌草各30克，贯众15克，水煎服。⑧肾炎：一枝黄花30克，木通12克，　草15克，水煎，加菜油1汤匙服，另用一枝黄花捣烂、酒炒，敷于肚脐，每日1次。

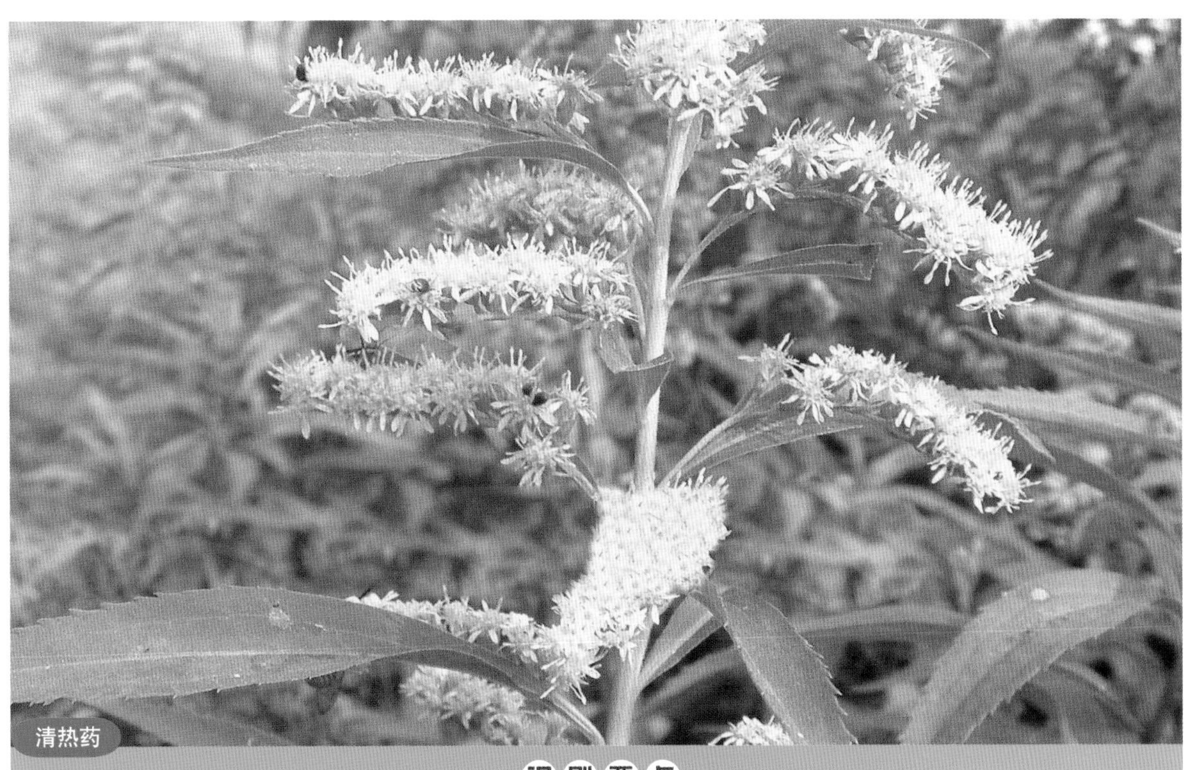

清热药

识别要点

①茎直立，下部光滑无毛，上部微有茸毛。②叶互生，卵形至矩圆形，有极小的锯齿，上部叶较小而狭，近于全缘，两面近光滑无毛。③圆锥花序，由腋生的总状花序再聚集而成。

万年青根

别名：开口剑、斩蛇剑、牛尾七、冲天七、白河车、竹根七、铁扁担、青龙胆。
来源：为百合科植物万年青*Rohdea japonica* Roth. 的根及根茎。

【生境分布】栽培于庭园，或野生于阴湿的林下、山谷。主产于湖南、湖北、江西、四川、重庆、贵州、福建、台湾、广东、江苏、安徽、浙江等地。

【采收加工】全年可采，挖取根及根茎，除去茎叶及须根后，洗净，晒干或烘干。

【性味功用】苦、微甘，寒；有小毒。归肺、肝、心经。凉血止血，清热解毒，利尿。主治白喉，白喉性心肌炎，咽喉肿痛，狂犬咬伤，细菌性痢疾，风湿性心脏病，心力衰竭。外用治跌打损伤，毒蛇咬伤，烧烫伤，乳腺炎，痈疖肿毒。内服：煎汤，3～10克，鲜品30～60克。外用：捣敷。

【精选验方】①流行性腮腺炎：新鲜万年青根20～30克，切碎捣烂，敷患处，早、晚各换药1次。②痔疮肿痛难行：猪腿骨去两头，同万年青入砂锅内，水煮，乘热熏，温洗，每日3次。③老幼脱肛：万年青连根，煎汤洗，以五倍子末敷上。④白火丹：万年青捣汁服。⑤跌打损伤：万年青根6克，水煎，酒对服。

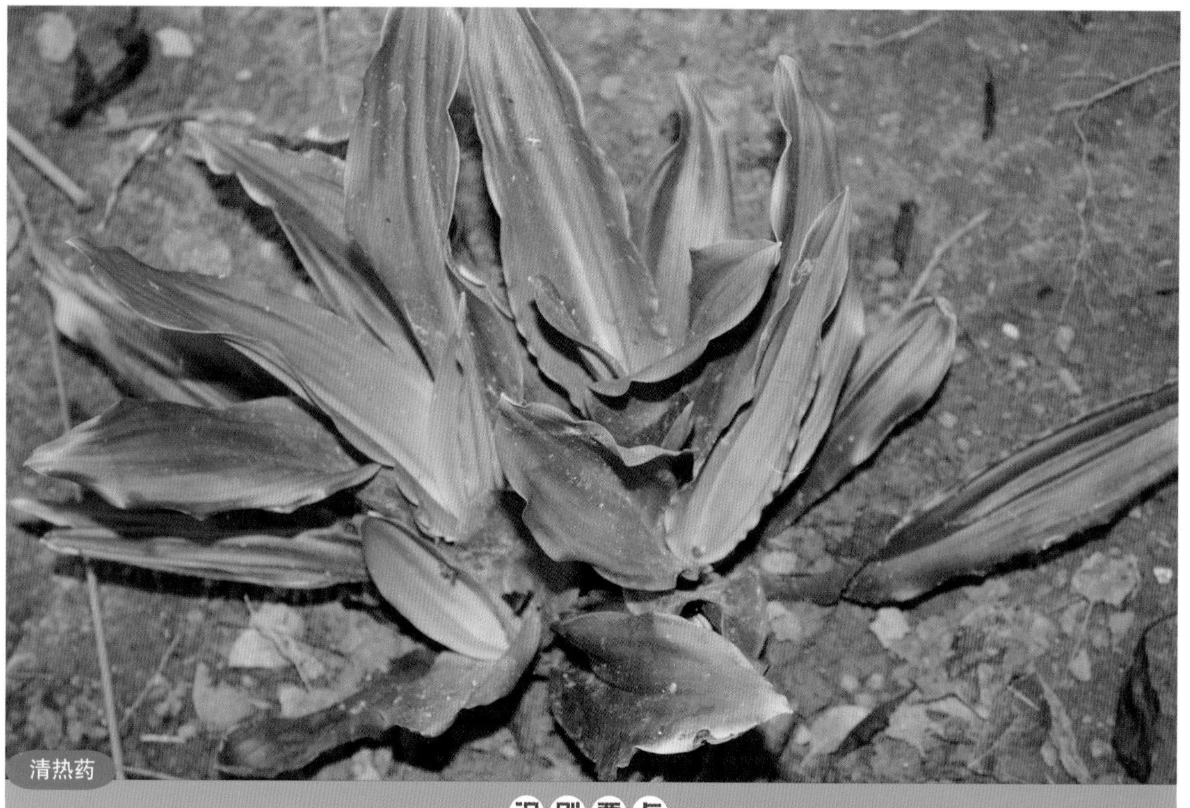

清热药

识别要点

①根茎倾斜，肥厚而短，须根细长，密被白色毛茸。②叶丛生，披针形或带状，全缘，革质而光滑，叶面深绿色，下面淡绿色，具平行脉，中脉在叶背面隆起。③花多数，成椭圆形穗状花序，花被淡绿色，裂片6，下部愈合成盘状。

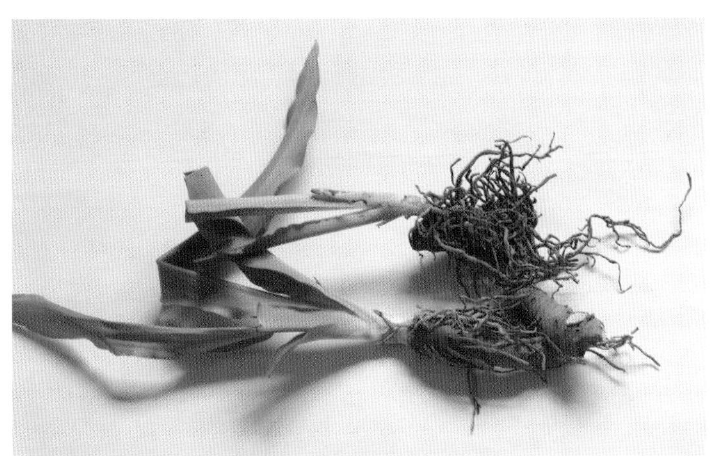

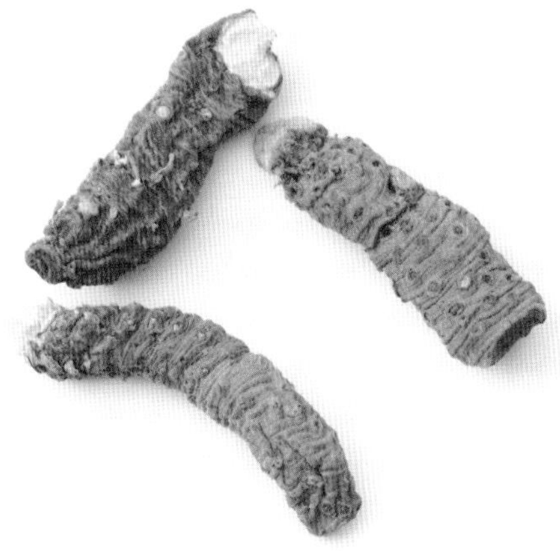

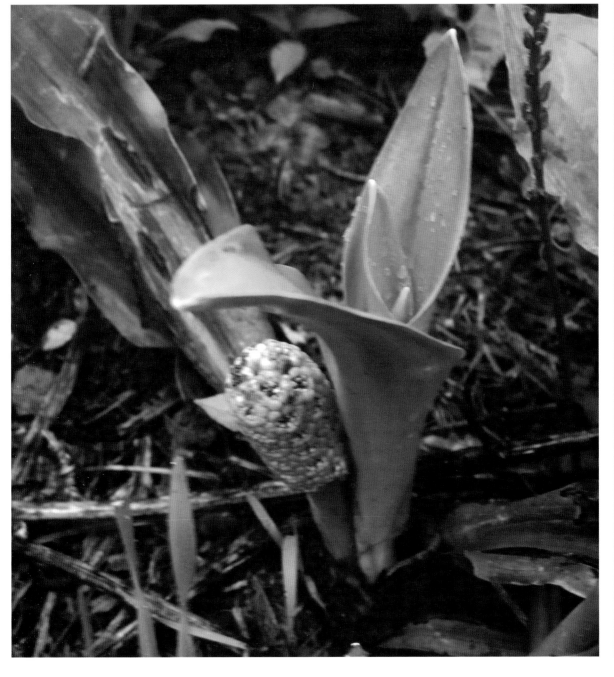

吊兰

别名：桂兰、葡萄兰、钓兰、树蕉瓜、浙鹤兰、兰草、倒吊兰、土洋参、八叶兰、丛毛吊兰。
来源：为百合科植物吊兰*Chlorophytum capense*(L.)Ktze.**的全草。**

【生境分布】生长于温暖、湿润、半阴的环境。各地广泛栽培。

【采收加工】全年均可采收，洗净，多鲜用。

【性味功用】辛、甘、酸，凉。归肺、心、肝经。清热宣肺，凉血止血，消肿止痛。主治痰热咳嗽，跌打损伤，骨折，痈肿，痔疮，烧伤。内服：煎汤，9～15克，鲜品30～45克；或研末。外用：捣敷或捣汁滴耳。

【精选验方】①蚊子叮咬：吊兰的叶片放在手中轻微揉搓，使其汁液外渗，敷在蚊子叮咬处，可消除肿包且能止痒护肤。②吐血：吊兰、野马蹄草各15克，水煎服。③跌打损伤：吊兰全草研末，每次9克，泡酒温服。④跌打肿痛：吊兰叶捣烂，用酒炒后热敷患处。⑤肺热咳嗽：吊兰根15克，冰糖30克，水煎服。

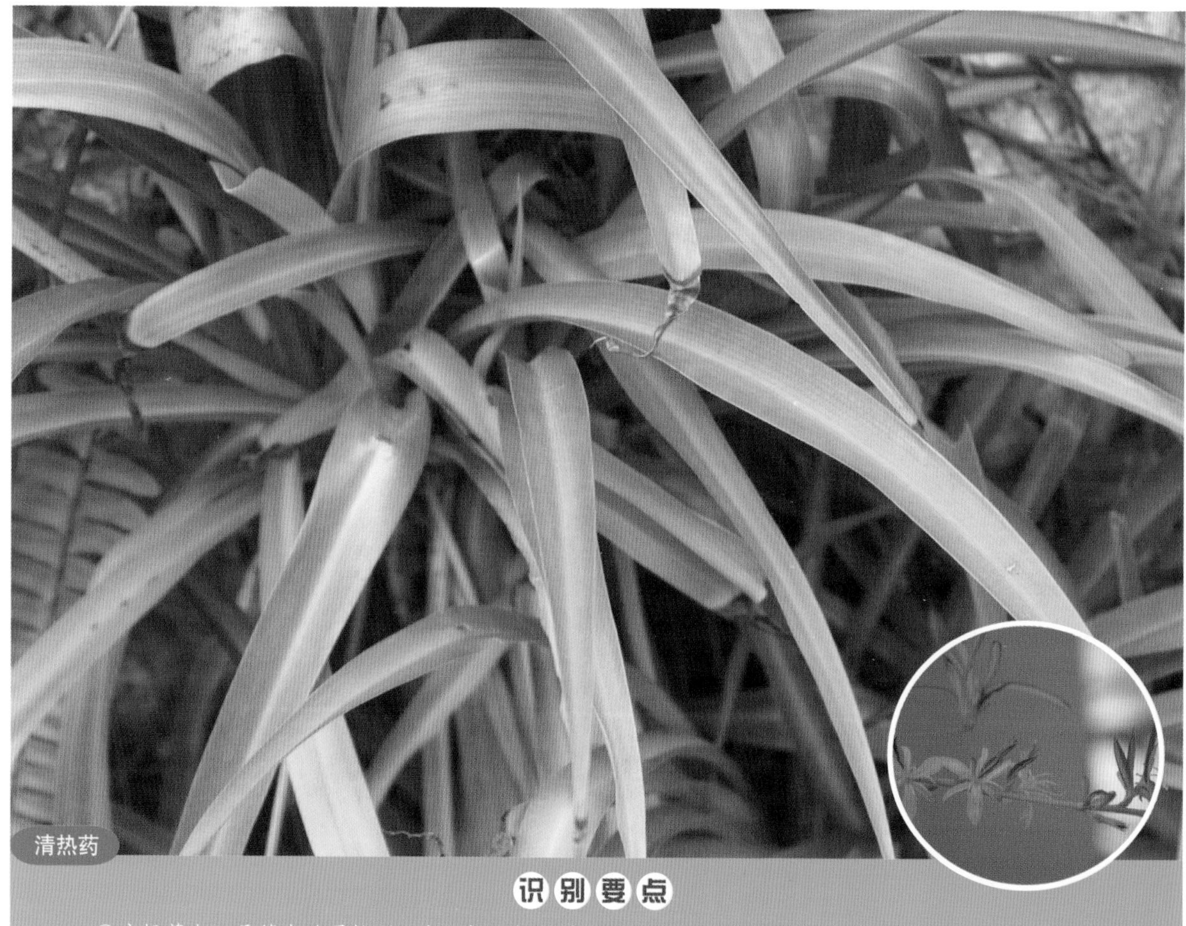

识别要点

①宿根草本，具簇生的圆柱形肥大须根和根状茎。②叶自根际丛生，多数；叶细长而尖，绿色或有黄色条纹，条形至条状披针形，向两端稍变狭。③总状花序单一或分枝，花白色，数朵一簇，疏离地散生在花序轴。

鬼灯笼

别名： 虎灯笼、白灯笼、苦灯笼、红灯笼、红羊精、苦丁茶、鬼点火。
来源： 为马鞭草科植物灯笼草*Clerodendron fortunatum* L.的全株。

【生境分布】 生长于海拔1000米以下的山坡、丘陵、村旁、路边及旷野。主产于江西南部和福建、广东、广西等地。

【采收加工】 夏、秋采收茎、叶，洗净、切段，晒干或鲜用；秋季采根。

【性味功用】 苦，寒。归心、肺经。清热，解毒，凉血，消肿。主治感冒发热，咳嗽，咽痛，衄血，赤痢，疮疥，淋巴结炎，疝气，跌打肿痛。内服：煎汤，10～15克。外用：煎水洗或捣敷。

【精选验方】 ①跌打红肿：鬼灯笼根皮适量，浸酒外搽。②疝气：鬼灯笼根皮15克，猪肉皮120克，水煎服。③崩漏、赤白带、子宫炎：鬼灯笼子、软枝杜笔各15克，水煎服。④腹中结块（按之坚痛）：鬼灯笼根皮适量，捣敷。

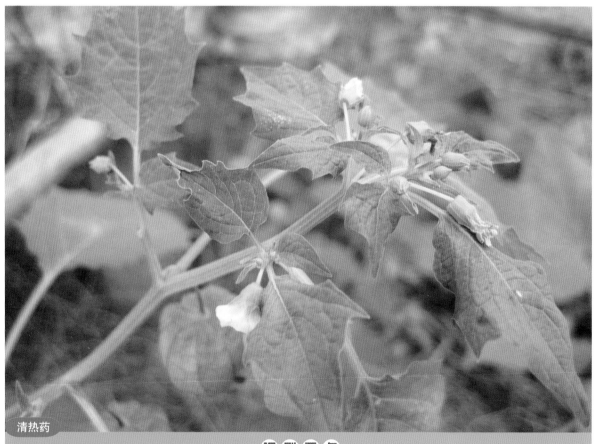

清热药

识别要点

①幼枝被黄褐色小柔毛。②叶对生，纸质，矩圆形至狭矩圆状披针形，边全缘或略作波浪形，近秃净，背脉明显。③聚伞花序腋生，密被黑褐色小毛；萼蓝紫色，有白色腺点，裂片阔卵形而尖，花冠近白色。④核果球形，包藏于萼内。

佛甲草

别名：火烧草、半支连、火焰草、铁指甲、佛指甲、狗牙半支。
来源：为景天科植物佛甲草*Sedum lineare* Thunb.的全草。

【生境分布】生长于低山阴湿处或山坡、山谷岩石缝中。主产于中南及陕西、甘肃、江苏、安徽、浙江、江西、福建、台湾、四川、重庆、贵州、云南等地。

【采收加工】夏、秋两季拔出全株，洗净，放开水中烫一下，捞起，晒干或炕干。

【性味功用】甘、淡，寒。归心、肺、肝、脾经。清热解毒，利湿，止血。主治咽喉肿痛，目赤肿毒，热毒痈肿，疔疮，丹毒，缠腰火丹，烫火伤，毒蛇咬伤，黄疸，湿热泻痢，便血，崩漏，外伤出血，扁平疣。内服：煎汤，9～15克；或捣汁。外用：鲜品捣敷；或捣汁含漱、点眼。

【精选验方】①喉火：佛甲草15克，捣烂，加蛋清冲开水服。②咽喉肿痛：鲜佛甲草30克，捣绞汁，加米醋少许，开水一大杯冲漱喉，日数次。③牙疼：佛甲草煅末，擦之。④乳腺炎红肿：佛甲草、蒲公英、金银花各适量，加甜酒捣烂外敷。⑤无名肿毒：佛甲草加盐捣烂，敷患处。⑥目赤肿痛：鲜佛甲草捣汁，加人乳点眼。⑦汤烫火烧：佛甲草晒干，研细末，每用少许，冷水调敷患处。

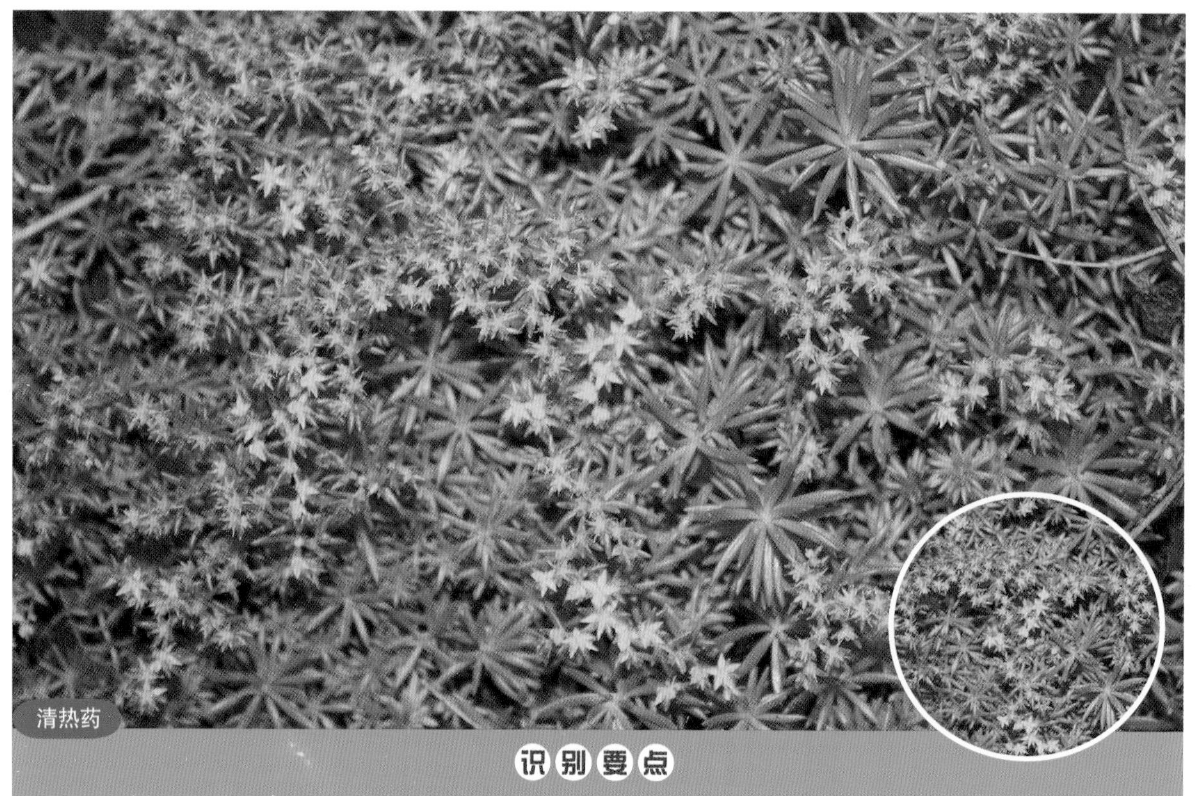

清热药

识别要点

①茎纤细倾卧，着地部分节节生根。②叶3～4片轮生，线形至倒披针形，先端钝尖。③聚伞花序顶生，花黄色，细小；萼片5，线状披针形；花瓣矩圆形，先端短尖，基部渐狭。

蟛蜞菊

别名：路边菊、马兰草、黄花龙舌草、黄花曲草、龙舌草。
来源：为菊科蟛蜞菊属植物蟛蜞菊*Wedelia chinensis* (Osb.)Merr. 的全草。

【生境分布】多生长于沿海地区的水沟边或湿地上。主产于广东、广西、福建等地。

【采收加工】夏秋采收，洗净，鲜用或晒干。

【性味功用】甘、微酸，凉。清热解毒，化痰止咳，凉血平肝。主治麻疹，感冒发热，白喉，咽喉炎，扁桃体炎，支气管炎，肺炎，百日咳，咯血，高血压。外用治疗疮疖肿。内服：煎汤，15～30克。外用：捣敷；或捣汁含漱。

【精选验方】①痢疾：蟛蜞菊30克，鹅掌金星、金锦香各15克，水煎服。②肺炎：蟛蜞菊、爵床各30克，败酱草、火炭母草各60克，水煎服。③牙龈红肿疼痛，发热，口渴：蟛蜞菊30克，栀子根6克，水煎服。④咳嗽：蟛蜞菊30克，半边莲、匍伏蔓各15克，水煎，冲白糖服。⑤咳血：鲜蟛蜞菊60克，鲜积雪草、鲜一点红各30克，捣烂绞汁冲蜜服。⑥风湿性关节炎：蟛蜞菊、海金沙、薏苡仁根各30克，炖豆腐服。⑦疖疮、腮腺炎：鲜蟛蜞菊捣烂外敷。⑧小儿感冒发热：蟛蜞菊鲜草加菁芳草捣汁调蜜服。

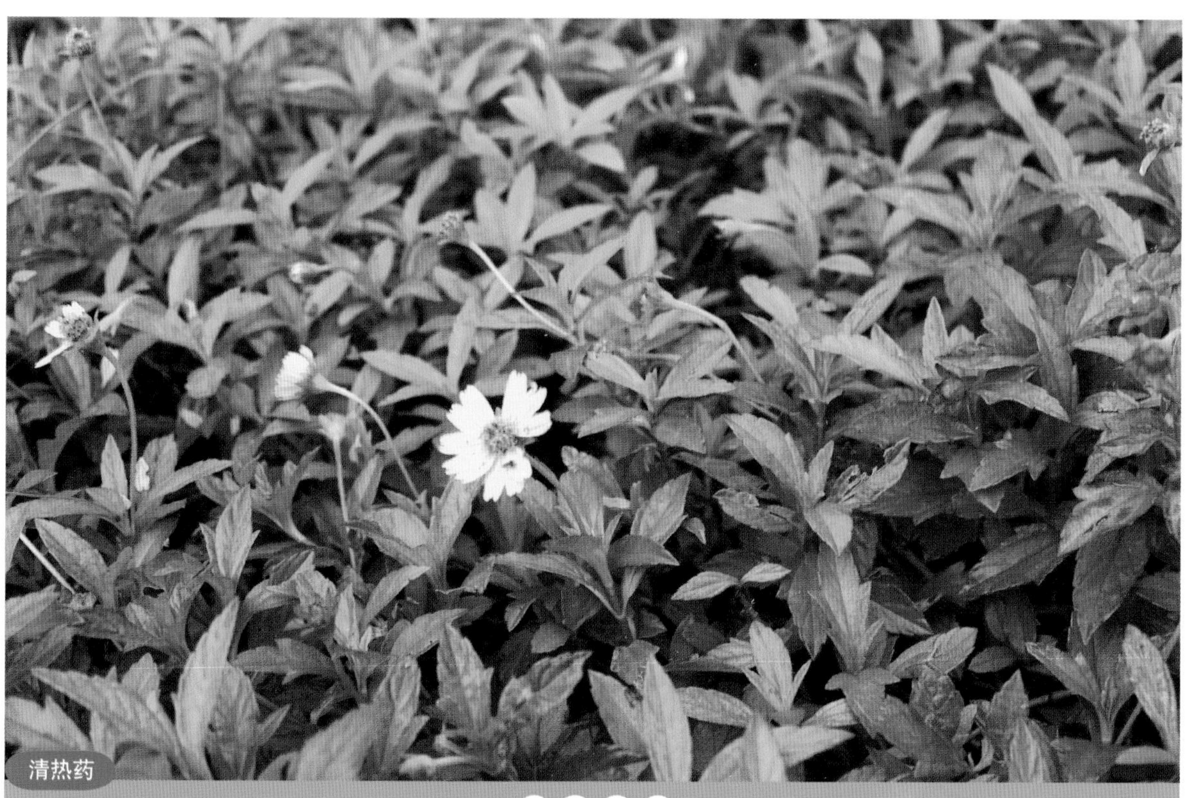

清热药

识别要点

①茎匍匐，上部近直立，基部各节生不定根，分枝。②叶对生，矩圆状披针形，边近全缘或有锯齿。③头状花序，腋生或顶生，总苞片2列，披针形或矩圆形，内列较小；花托扁平；边缘舌状花1列，黄色，中央管状花，先端5裂齿。

铁苋菜

别名：血见愁、海蚌念珠、叶里藏珠。
来源：为大戟科植物铁苋菜*Acalypha australis* L. **的地上部分。**

【生境分布】生长于山坡、沟边、路旁、田野。全国广泛分布，长江流域尤多。

【采收加工】夏、秋季采割，除去杂质，晒干。

【性味功用】苦、涩，凉。清热解毒，利湿，收敛止血。主治肠炎，痢疾，吐血，衄血，便血，尿血，崩漏，痈疖疮疡，皮肤湿疹。内服：煎汤，25～50克。外用：鲜品捣烂敷患处。

【精选验方】①肠炎腹泻：铁苋菜10～15克，水100～150毫升，煎服，每日3～5次。②月经不调：鲜铁苋菜60克，水煎服。③崩漏：铁苋菜、蒲黄炭各9克，藕节炭15克，水煎服。④吐血、衄血：铁苋菜、白茅根各30克，水煎服。⑤尿血：鲜铁苋菜30克，蒲黄炭、小蓟、木通各9克，水煎服。⑥疮痈肿毒、蛇虫咬伤：鲜铁苋菜适量，捣烂外敷。

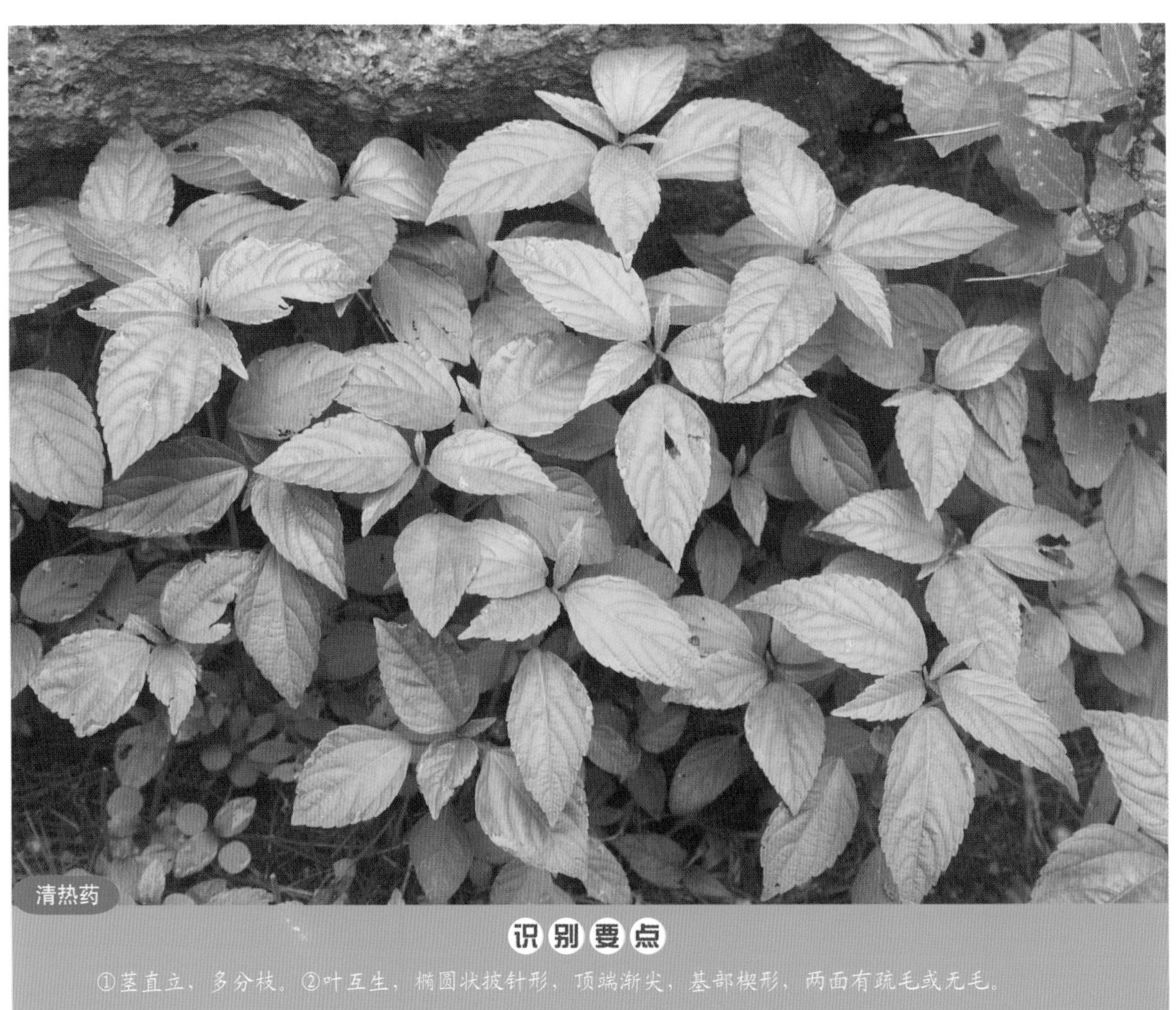

识别要点

①茎直立，多分枝。②叶互生，椭圆状披针形，顶端渐尖，基部楔形，两面有疏毛或无毛。

风尾草

别名：凤凰草、凤尾蕨、石长生、井边茜、旋鸡头、百脚草、龙须草、金鸡尾。
来源：为凤尾蕨科多年生草本植物凤尾草*Pteris multifida* Poir**的全草或根。**

【生境分布】生长于半阴湿的岩石及墙角石隙中。主产于云南、四川、重庆、广东、广西、湖南、江西、浙江、安徽、江苏、福建、台湾等地。

【采收加工】全年可采。拣去杂质，切段，晒干。

【性味功用】淡、微苦，寒。归大肠、心、肝经。清热利湿，凉血止血，消肿解毒。主治黄疸型肝炎，肠炎，菌痢，带下，吐血，衄血，便血，尿血，扁桃体炎，腮腺炎，痈肿疮毒，湿疹。内服：煎汤，9～15克，鲜品30～60克；或捣汁。外用：捣敷。

【精选验方】①急性胃肠炎：凤尾草15克，龙牙草12克，水煎服，每日1剂。②急、慢性肝炎：凤尾草、滑石、土茯苓、茵陈各12克，柴胡、竹叶、黄芩各10克，草河车、寒水石、生石膏、双花各6克，水煎取药汁，每日1剂，分2次服用。③秃发：凤尾草根，浸油涂头。④烫火伤：凤尾草焙干研末，麻油调敷。⑤荨麻疹：凤尾草适量，盐少许，水煎洗。⑥面神经麻痹：凤尾草9克，水煎服。

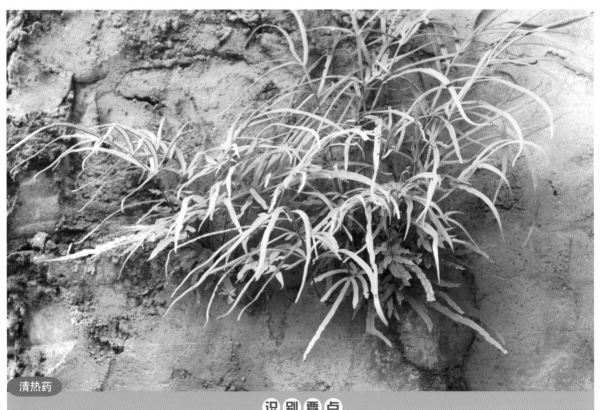

识别要点

①地下茎粗壮，密被线状披针形的黑褐色鳞片。②叶丛生，灰棕色或禾秆色，无毛；生孢子囊的孢子叶2回羽状分裂，中轴具宽翅，羽片3～7对，对生或近对生；不生孢子囊的营养叶叶片较小，2回小羽片较宽，线形或卵圆形，边缘均有锯齿。

野牡丹

别名：罐罐草、毛足杆、倒罐草、炸腰果、红暴牙狼。
来源：为野牡丹科野牡丹属植物野牡丹*Melastoma candidum* D. Don的根、叶。

【生境分布】生长于山坡、旷野。主产于浙江、广东、广西、福建、四川、重庆、贵州等地。

【采收加工】秋季挖根，洗净切片晒干。夏秋采叶，鲜用或晒干研粉。

【性味功用】酸、涩，凉。归脾、胃、肺、肝经。活血消肿，清热解毒。主治跌打损伤，痈肿疔毒，乳汁不足。内服：煎汤，9～15克，鲜品20～60克；或研末，或泡酒，或绞汁。外用：适量，捣敷；研末调敷煎汤洗或口嚼。

【精选验方】①跌打损伤：鲜野牡丹30克，金樱子根15克，和猪瘦肉酌加红酒炖服。②膝盖肿痛：鲜野牡丹24克，忍冬藤9克，水煎服，每日2次。③痈肿：鲜野牡丹叶30～60克，水煎服，渣捣烂外敷。④耳痛：鲜野牡丹30克，猪耳1只，水煎服。⑤乳汁不通：鲜野牡丹30克，猪瘦肉120克，酌加酒水炖服。

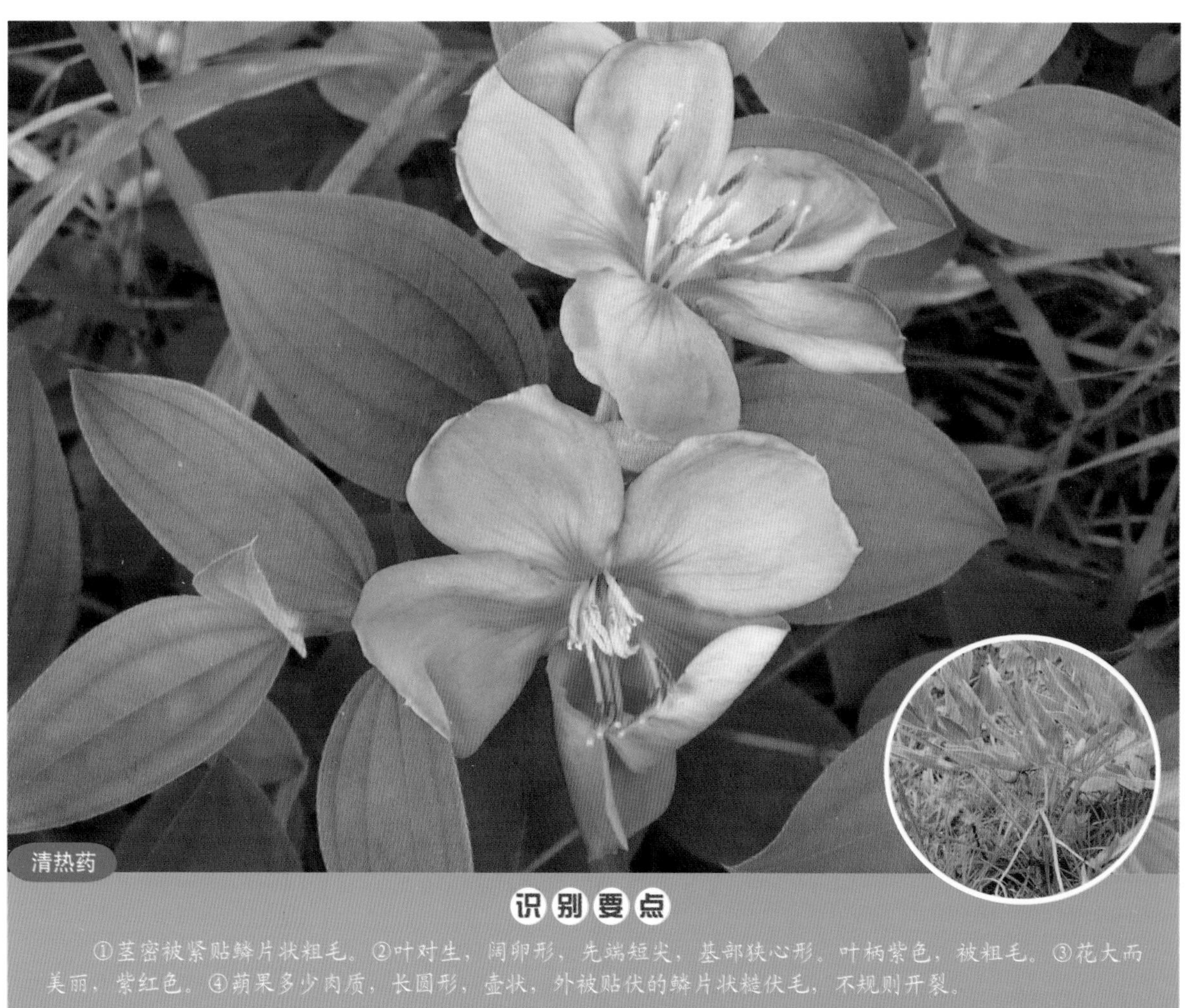

识别要点

①茎密被紧贴鳞片状粗毛。②叶对生，阔卵形，先端短尖，基部狭心形。叶柄紫色，被粗毛。③花大而美丽，紫红色。④蒴果多少肉质，长圆形，壶状，外被贴伏的鳞片状糙伏毛，不规则开裂。

水杨梅

别名：水石榴、小叶团花、白消木、鱼串鳃。
来源：为茜草科水杨梅属植物水杨梅*Adina rubella* Hance的根、茎皮、叶、花及果实。

【生境分布】生长于溪边、河边、沙滩等湿润的地方。主产于江苏、浙江、江西、湖南、四川、重庆、福建、广东、广西等地。

【采收加工】6～8月采花；9～11月采果实；根、茎皮全年可采；夏、秋采叶，晒干或鲜用。

【性味功用】苦、涩，凉。清热解毒，散瘀止痛。根主治感冒发热，腮腺炎，咽喉肿痛，风湿疼痛。花、果主治细菌性痢疾，急性胃肠炎，阴道滴虫病。叶、茎皮：主治跌打损伤，骨折，疖肿，创伤出血，皮肤湿疹。内服：煎汤，15～30克。外用：捣敷或煎水洗。

【精选验方】①菌痢、肠炎：水杨梅全草30克，水煎，当茶饮。②风火牙痛：水杨梅叶适量，盐少许，共捣烂，塞虫牙孔内。③皮肤湿疹：水杨梅全草、三角泡、蚂蚱勒、苦地胆各适量，水煎洗患处。④外伤出血：鲜水杨梅叶或花，捣烂外敷。⑤头晕疼痛：鲜水杨梅、仙桃草各50克， 研末，肉汤或油汤送下，每服15克。⑥小儿惊风：水杨梅根，煎水服。

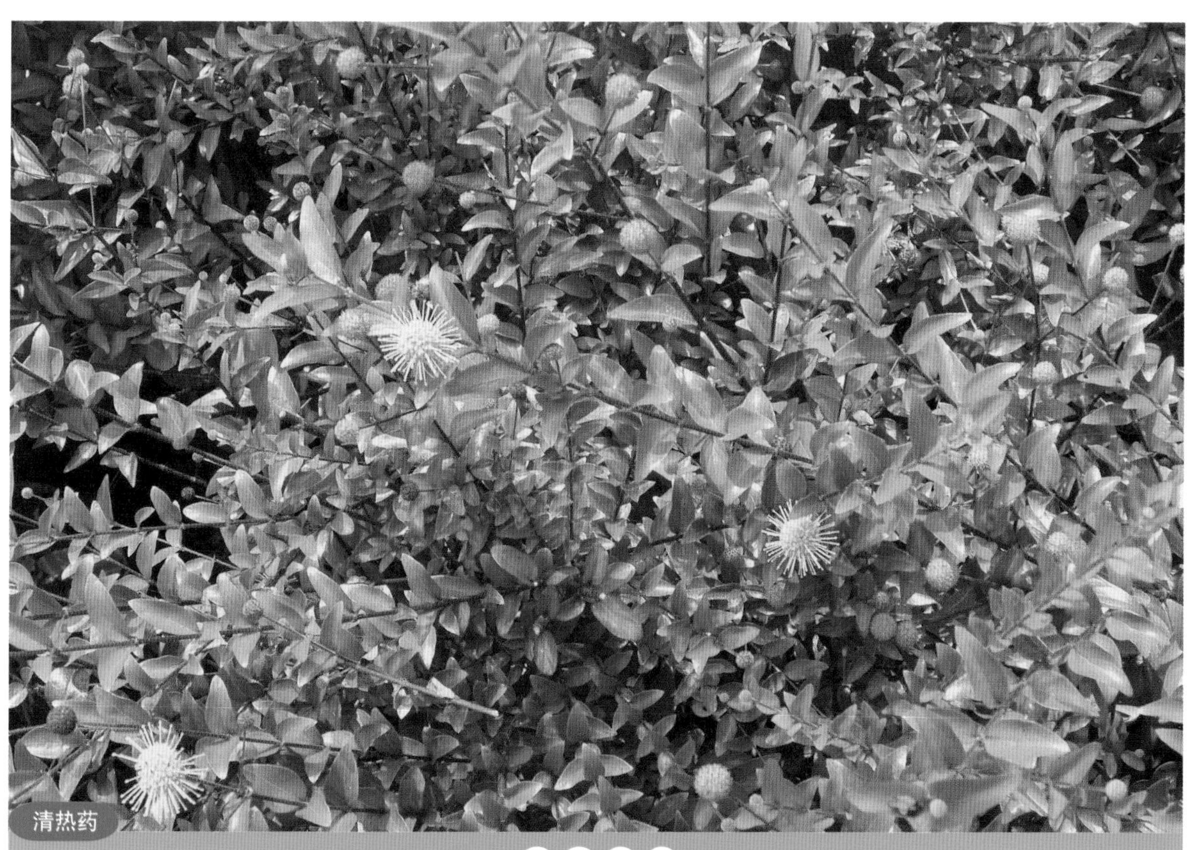

清热药

识别要点

①枝细长，具赤褐色微毛，老枝无毛。②叶对生，纸质，卵状披针形或卵状椭圆形，先端渐尖，基部阔楔形，全缘，上面无毛，下面侧脉稍有白色柔毛。③头状花序单一，腋生或顶生；花冠管状，紫红色。④蒴果长卵状楔形，室间开裂。

翻白草

别名：鸡腿儿、山萝卜、天藕儿、鸡脚草、白头翁、老鸦爪、茯苓草、黄花地丁。
来源：为蔷薇科委陵菜属植物翻白草*Potentilla discolor* Bunge的全草或根。

【生境分布】生长于山坡、路旁、草地。主产于河北、安徽等地。

【采收加工】夏、秋采收。未开花前连根挖取，除净泥土，晒干。

【性味功用】苦、甘，平。归肝、大肠经。清热解毒，消肿止血。主治痢疾，疟疾，肺脓肿，咳血，吐血，便血，崩漏，痈肿，疔疮，瘰疬。内服：煎汤，根9～15克，全草15～30克。外用：捣敷；或水煎洗。

【精选验方】①皮肤或下肢溃疡：翻白草60克，苦参30克，煎汤熏洗患处，每日1次。②吐血、咳血、衄血、便血等血热出血者：翻白草15克，阿胶9克，水煎服。③热毒疖肿、淋巴结炎、疥疮、湿疹：翻白草捣敷患处。④慢性鼻炎、咽炎、口疮：翻白草15克，紫花地丁12克，水煎服。

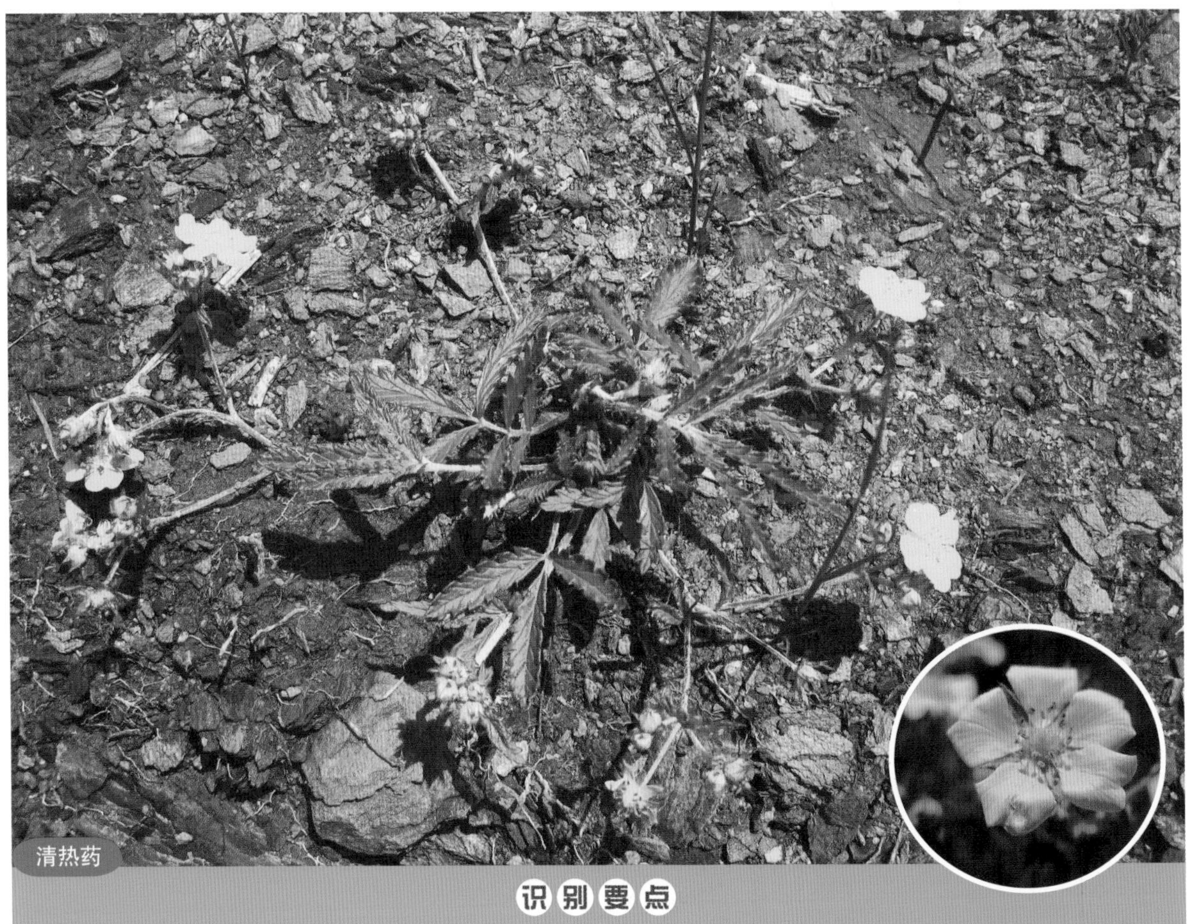

清热药

识别要点

①茎上升向外倾斜，多分枝，表面具白色卷绒毛。②基生叶丛生，单数羽状复叶，小叶5～9；茎生叶小，为3出复叶，小叶长椭圆形或狭长椭圆形，边缘具锯齿。③花黄色，聚伞状排列；萼绿色，宿存，5裂，裂片卵状三角形，副萼线形，内面光滑，外面均被白色绵毛；花瓣5，倒心形。

茶叶

别名：槚、茶、苦荼、苦搽、腊茶、茶芽、芽茶、酪奴。
来源：为山茶科植物茶*Camellia sinensis*(L.)Kuntze的嫩叶或叶芽。

【生境分布】原产我国南部山地。现福建、江苏、安徽、浙江、江西、湖北、四川、重庆、贵州、云南、陕西等地均有栽培。

【采收加工】4～5月于种植3年以上的茶树上采摘新芽上的嫩叶，炒焙，搓揉至干。

【性味功用】苦、甘，凉。归心、肺、胃、肝、脾、肾经。清热，除烦渴，消食，化痰，利尿，解毒。主治头痛，目昏，目赤，多睡善寐，感冒，心烦口渴，食积，口臭，痰喘，癫痫，小便不利，泻痢，喉肿，疮疡疖疡，水火烫伤。内服：煎汤，3～10克；或入丸、散，沸泡。外用：研末调敷，或鲜品捣敷。

【精选验方】①风热头痛：茶叶10克，川芎5克，水一盅，煎五分，食前热服。②皮肤溃疡：茶叶、艾叶、女贞子叶、皂角各15克，水煎外洗或湿敷患部，每日3次。③疟疾：茶叶3克，鲜地骨皮30克，水煎后于发作前2～3小时顿服。④食积、消化不良：茶叶、大黄各 2 克，莱菔子、山楂各15克，麦芽10克，全置杯中，开水冲泡，每日 1 剂，随时饮用。

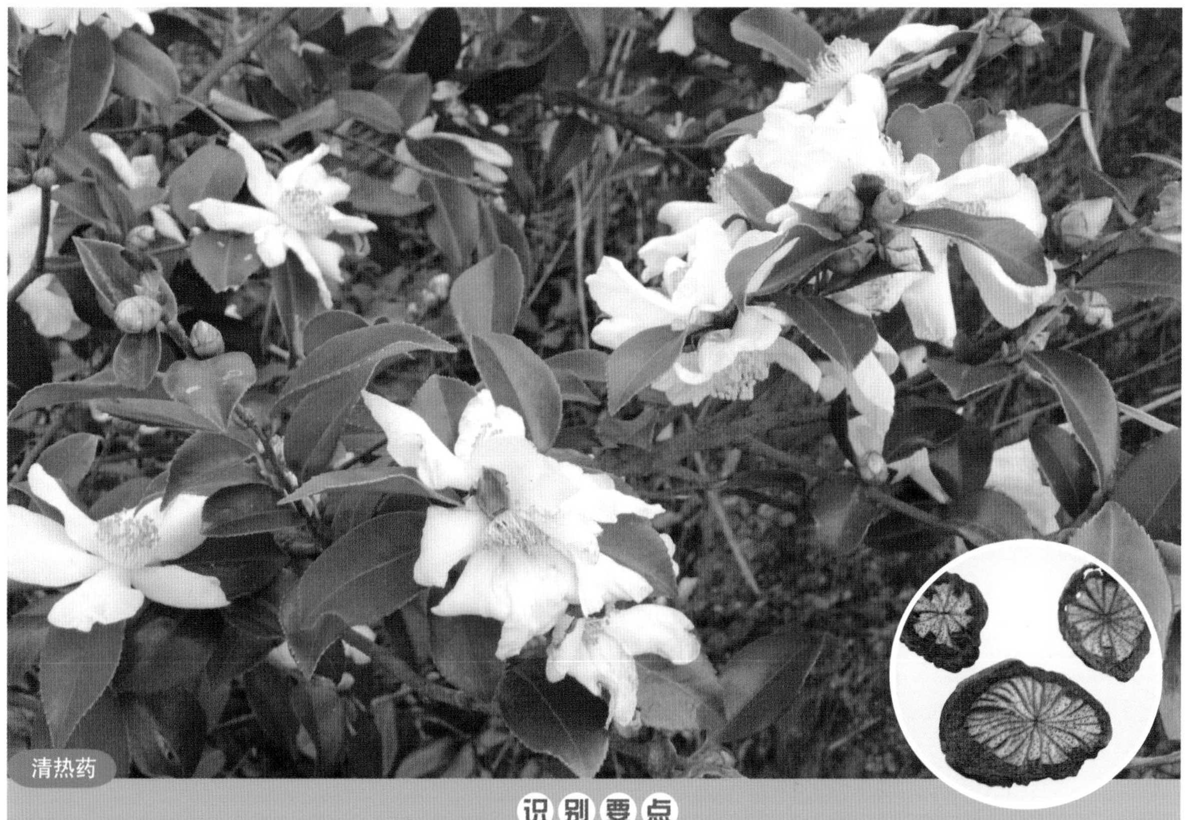

清热药

识别要点

①多分枝，嫩枝有细毛，老则脱落。②单叶互生，长椭圆形或椭圆状披针形，或倒卵状披针形，先端渐尖，有时稍钝，基部楔形，边缘有锯齿，上面深绿色，有光泽，下面淡绿色。

扭肚藤

别名：白花茶、假素馨、猪肚勒、青藤子花。
来源：为木犀科茉莉花属植物扭肚藤*Jasminum amplexicaule* Buch.-Ham.**的茎和叶。**

【生境分布】生长于灌木丛、混交林及沙地。主产于广东、海南、广西、云南等地。

【采收加工】全年可采，洗净切段，晒干。

【性味功用】微苦，凉。清热，利湿，解毒。主治湿热泻痢，腹痛里急后重，风湿热痹，四肢肿痛，疮疥。内服：煎汤，15～30克。外用：煎水洗、研末撒；或捣敷。

【精选验方】①四肢麻痹肿痛：扭肚藤适量，与猪蹄煎汤服。②鼠疬：扭肚藤叶、老鼠柏，二味共炖酒内服，其渣外敷。③乳疮：扭肚藤30克，赶狗章6克，水煎服。④流血不止：扭肚藤晒干研末密封，适量内服或外用。⑤胃肠炎、消化不良：扭肚藤、火炭母、石榴皮各15克，水煎服。

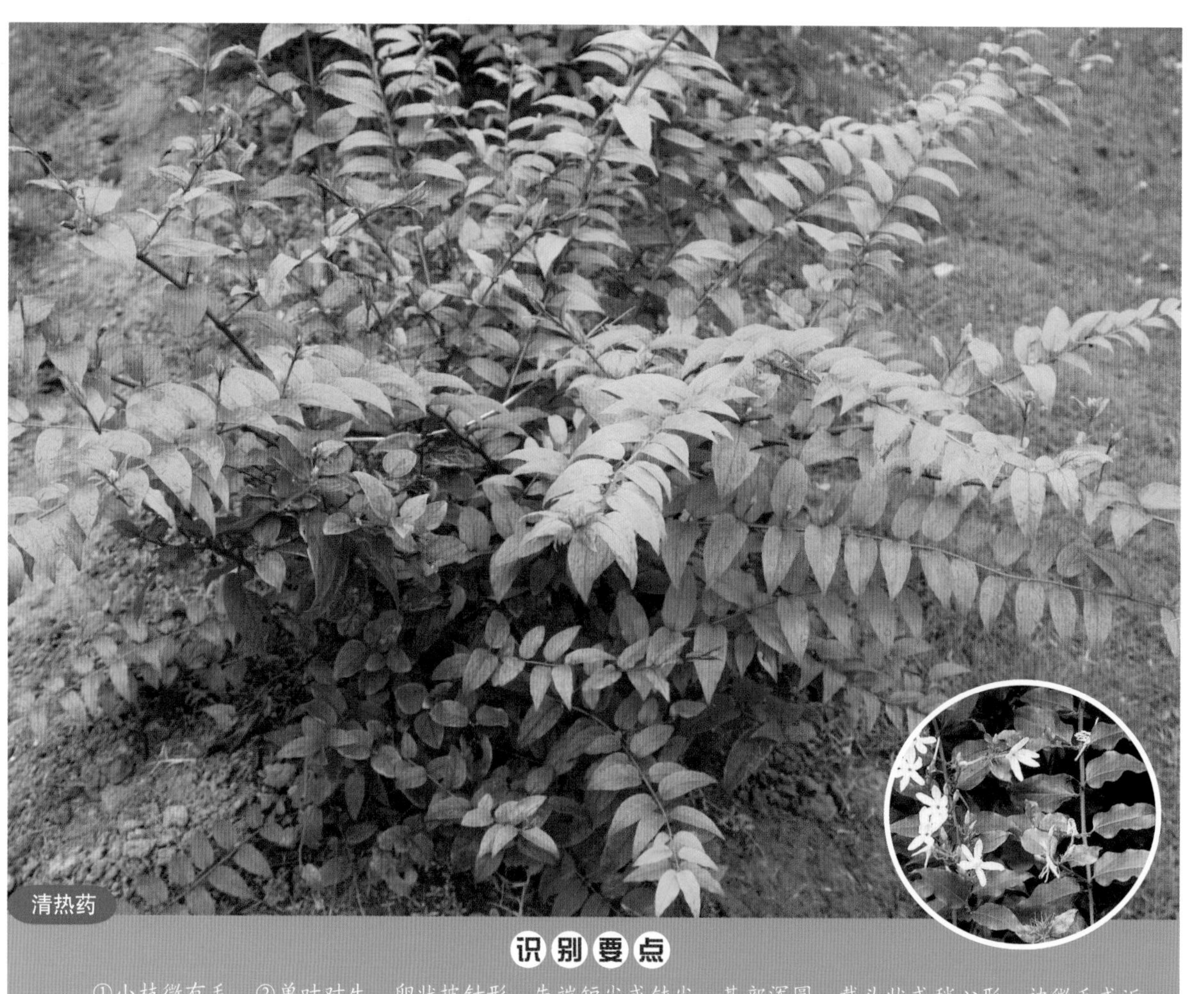

清热药

识别要点

①小枝微有毛。②单叶对生，卵状披针形，先端短尖或钝尖，基部浑圆、截头状或稍心形，被微毛或近秃净或沿背脉上有柔毛，具短柄。③聚伞花序稠密，常生长于侧枝之顶，花冠白色，芳香，高脚碟状。

木棉花

别名：木棉、琼枝、斑枝花。
来源：为木棉科植物木棉*Bombax malabaricum* DC. [Gossampinus malabarica (DC)Merr.]的花。

【生境分布】生长于海拔1400～1700米以下的干热河谷、稀树草原、雨林沟谷、低山，次生林中及村边、路旁。主产于广东、广西、福建、台湾、云南等地。

【采收加工】春季采收盛开花朵，晒干或烘干。

【性味功用】甘、淡，凉。归脾、肝、大肠经。清热，利湿，解毒，止血。主治泄泻，痢疾，血崩，疮毒，金创出血。内服：煎汤，9～15克，或研末服。

【精选验方】①痢疾：木棉花、金银花、凤尾草各15克，水煎服。②风湿性关节炎：木棉花根15～30克，水煎或浸酒服。③咳血、呕血：木棉花14朵，呕血加猪瘦肉，咳血加适量冰糖，同炖服。④阴囊奇痒：木棉茎皮煎汤洗患处。⑤跌打损伤：鲜木棉根皮浸酒外搽或捣烂外敷。

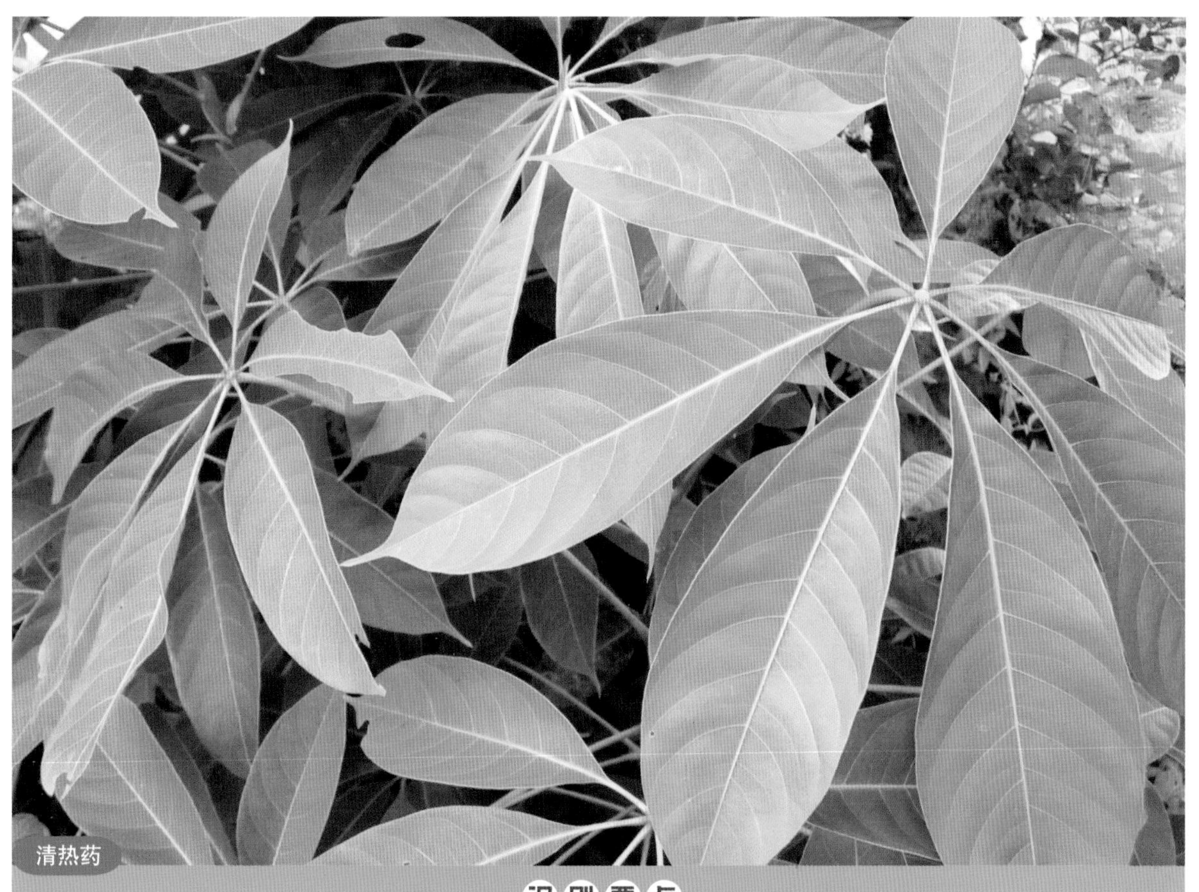

识别要点

①树皮深灰色，树干常有圆锥状的粗刺。②掌状复叶，小叶5～7枚，长圆形至长圆状披针形。③花生长于近枝顶叶腋，先叶开放，红色或橙红色，萼杯状，厚，3～5浅裂；花瓣肉质，倒卵状长圆形，两面被星状柔毛。

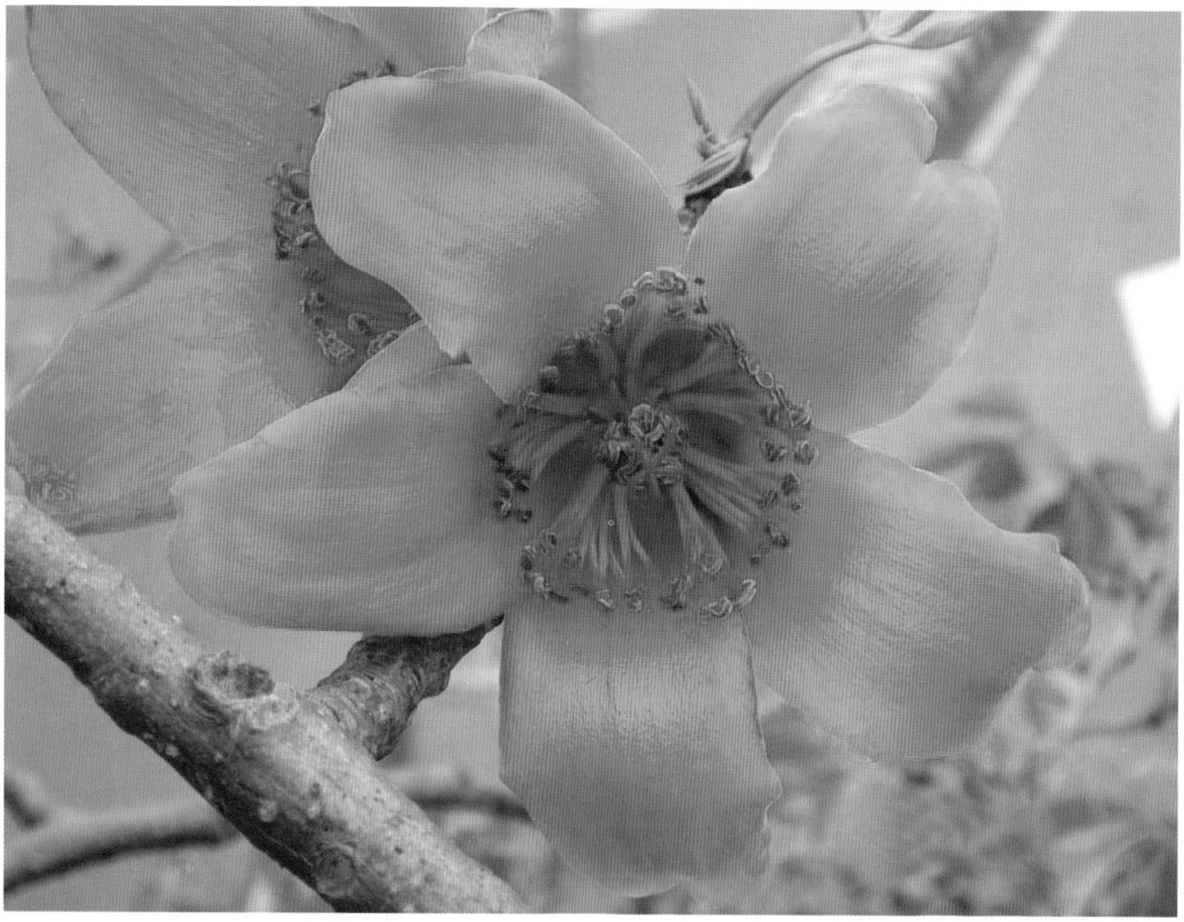

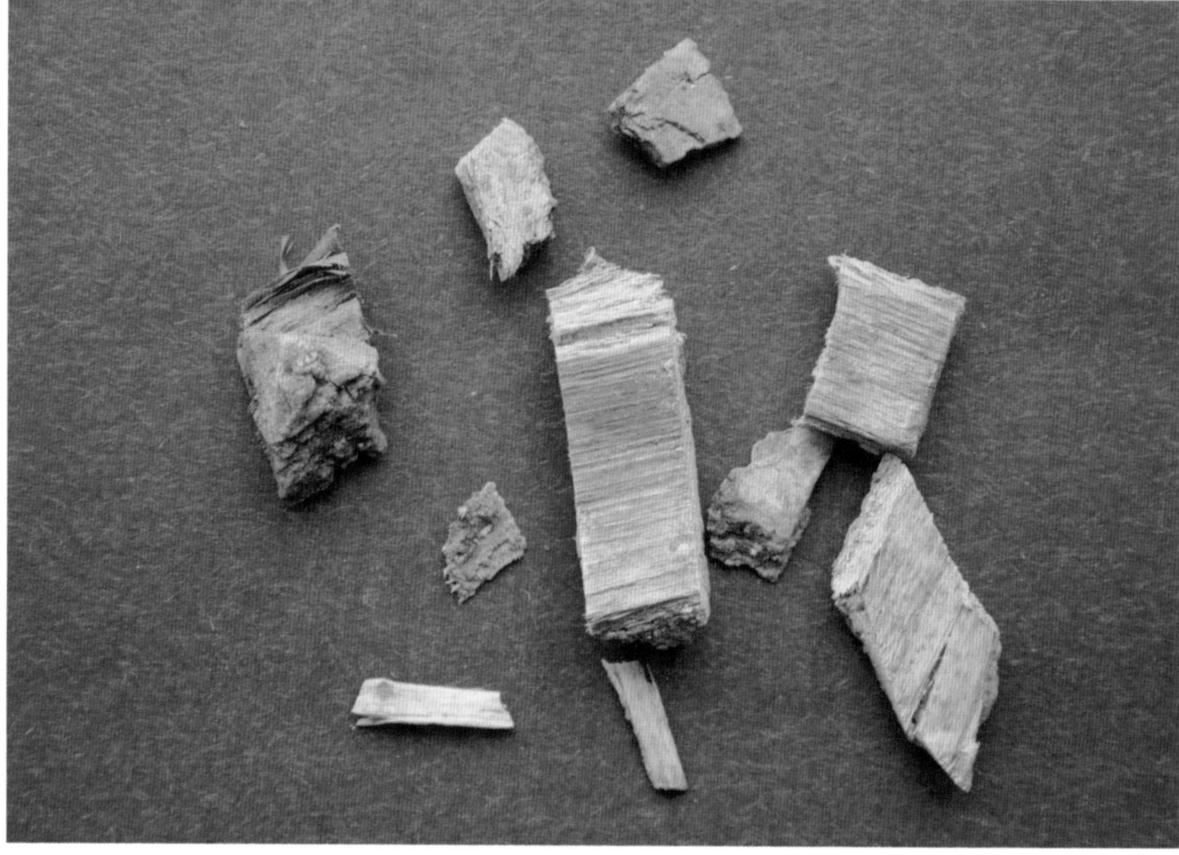

铁线草

别名：绊根草、蟋蟀草、动地虎、巴根草、草皮子。
来源：为禾本科狗牙根属植物狗牙根*Cynodon dactylon* (L.) Pers.的全草及根状茎。

【生境分布】生长于旷地、溪边和田野间，常用以铺建草坪和球场。主产于我国黄河以南各地。

【采收加工】夏秋采集，分别晒干。

【性味功用】苦、微甘，平。归肝经。清热祛风，活络，解热，止血，生肌。主治风湿痹痛拘挛，半身不遂，劳伤吐血，跌打，刀伤，臁疮。内服：煎汤，全草25～50克，根状茎50～100克；或泡酒服。外用：适量，鲜嫩叶捣烂敷患处。

【精选验方】①牙痛：铁线草、南竹根、沙参各90克，煮猪精肉吃。②吐泻：铁线草18克，水煎服。③水肿：铁线草、桐树白皮各12克，水煎服。④驱除蛔虫：鲜铁线草30～60克，水煎服。⑤臁疮长期不愈：铁线草、茅草嫩尖各15克，捣绒敷。

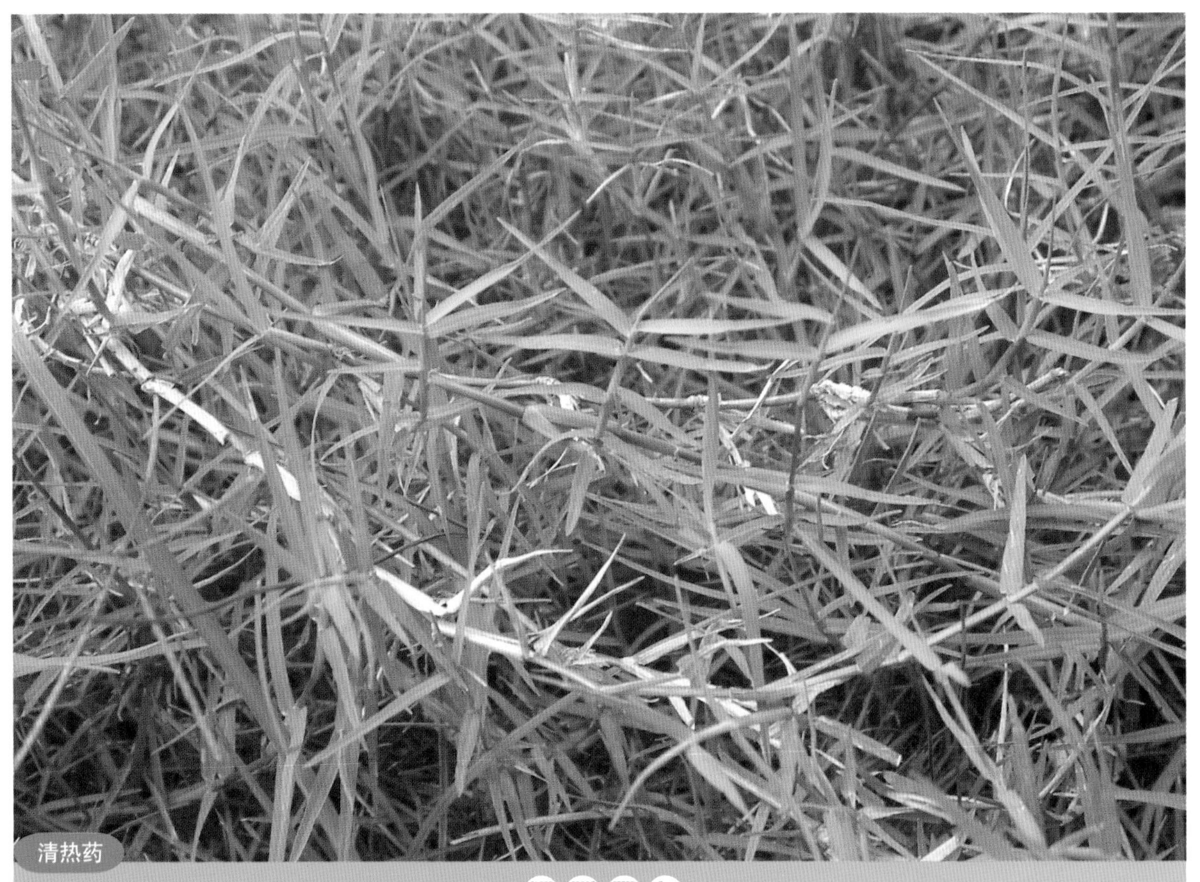

清热药

识别要点

①秆匍匐地面，长达1米。②叶鞘具膏，鞘口通常具柔毛；叶片线形，下部者因节间缩短似为对生。③穗状花序，3～6枚呈指状簇生于茎顶，小穗灰绿色或带紫色，花药黄色或紫色。

番木瓜

别名：番瓜、石瓜、乳瓜、奶匏、蓬生果、万寿果。
来源：为番木瓜科植物番木瓜*Carica papaya* L.的果实。

【生境分布】生长于村边、宅旁。福建、台湾、广东、海南、广西、云南等地有栽培。

【采收加工】全年可采，生食或熟食，或切片晒干。

【性味功用】甘，平。清热，消食下乳，除湿通络，解毒驱虫。主治消化不良，胃、十二指肠溃疡疼痛，乳汁稀少，风湿痹痛，肢体麻木，湿疹，烂疮，肠道寄生虫病。内服：煎汤，9～15克；或鲜品适量生食。外用：取汁涂；或研末撒。

【精选验方】①烂脚：番木瓜60克，土茬30克，猪脚1只，共煲服。②湿痹引起的肢体拘挛疼痛：番木瓜、牛膝、威灵仙各适量，水煎服。③驱除绦虫、蛔虫、鞭虫：干番木瓜（未成熟果实），研为细末，每次9克，早晨空腹时1次服用，温开水送下。④产后体虚、乳汁不足：猪蹄500克，加水适量，炖熟，再用鲜番木瓜250克，切块，放入汤中，共炖至猪蹄烂熟，一起服用。

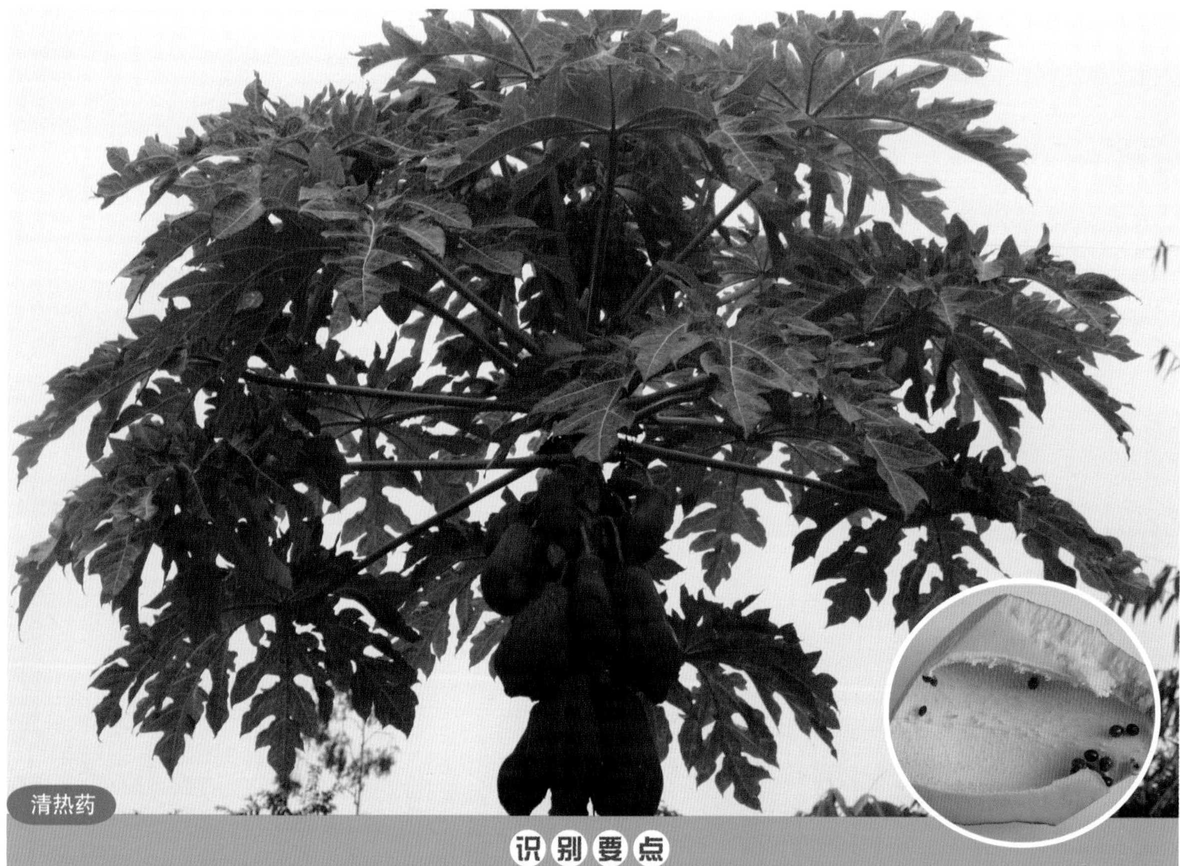

清热药

识别要点

①茎一般不分枝，具粗大的叶痕。②叶大，近圆形，掌状5～9深裂，裂片再为羽状分裂。③雄花排列于一长而重的圆锥花序上，聚生，黄色；雌花单生或数朵排成伞房花序，花瓣黄白色。④浆果长圆形，成熟时橙黄色，果肉厚，味香甜。

蔷薇根

别名：倒钩刺根、野蔷薇根。
来源：为蔷薇科植物野蔷薇*Rosa multiflora* Thunb.的根。

【生境分布】 生长于路旁、田边或丘陵地的灌木丛中。主产于山东、江苏、河南等地。

【采收加工】 秋季挖根，洗净，切片晒干备用。

【性味功用】 苦、涩，凉，无毒。归脾、胃、肾经。清热解毒，祛风除湿，活血调经，固精缩尿，消骨鲠。主治疮痈肿痛，烫伤，口疮，痔血，鼻衄，关节疼痛，月经不调，痛经，久痢不愈，遗尿，尿频，白带过多，子宫脱垂，骨鲠。内服：煎汤，10～15克；研末，1.5～3克；或鲜品捣，绞汁。外用：适量，研粉敷；或煎水含漱。

【精选验方】 ①关节炎，半身瘫痪，月经不调，小便失禁，白带，口腔糜烂：野蔷薇根15～30克，煎服。②小儿遗尿，老人尿频，妇女月经过多：鲜蔷薇根30克，炖瘦猪肉吃。③习惯性鼻出血：蔷薇根皮60克，炖母鸡服，每周1次，连服3周。④夏天热疖：鲜蔷薇根90克，煎水代茶饮。⑤烫伤（未破者）：野蔷薇根、斑鸠毛各等量，煨水洗伤处。⑥跌打劳伤：野蔷薇根30克，煨水成浓汁，对酒服。⑦吐血或痔疮出血：野蔷薇根30克，煨水服。

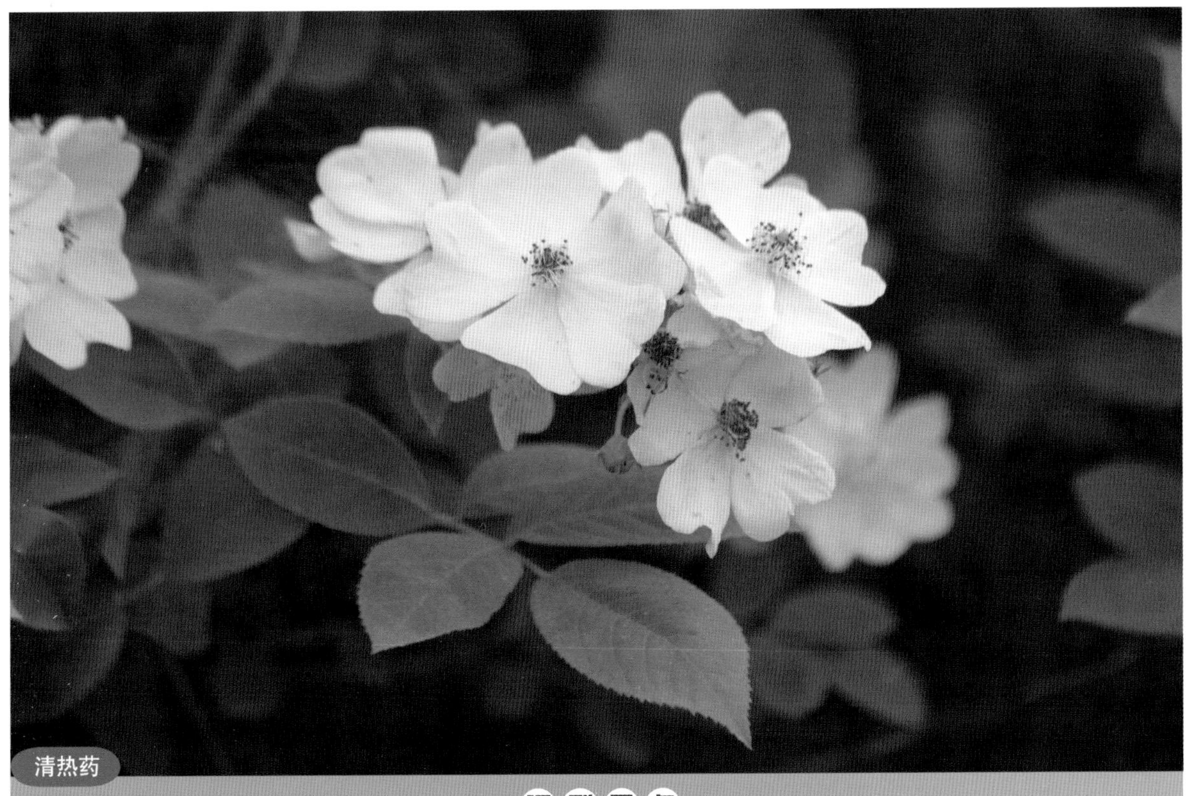

清热药

识别要点

①小枝有短、粗稍弯曲皮刺。②小叶5～9，近花序的小叶有时3，托叶篦齿状；小叶片倒卵形，长圆形或卵形，边缘有锯齿，上面无毛，下面有柔毛。③花多，朵簇排成圆锥状花序，萼片披针形，有时中部具2个线形裂片；花瓣白色，宽倒卵形，先端微凹，基部楔形。

蜈蚣草

别名：蜈蚣蕨、舒筋草、牛肋巴、长叶甘草蕨。
来源：为蕨类凤尾蕨科凤尾蕨属植物蜈蚣草*Pteris vittata* L.**的全草或根状茎。**

【生境分布】生长于海拔2000～3100米的空旷钙质土或石灰岩石上。主产于陕西、甘肃、河南、湖北、湖南、江西、浙江、福建、台湾、广东、广西、云南、贵州、四川、重庆等地。

【采收加工】全年可采，洗净，晒干。

【性味功用】淡、苦，凉。归肝、大肠、膀胱经。清热，祛风活血，解毒杀虫。主治流行性感冒，痢疾，风湿疼痛，跌打损伤。外用治蜈蚣咬伤，疥疮。内服：煎汤，6～12克。外用：捣敷；或煎水熏洗。注意：蜈蚣草含砷量较高，不可过量。

【精选验方】①感冒发热：蜈蚣草块茎8枚，水煎服。②驱除蛔虫：蜈蚣草根6～12克，煎服。

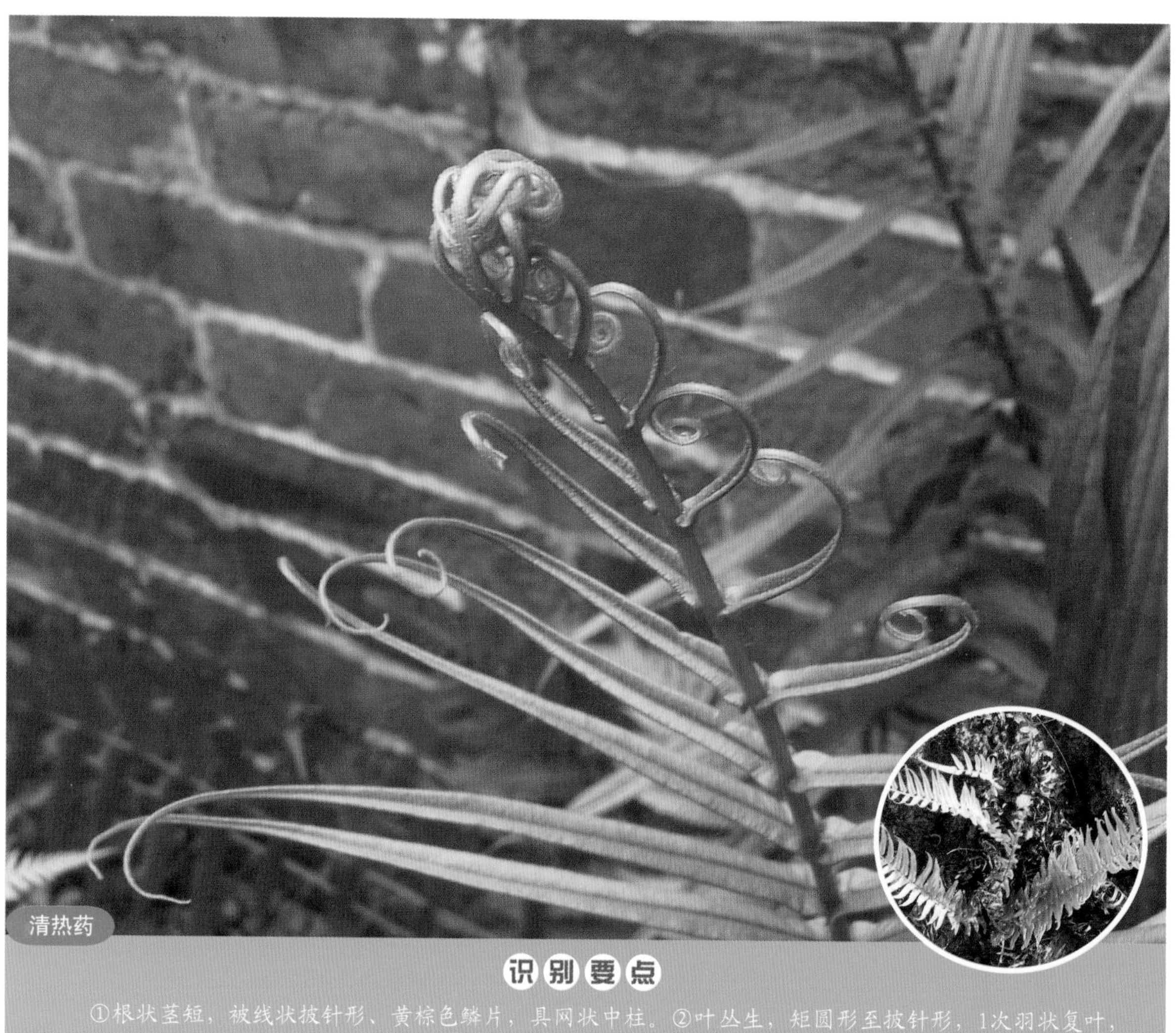

清热药

识别要点

①根状茎短，被线状披针形、黄棕色鳞片，具网状中柱。②叶丛生，矩圆形至披针形，1次羽状复叶，羽片线形。③孢子囊群线形，囊群盖狭线形，膜质，黄褐色。

丽春花

别名：赛牡丹、虞美人、锦被花、百般娇、蝴蝶满园春。
来源：为罂粟科植物丽春花*Papaver rhoeas* L.**的花或全草。**

【生境分布】原产于欧洲，我国有栽培。

【采收加工】4～6月，花开时采收，晒干。

【性味功用】苦，凉。归大肠经。清热，燥湿，止痢。主治感冒咳嗽、腹泻、痢疾。内服：煎汤，花1.5～3克，鲜草15～50克，或干草9～18克。

【精选验方】①赤白痢疾：丽春花3克，红、白鸡冠花各15克，石榴皮12克，水煎服。②感冒咳嗽：丽春花果6克，岗梅根15克，天冬、淡竹叶各10克，水煎服。③腹泻：丽春花全草10克，岗稔叶15克，算盘子叶30克，水煎服。④咳嗽：丽春花的花或果、陈皮各3克，榕树叶30克，水煎，冲糖服。

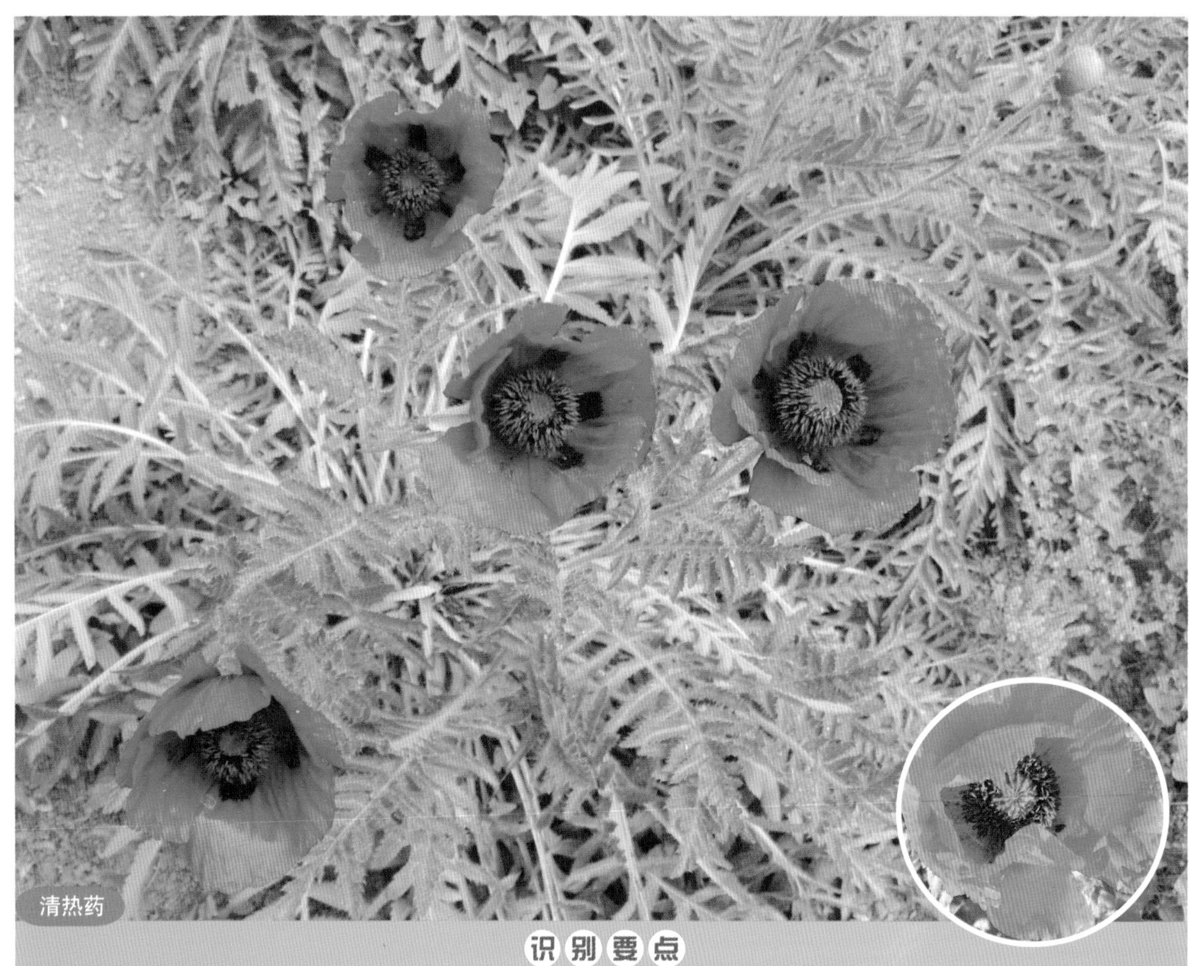

识别要点

①茎直立，疏分枝。②叶互生，羽状中裂或全裂，少有全缘，裂片线状披针形，锐尖头，边缘有齿牙。③花生长于枝的顶端，花瓣4，略成圆形或广圆形，有光泽，花色有赭红，深紫、猩红等，少有白色或淡红色。④蒴果长约1厘米以上。

吊竹梅

别名：水竹草、金瓢羹、白带草、吊竹菜、紫背金牛、血见愁、花蝴蝶。
来源：为鸭跖草科植物吊竹梅_Zebrina pendula_ Schnizl.**的全草。**

【生境分布】生长于山边、村边和沟旁以及路边较阴湿的草地上。主产于福建、浙江、广东、海南、广西等地。

【采收加工】全年均可采收，洗净，晒干或鲜用。

【性味功用】甘、寒，淡。归膀胱、肺、大肠经。清热利湿，凉血解毒。主治水肿，小便不利，尿路感染、痢疾，带下，咯血，目赤肿痛，咽喉肿痛，疮痈肿毒，烧烫伤，毒蛇咬伤。内服：煎汤，15～30克，鲜品60～90克；或捣汁。外用：捣敷。

【精选验方】①咳血：鲜吊竹梅60～90克，猪肺120克，酌加水煎成1碗，饭后服，每日2次。②尿路感染：鲜吊竹梅60～120克，酌加水煎成1碗，饭前服，每日2次。③白带：鲜吊竹梅60～120克，冰糖、淡菜各30克，酌加水煎成半碗，饭前服，每日2次。④慢性痢疾：吊竹梅150克，白米30克，同炒至半成炭为度，水煎，分3次服。⑤急性结膜炎：吊竹梅60克，野芥兰30克，共捣烂，外敷患眼。

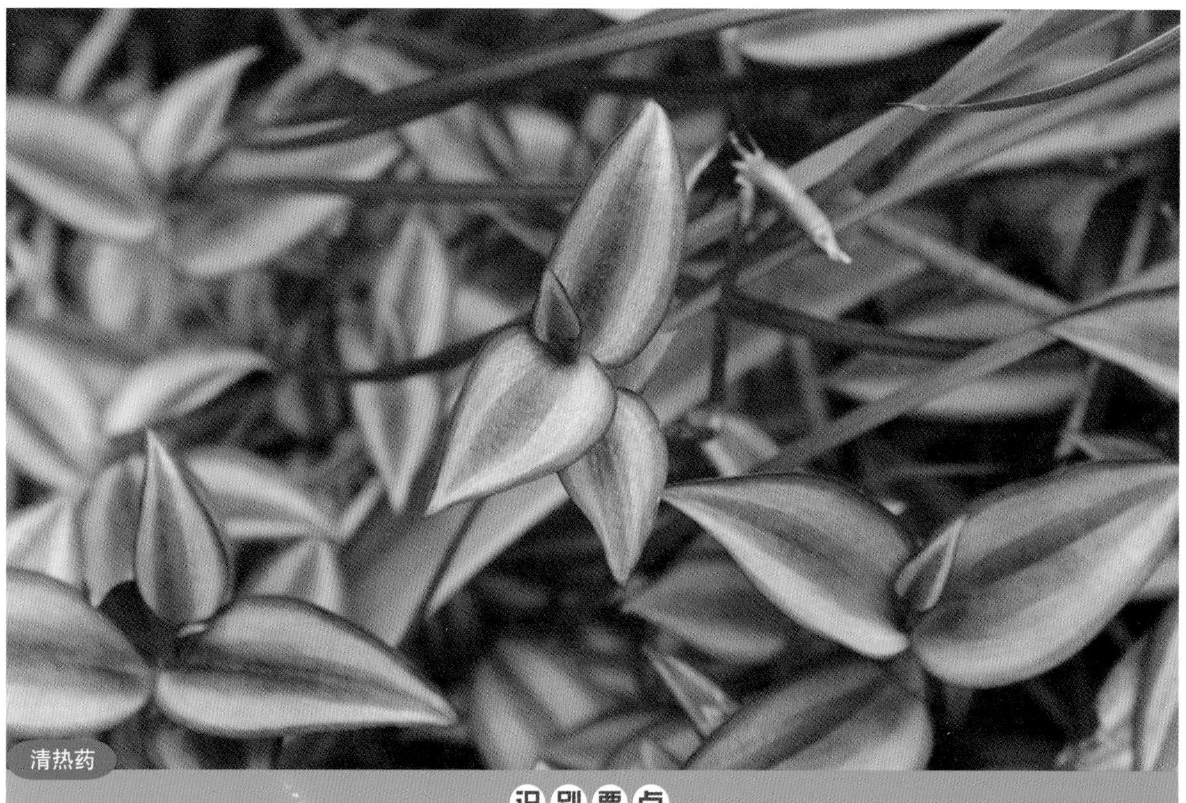

清热药

识别要点

①茎稍柔弱，半肉质，分枝，披散或悬垂，秃净或被疏毛。②叶椭圆状卵形至矩圆形，先端短尖，上面紫绿色而杂以银白色，中部边缘有紫色条纹，下面紫红色。③花团聚于一大一小的顶生的苞片状的叶内；花冠管白色，纤弱，裂片3，玫瑰色。

万寿菊

别名：蜂窝菊、金盏菊、臭菊花、臭芙蓉、芙蓉花。
来源：为菊科万寿菊属植物万寿菊*Tagetes erecta* L.**的花和根。**

【生境分布】生长于向阳温暖湿润环境。主产于全国各地（栽培）。

【采收加工】秋冬采花，鲜用或晒干用。

【性味功用】苦，凉。花清热解毒，化痰止咳；根解毒消肿。主治上呼吸道感染，百日咳，支气管炎，眼角膜炎，咽炎，口腔炎，牙痛。外用治腮腺炎，乳腺炎，痈疮肿毒。内服：煎汤，9～15克；或研末。外用：研末醋调敷；或鲜品捣敷。

【精选验方】①百日咳：万寿菊15朵，煎水对红糖服。②气管炎：鲜万寿菊30克，水朝阳9克，紫菀6克，水煎服。③腮腺炎、乳腺炎：万寿菊、重楼、银花共研末，酸醋调匀外敷患部。④牙痛、目痛：万寿菊15克，水煎服。

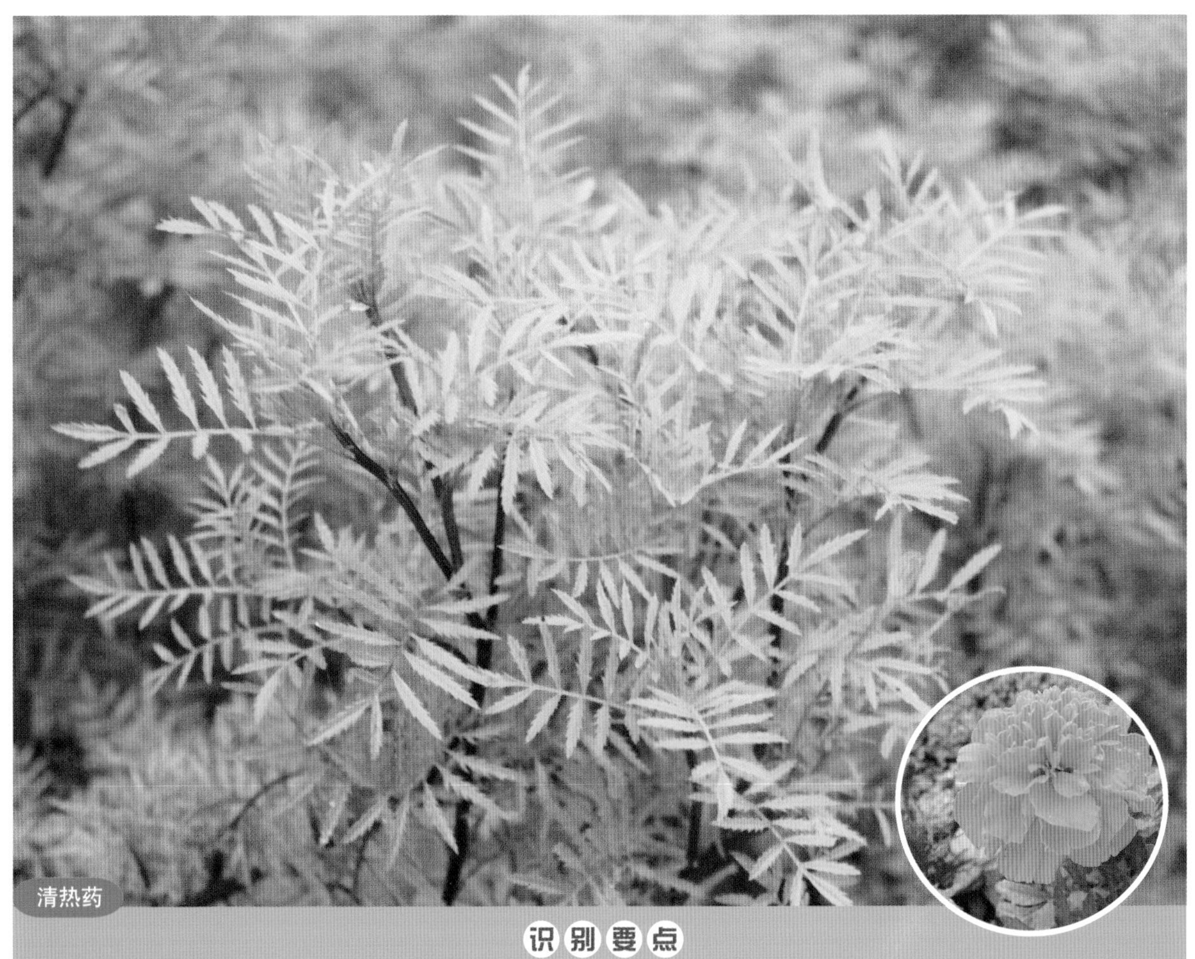

清热药

识别要点

①粗壮直立，全体揉之有腐败气味。②叶对生，羽状深裂，裂片矩圆形或披针形，边缘有锯齿，有些裂片的先端或齿端有一长芒。③头状花序单生，黄色至橙色；总苞钟状，齿延长；舌状花多数，有长柄，外列舌片向外反卷。

夜来香

别名：夜香花、夜兰香、夜兰花。
来源：为萝藦科夜来香属植物夜来香*Telosma cordatum*(Brum.f.) Merr.的叶、花和果。

【生境分布】生长在林地或灌木丛中。主产于我国南方各地。

【采收加工】叶随时可采，花、果分别于花期、果期采集，晒干。

【性味功用】甘、淡，平。清热，清肝，明目，去翳，拔毒生肌。花、叶、果主治急慢性结合膜炎，角膜炎，角膜翳。鲜叶外用治已溃疮疖脓肿，脚臁外伤糜烂。内服：煎汤，花、叶3～6克，或果1个（剖开）。外用：鲜叶适量，用开水烫后贴。

【精选验方】①麻疹引起的结膜炎：夜来香6克，甘菊花、枸杞子各10克，水煎服。②夜盲症：夜来香、夜明砂各6克，鸡肝1具，水煎，去渣，食汤及鸡肝。③眼生翳膜：夜来香6克，木贼10克，蝉蜕5克，水煎服。④小儿疳积入眼、视物模糊：夜来香、槟榔、芜荑各6克，榧子5克，水煎服。

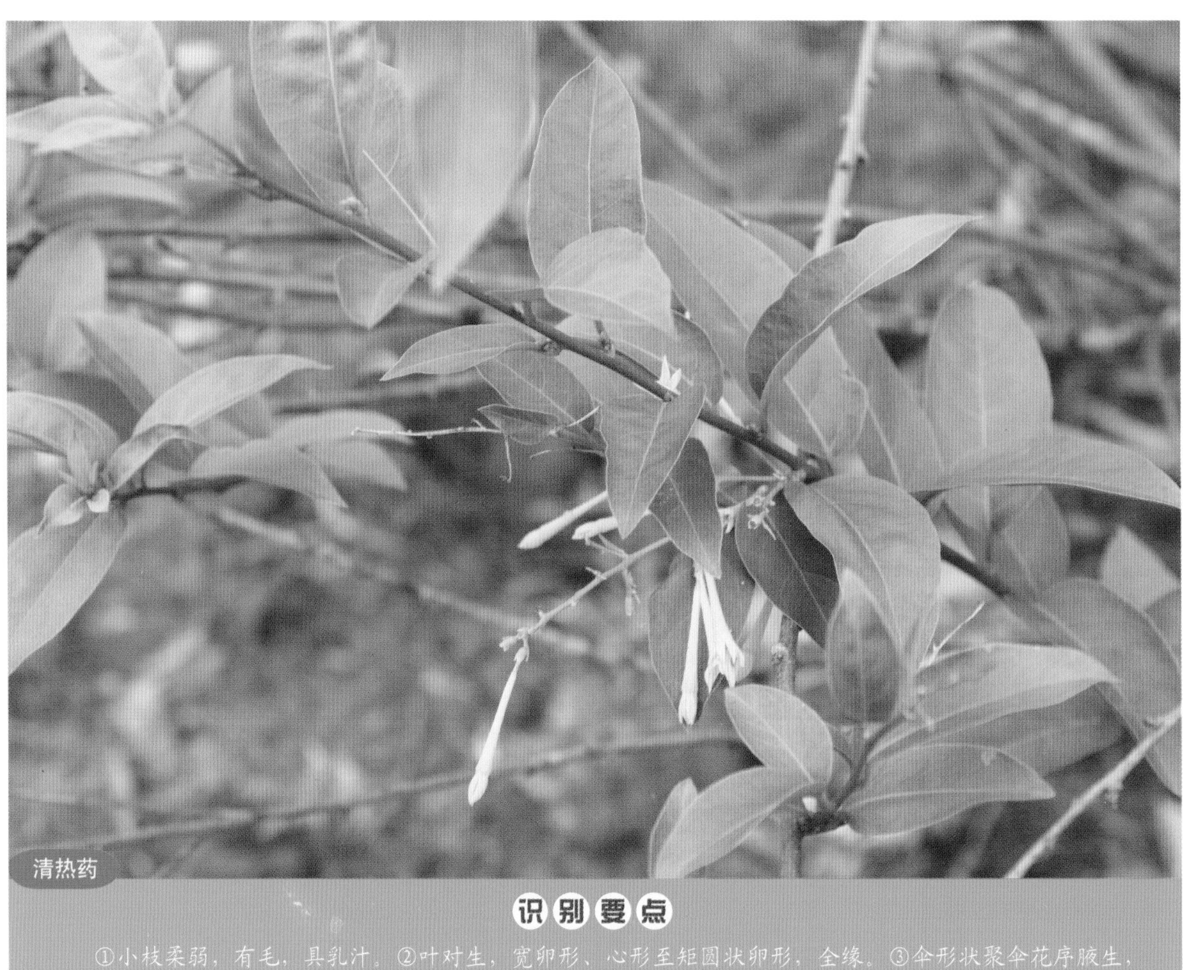

识别要点

①小枝柔弱，有毛，具乳汁。②叶对生，宽卵形、心形至矩圆状卵形，全缘。③伞形状聚伞花序腋生，有花多至30朵；花冠裂片5，矩圆形，黄绿色，有清香气；副花冠5裂，肉质。

腊梅花

别名：蜡梅花、黄梅花。
来源：为蜡梅科落叶灌木植物腊梅*Chimonathus praecox*(L.)Link.**的花蕾**。

【生境分布】我国各地均有栽植，主产江苏、浙江、四川、重庆、贵州、河南等地。

【采收加工】1～2月间采摘，晒干或烘干。

【性味功用】辛、甘、微苦，凉。有小毒。归肺、胃经。解毒清热，理气开郁。主治暑热烦渴，头晕，胸闷脘痞，梅核气，咽喉肿痛，百日咳，小儿麻疹，烫火伤。内服：煎汤，3～10克。外用：浸油涂或滴耳。

【精选验方】①冻伤：腊梅花、蟾酥各10克，细辛35克，川乌50克，乌梢蛇80克，当归、肉桂各150克，樟脑40克，全蝎6克，干姜、红花各75克，蜈蚣3条，加95%酒精2500毫升浸泡1周，外涂或揉擦患处数分钟，每日2～3次。②久咳：腊梅花9克，泡开水服。③烫火伤：腊梅花适量，以茶油浸，涂于伤处。④胃气痛：腊梅花或根9～15克，泡茶或水煎服。⑤中耳炎：腊梅花蕾浸麻油或菜籽油内，3～5日后，用油滴耳，每次2～3滴。

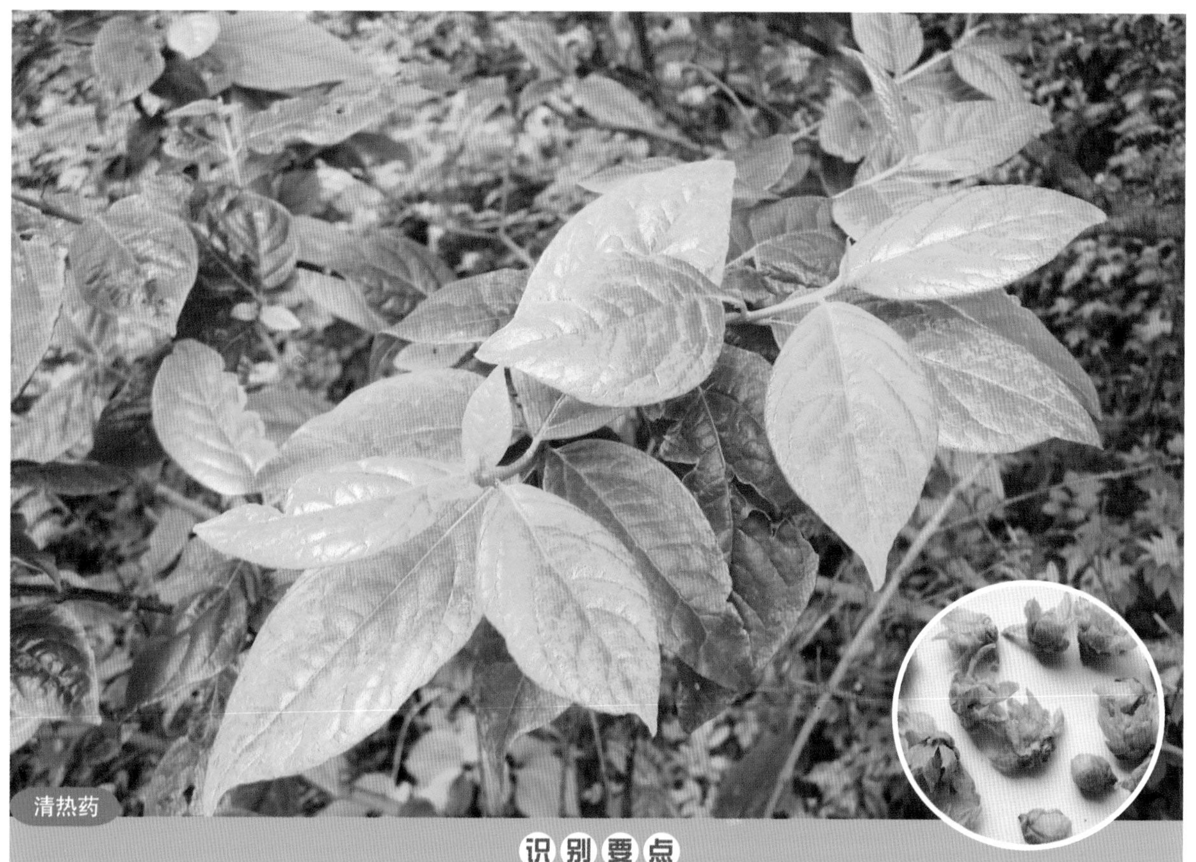

识别要点

①茎丛出，多分枝，皮灰白色。②叶对生，卵形或矩圆状披针形，全缘。③花先叶开放，黄色，富有香气；花被多数，呈花瓣状，成多层的覆瓦状排列。④瘦果，椭圆形，深紫褐色，疏生细白毛，内有种子1粒。

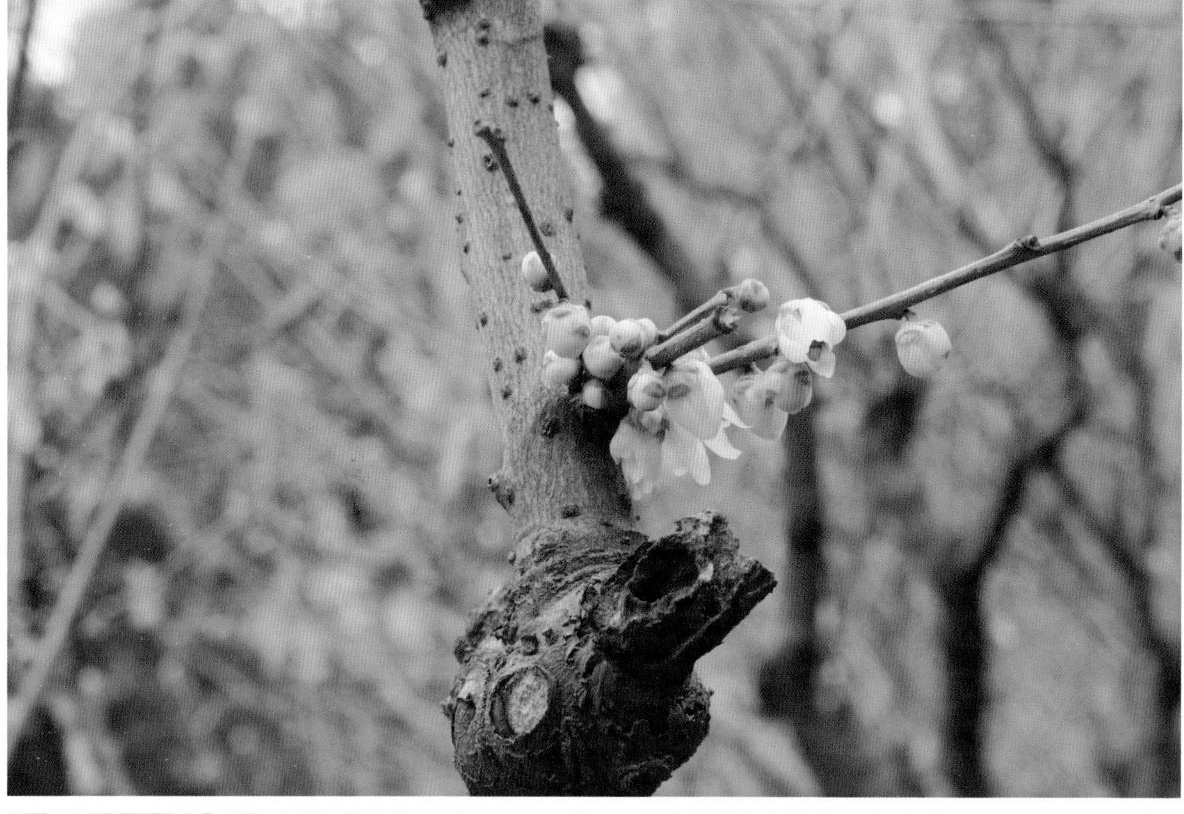

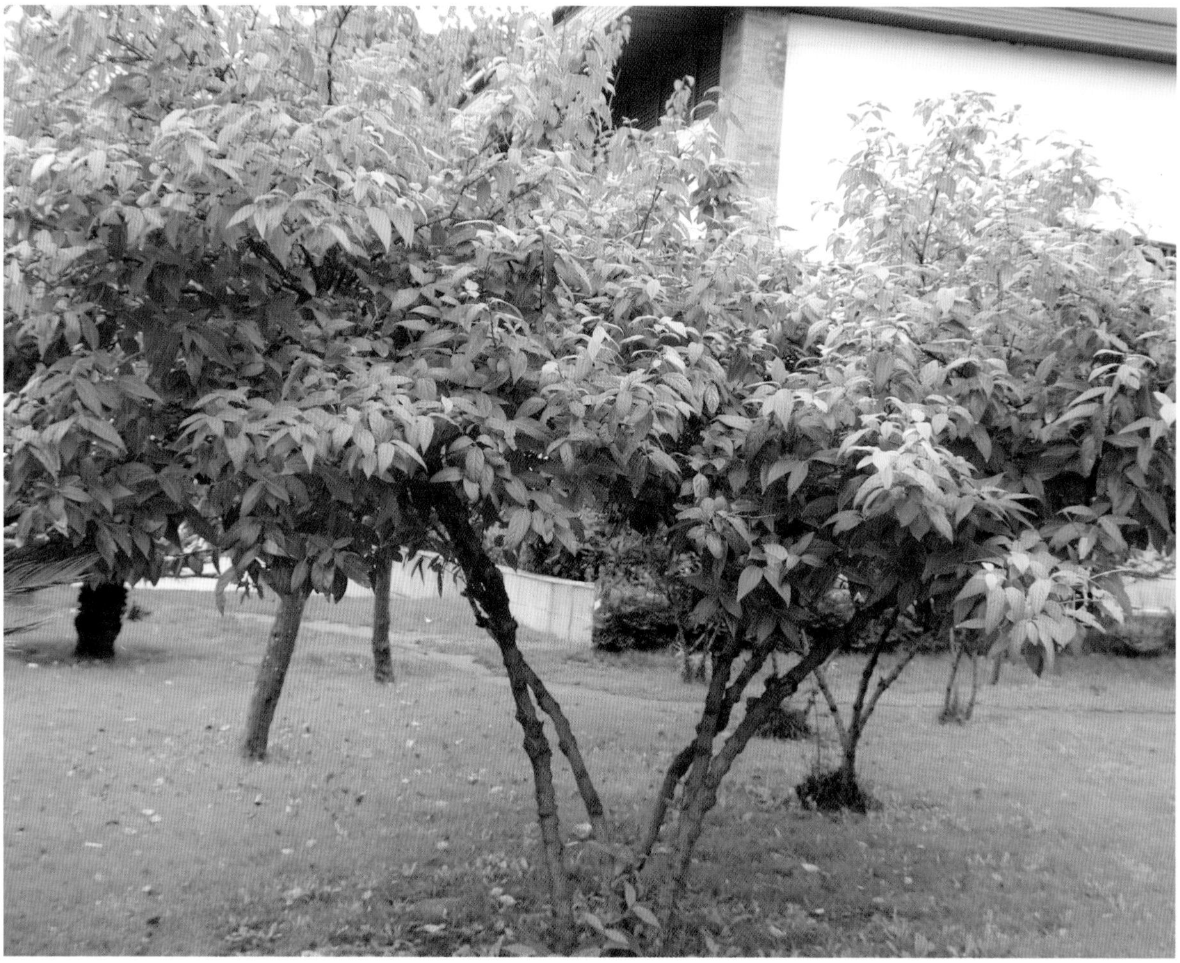

绿 豆

别名：青小豆。
来源：为豆科植物绿豆*Phaseolus radiatus* L. 的种子。

【生境分布】全国大部分地区均有栽培。

【采收加工】秋后种子成熟时采收，洗净晒干。打碎入药或研粉用。

【性味功用】甘，寒。归心、胃经。清热解毒，消暑利尿。主治暑热烦渴，疮毒痈肿，可解附子、巴豆毒。内服：煎汤，15～30克。外用：捣敷或研末调敷。

【精选验方】①中暑头晕，烦闷不安：绿豆50克，水煎服。②贫血：绿豆、大枣各50克，同煮，加红糖适量服用，每日1次。③一切痈肿疮疡，砒石、巴豆、附子等中毒：绿豆15～30克，研末，冷开水浸泡绞汁服或煮汤频饮。④腮腺炎：绿豆60克，煮至将熟，加白菜心2～3个，再煮20分钟，取汁顿服，每日1～2次。⑤疖疮：绿豆100克，鲤鱼1条（重60～90克），煮熟喝汤吃肉、豆，连服3～5日。⑥复发性口疮：绿豆适量，鸡蛋1个，将鸡蛋打入碗中调成糊状，绿豆放入砂锅内，冷水浸泡10～20分钟再煮沸，取煮沸绿豆冲入鸡蛋糊内饮用，每日早晚各1次。⑦中暑：绿豆500克，甘草30克，加水5000毫升，煮至绿豆开花，冷后代茶饮。

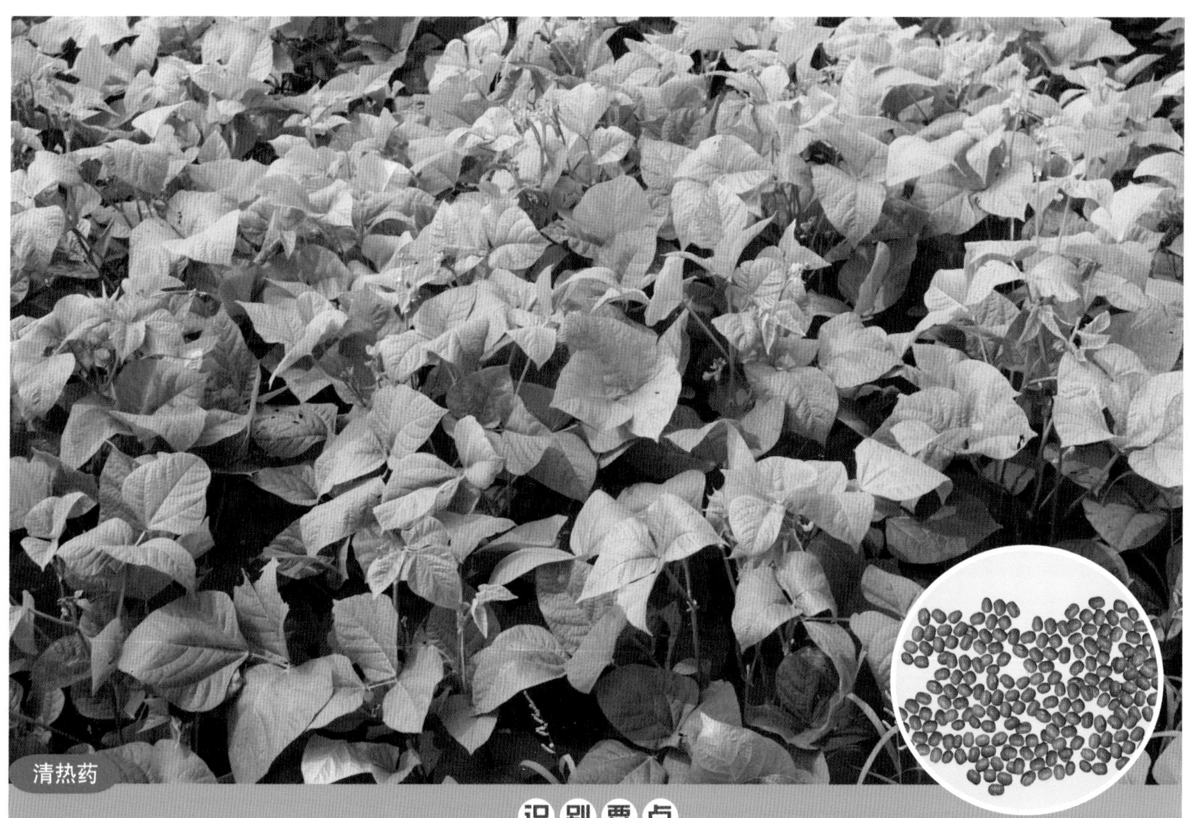

识别要点

①3出复叶，互生；小叶叶片阔卵形至菱状卵形，侧生小叶偏斜。②总状花序腋生，苞片卵形或卵状长椭圆形，有长硬毛；花绿黄色。③荚果圆柱形，成熟时黑色，被疏褐色长硬毛。

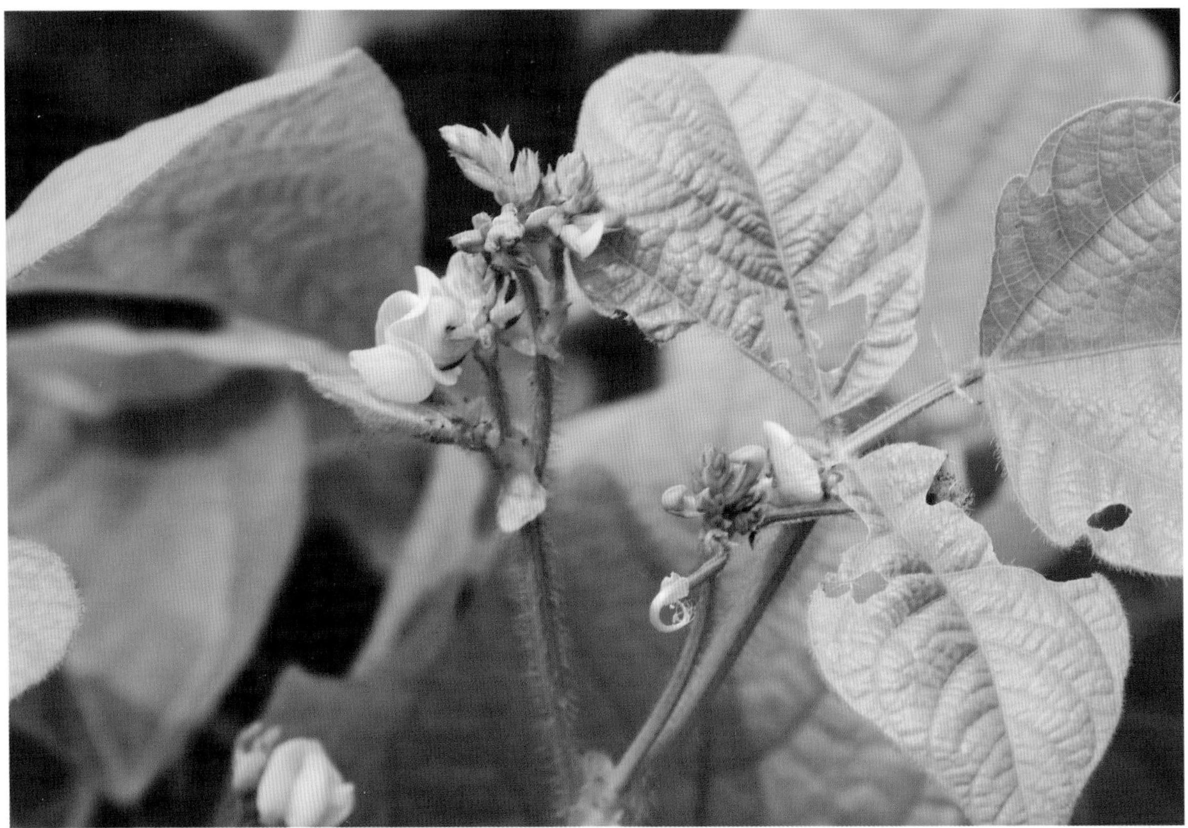

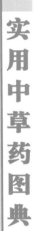

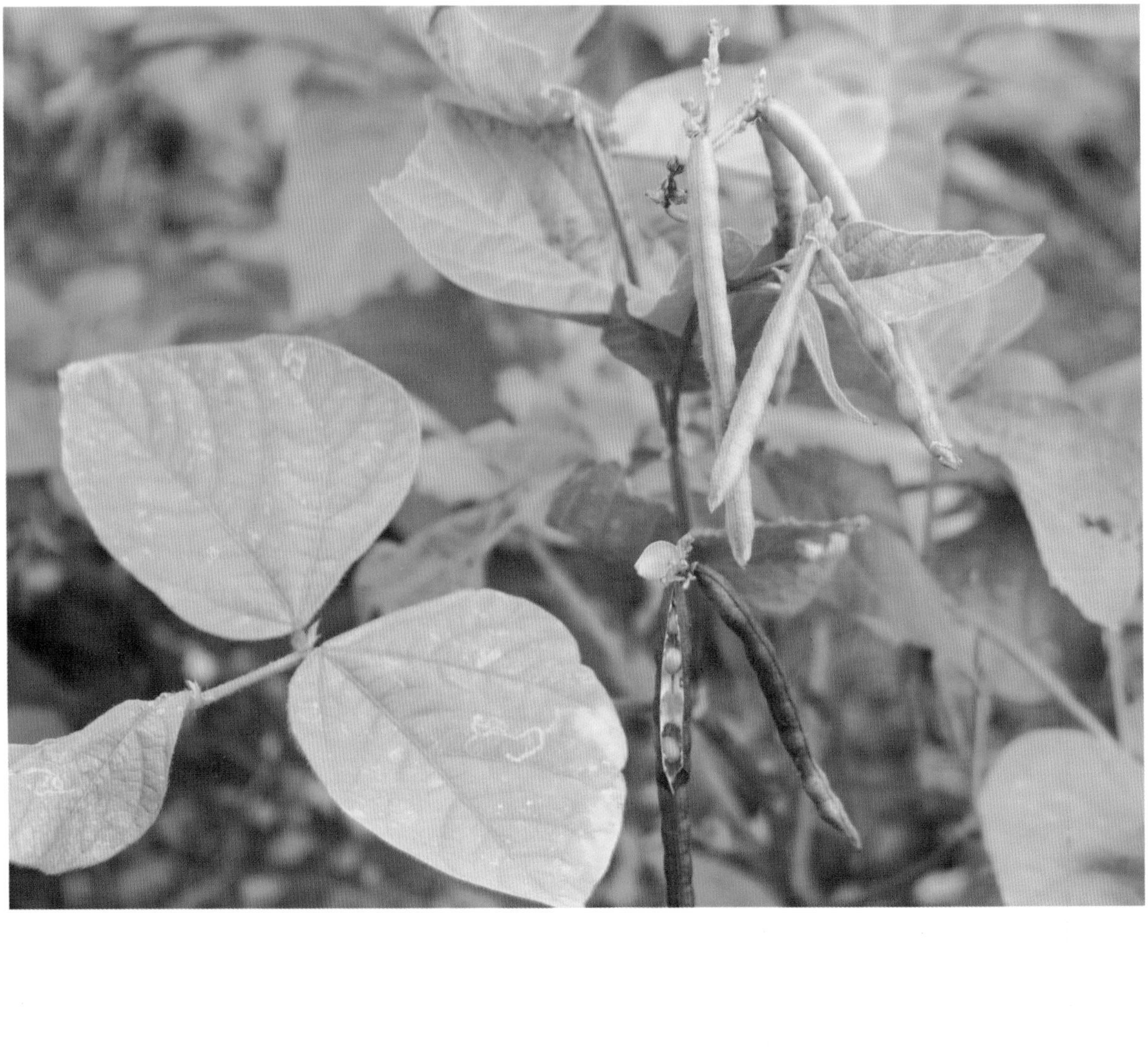

三丫苦叶

别名：三丫苦、三叉苦、三椏苦。
来源：为芸香科落叶灌木或乔木植物三丫苦*Evodia Lepta*(Spr.)Merr.的干燥枝叶。

【生境分布】生长于山谷、溪边、林下。分布于我国南部各地。

【采收加工】夏、秋二季采收枝叶，晒干。

【性味功用】苦，寒。清热解毒，祛风除湿。主治咽喉肿痛，疟疾，黄疸型肝炎，风湿骨痛，湿疹，皮炎，疮疡。内服：煎汤，15～30克。外用：捣敷或煎水洗。

【精选验方】①脑炎初期：三丫苦叶60克，水煎服。②蛇虫咬伤、疖肿、跌打扭伤：三丫苦鲜叶捣烂外敷。③慢性支气管炎急性发作：鲜三丫苦叶30克，水煎服。④湿疹、皮炎、痔疮：三丫苦叶煎水外洗。⑤耳内生疖：三丫苦鲜叶捣烂取汁，滴耳。⑥创伤、止血埋口：三丫苦叶适量，捣烂外敷。

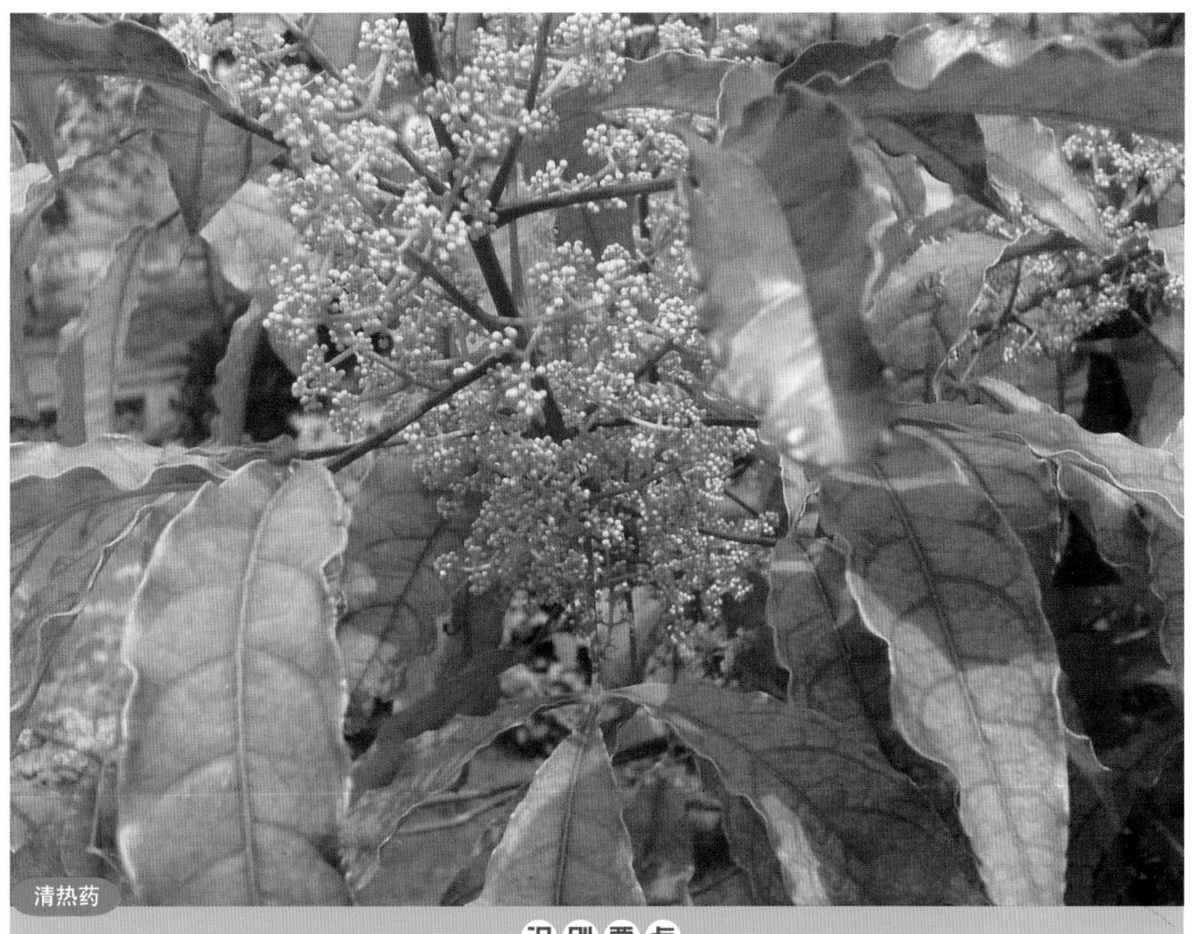

识别要点

①树皮灰白色，不剥落；嫩芽具短毛，余秃净。②叶对生；指状复叶，小叶3片，矩圆形或长椭圆形，纸质，先端长尖，基部渐狭而成一短柄，全缘。③花单性，圆锥花序，腋生，小苞片三角形；花萼4，矩圆形；花瓣4，黄色，卵圆形。

飞扬草

别名：大飞扬、节节花、大乳汁草。
来源：为大戟科大戟属植物飞扬草*Euphorbia hirta* L.的全草。

【生境分布】生长于旷地、路旁、园边。分布于广东、广西、福建、台湾等地。主产于广东、福建等地。

【采收加工】夏、秋采集，洗净、晒干。

【性味功用】辛、酸，凉。归肺、肝经。清热解毒，利湿止痒，通乳。主治肺脓肿，乳腺炎，痢疾，泄泻，尿热，尿血，湿疹，脚癣，皮肤瘙痒，疔疮肿毒，牙疳，产后少乳。内服：煎汤，6～9克；鲜品30～60克。外用：捣敷；或煎水洗。

【精选验方】①疔疮：飞扬草鲜叶一握，加盐、红糖各少许，捣烂外敷。②肺脓肿：鲜飞扬草一握，捣烂，绞汁半盏，开水冲服。③带状疱疹：鲜飞扬草捣烂取汁，加雄黄末1.5克调匀，涂抹患处。④小儿疳积：鲜飞扬草30克，猪肝120克，炖服。⑤乳腺炎：鲜飞扬草60克，豆腐120克，炖服；另取鲜草一握，加盐少许，捣烂加热水外敷。⑥痢疾：飞扬草、铁苋菜各30克，水煎，冲白糖服。

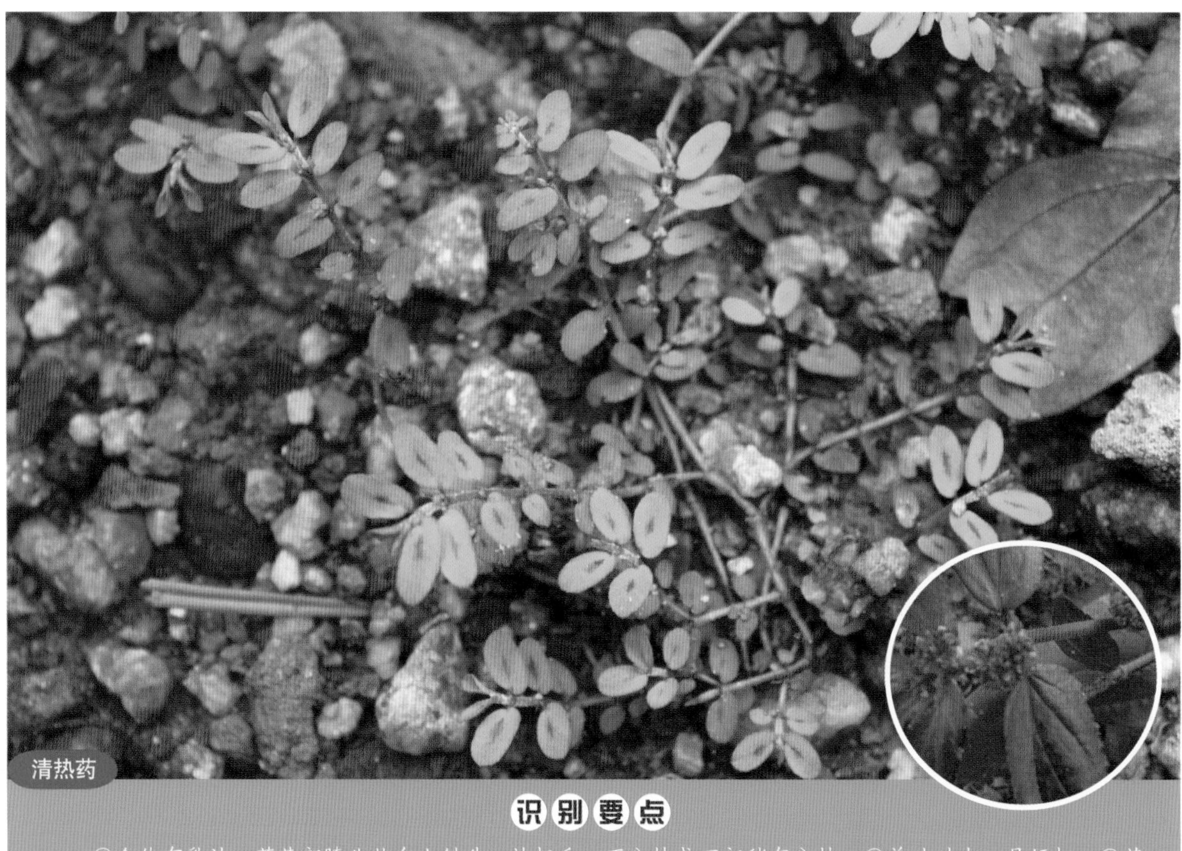

清热药

识别要点

①全体有乳汁。茎基部膝曲状向上斜升，被粗毛，不分枝或下部稍有分枝。②单叶对生，具短柄。③花淡绿色或紫色，杯状聚伞花序再排成紧密的腋生头状花序。

马兰

别名：紫菊、阶前菊、鸡儿肠、马兰菊、鱼鳅串、红梗菜、毛蜞菜。
来源：为菊科马兰属植物马兰*Kalimeris indica*(L.)Sch.-Bip.的全草或根。

【生境分布】生长于路边、田野、山坡上。分布于全国各地。

【采收加工】夏、秋采收，洗净，鲜用或晒干。

【性味功用】辛、苦，寒。归肝、肾、胃、大肠经。清热解毒，散瘀止血，消积。主治感冒发烧，咳嗽，急性咽炎，扁桃体炎，流行性腮腺炎，传染性肝炎，胃、十二指肠溃疡，小儿疳积，肠炎，痢疾，吐血，崩漏，月经不调。外用治疮疖肿痛，乳腺炎，外伤出血。内服：煎汤，9～18克，鲜品30～60克。外用：捣敷、研末或煎水洗。

【精选验方】①打伤出血：马兰、旱莲草、松香、皂树叶（冬日无叶，可用树皮）共研细，搽入伤口。②衄血不止：马兰鲜叶一握，用第二次淘米水洗净，捣烂取自然汁，调等量冬蜜加温内服。③绞肠痧痛：马兰根、叶细嚼，咽汁。④喉痹口紧：马兰根或叶捣汁，入米醋少许，滴鼻孔中，或灌喉中，取痰自开。⑤外耳道炎：马兰鲜叶捣汁滴耳。⑥丹毒：马兰、甘草各适量，磨醋搽患处。

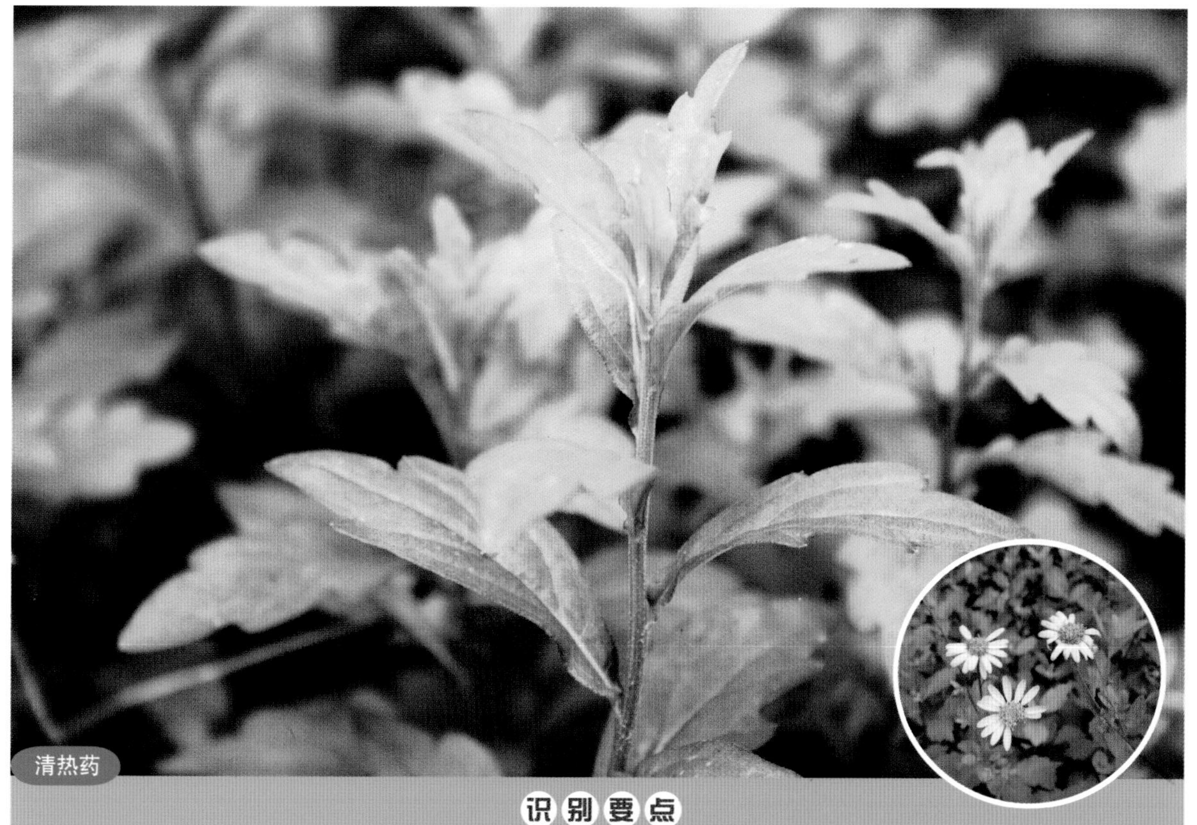

识别要点

①初春仅有基生叶，茎不明显，初夏地上茎增高，基部绿带紫红色，光滑无毛。单叶互生近无柄，叶片倒卵形、椭圆形至披针形。②秋末开花，头状花序。

马 蔺

别名：马莲、蠡实、马蔺花。
来源：为鸢尾科植物马蔺*Iris lactea* Pall. var. chinensis(Fisch.)Koidz.的花、种子及根。

【生境分布】生长于荒地、山坡草地或灌丛中。分布于全国大部。

【采收加工】夏季花盛开时采花，阴干备用；秋季摘取成熟果实，晒干，搓下种子，除去杂质即得，在同一季节可挖根，洗净，切段晒干备用。

【性味功用】花咸、酸、苦，微凉。清热凉血，利尿消肿；主治吐血，咯血，鼻出血，咽喉肿痛，小便不利，泌尿系感染，外用治痈疖疮疡，外伤出血。种子甘，平；凉血止血，清热利湿；主治吐血，鼻出血，功能性子宫出血，急性黄疸型传染性肝炎，骨结核，小便不利，疝痛，外用治痈肿，外伤出血。根甘，平；清热解毒；主治急性咽炎，传染性肝炎，痔疮，牙痛。内服：煎汤，3～6克；或入丸、散；或绞汁。外用：捣敷。

【精选验方】①小便不通：马蔺花、葶苈子、小茴香各等份（俱炒），共研为细末，每次服6克，黄酒送服，每日3次。②骨结核：马蔺子放在铁锅内炒干研粉内服，每日3次，每次5～7克，小儿酌减。另用其粉2份，凡士林5份，调成药膏外敷。③避孕：马蔺子60克捣碎，加水2碗熬成1碗，加入黄酒250毫升或500毫升，稍煮，连渣带汤分成6份，经来时每日2次，连服3日。

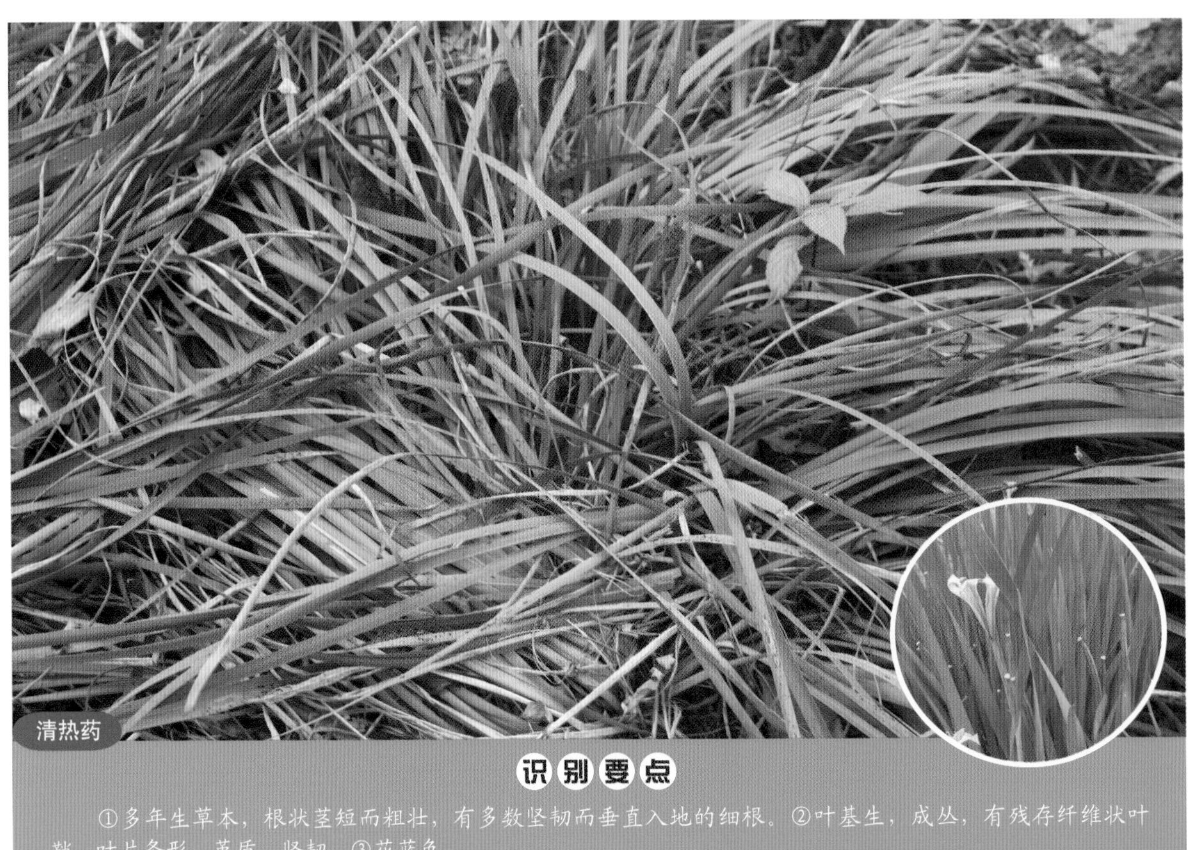

清热药

识别要点

①多年生草本，根状茎短而粗壮，有多数坚韧而垂直入地的细根。②叶基生，成丛，有残存纤维状叶鞘，叶片条形，革质，坚韧。③花蓝色。

千屈菜

别名：水柳、对叶莲、蜈蚣草、鸡骨草、马鞭草、败毒草、水槟榔。
来源：为千屈科植物千屈菜*Lythrum salicaria* L.**的全草。**

【生境分布】生长于河岸、湖畔、溪沟边和潮湿地。主产于全国各地。

【采收加工】秋季采收全草，洗净，切碎，鲜用或晒干。

【性味功用】苦，寒。归大肠、肝经。清热解毒，收敛止血。主治痢疾，泄泻，便血，血崩，疮疡溃烂，吐血，衄血，外伤出血。内服：煎汤，10～30克。外用：适量，研末敷；或捣敷；或煎水洗。

【精选验方】①痢疾：千屈菜9～15克，水煎服。②皮肤溃疡：千屈菜叶、向日葵盘，晒干，研末，先用蜂蜜搽患处，再用药末敷患处。③肠炎、痢疾、便血：千屈菜30克，马齿苋20克（鲜品加倍），粳米150克，加水煮成粥，加蜂蜜或红糖调味，早晚各食1次。

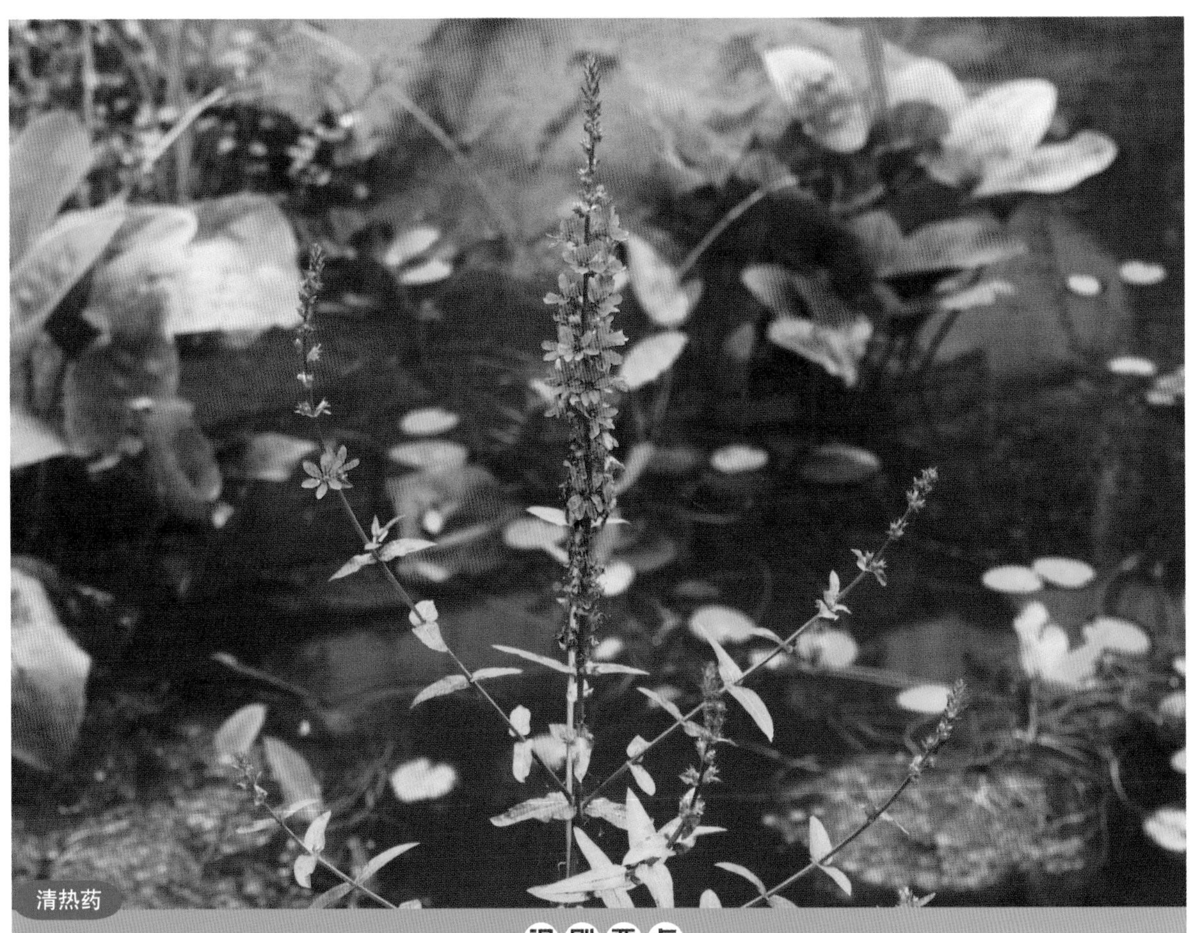

清热药

识别要点

①茎直立，多分枝，具四棱。②叶对生或三叶轮生；叶片披针形或阔披针形，先端钝形或短尖，基部圆形或心形，有时略抱茎，全缘，无柄。③花生叶腋组成小聚伞花序，花枝呈大型穗状花序；苞片阔披针形至三角状卵形，花瓣6，红紫色或淡紫色，倒披针状长椭圆形，基部楔形。

无患子

别名：木患子、肥珠子、油珠子、菩提子、圆肥皂、洗手果、油患子、油皂果、桂圆肥皂。
来源：为无患子科植物无患子*Sapindus mukorossi* Gaerth.的种子。

【生境分布】喜生长于温暖，土壤疏松而稍湿润山坡疏林或树旁较肥沃的向阳地区。主产于安徽、江苏、浙江、江西、湖北、湖南、福建、台湾、广东、广西、四川、重庆、贵州、陕西等地。

【采收加工】秋季采摘成熟果实，除去果肉和果皮，取种子晒干。

【性味功用】苦、辛，寒，小毒。归心、肺经。清热，祛痰，消积，杀虫。主治喉痹肿痛，肺热咳喘，音哑，食滞，疳积，蛔虫腹痛，滴虫性阴道炎，癣，肿毒。内服：煎汤，3～6克；或研末。外用：适量，烧灰或研末吹喉、擦牙，或煎汤洗、或熬膏涂。

【精选验方】①虫积食滞：无患子5～7粒，煨熟吃，每日1次，可连服数日。②厚皮癣：无患子酌量，用好醋煎沸，趁热搽洗患处。③去风明目：无患子皮、皂角、胡饼、草菖蒲，同捶碎，加浆水调作弹子大，泡汤洗头。④牙齿肿痛：无患子、大黄、香附子各30克，青盐15克，泥固煅研，每日取适量擦牙。

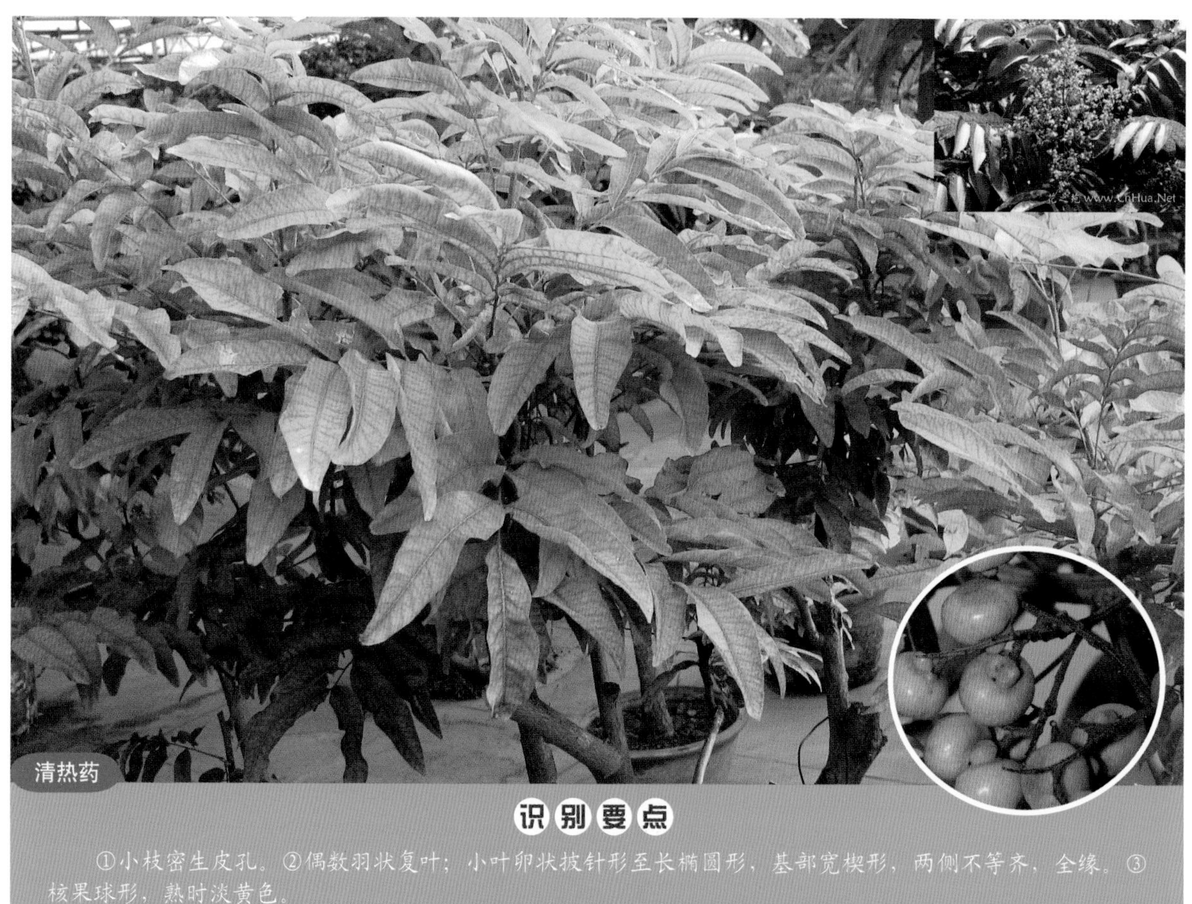

识别要点

①小枝密生皮孔。②偶数羽状复叶；小叶卵状披针形至长椭圆形，基部宽楔形，两侧不等齐，全缘。③核果球形，熟时淡黄色。

天胡荽

别名：满天星、破铜钱、落得打。
来源：为伞形科植物天胡荽*Hydrocotyle sibthorpioides* Lam.**的全草。**

【生境分布】生长于潮湿路旁、草地、山坡、墙脚、河畔、溪边。主产于江苏、安徽、浙江、江西、湖北、陕西、广东、广西、贵州、四川、重庆、云南等地。

【采收加工】夏、秋季花叶茂盛时采收，洗净，阴干或鲜用。

【性味功用】苦、辛，寒。清热，利尿，消肿，解毒。主治急性黄疸型肝炎，赤白痢疾，急性肾炎，小便不利，尿路结石，喉肿，痈疽疔疮，跌打瘀肿，百日咳，脚癣，带状疱疹，结膜炎，丹毒。内服：煎汤，9～15克；或捣汁。外用：捣敷、塞鼻或捣汁滴耳。

【精选验方】①风火眼痛：天胡荽、旱莲草各等份，捣烂敷。②跌打瘀肿：天胡荽捣烂，酒炒热，敷擦患处。③阳黄黄疸及小儿风热：天胡荽捣烂，加盐少许，开水冲服。④小儿夏季热：鲜天胡荽适量，捣汁半小碗，每服3～5匙，每日5～6次。⑤痢疾：天胡荽、蛇疙瘩、刺梨根、石榴皮各适量，煎服。

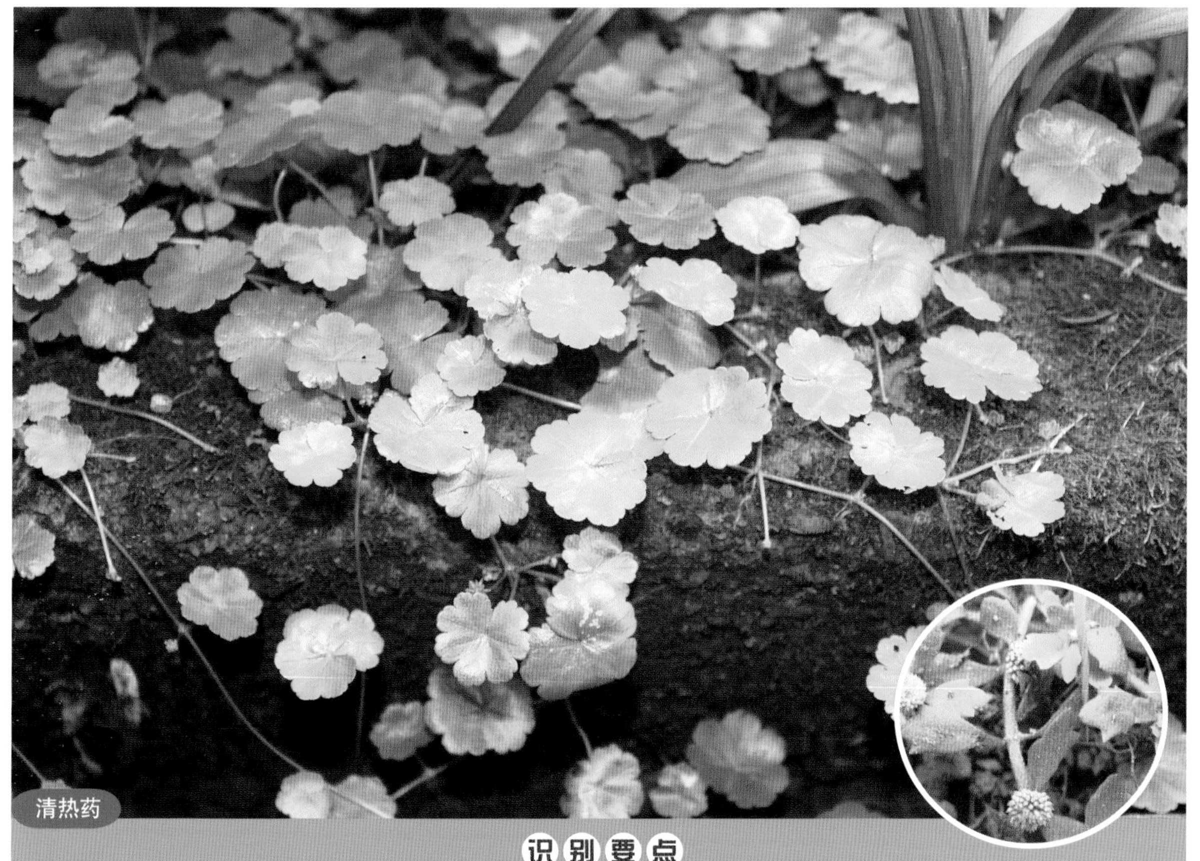

识别要点

①茎细长而匍匐，平铺地上成片。②叶互生，圆形或肾形，边缘有钝锯齿，上面绿色，光滑或有疏毛，下面通常有柔毛。③单伞形花序与叶对生，生长于节上，总苞片4～10，倒披针形；每个伞形花序有花10～15朵，无萼齿，花瓣卵形，绿白色。

木芙蓉

别名：三变花、拒霜花、九头花、转观花、清凉膏。
来源：为锦葵科木槿属植物木芙蓉*Hibiscus mutabilis* L.的花（芙蓉花）、叶（芙蓉叶）和根。

【生境分布】多栽培于庭园。分布于全国大部。

【采收加工】夏秋摘花蕾，晒干，同时采叶阴干研粉贮存；秋、冬挖根、晒干。

【性味功用】微辛，凉。清热解毒，消肿排脓，凉血止血。主治肺热咳嗽，月经过多，白带。外用治痈肿疮疖，乳腺炎，淋巴结炎，腮腺炎，烧烫伤，毒蛇咬伤，跌打损伤。内服：煎汤，15～50克。外用：捣烂敷患处或研末用油、酒、醋等调敷。

【精选验方】①赤眼肿痛：木芙蓉叶研为末，水调匀贴太阳穴。②月经过多：木芙蓉花、莲蓬壳各等份，为末，每服6克，每日3次，米汤送下。③妇女白带多：芙蓉花50克，鸡冠花30克，水煎服，每日1剂。④咳嗽：木芙蓉花60克，猪心肺适量，共炖熟后，加红糖60克，食肉饮汤。⑤腮腺炎：木芙蓉叶研末，用鸡蛋清调匀，敷患处，每日2次。⑥乳腺炎：木芙蓉鲜根、鲜叶等份，共捣烂，用白酒敷患处。

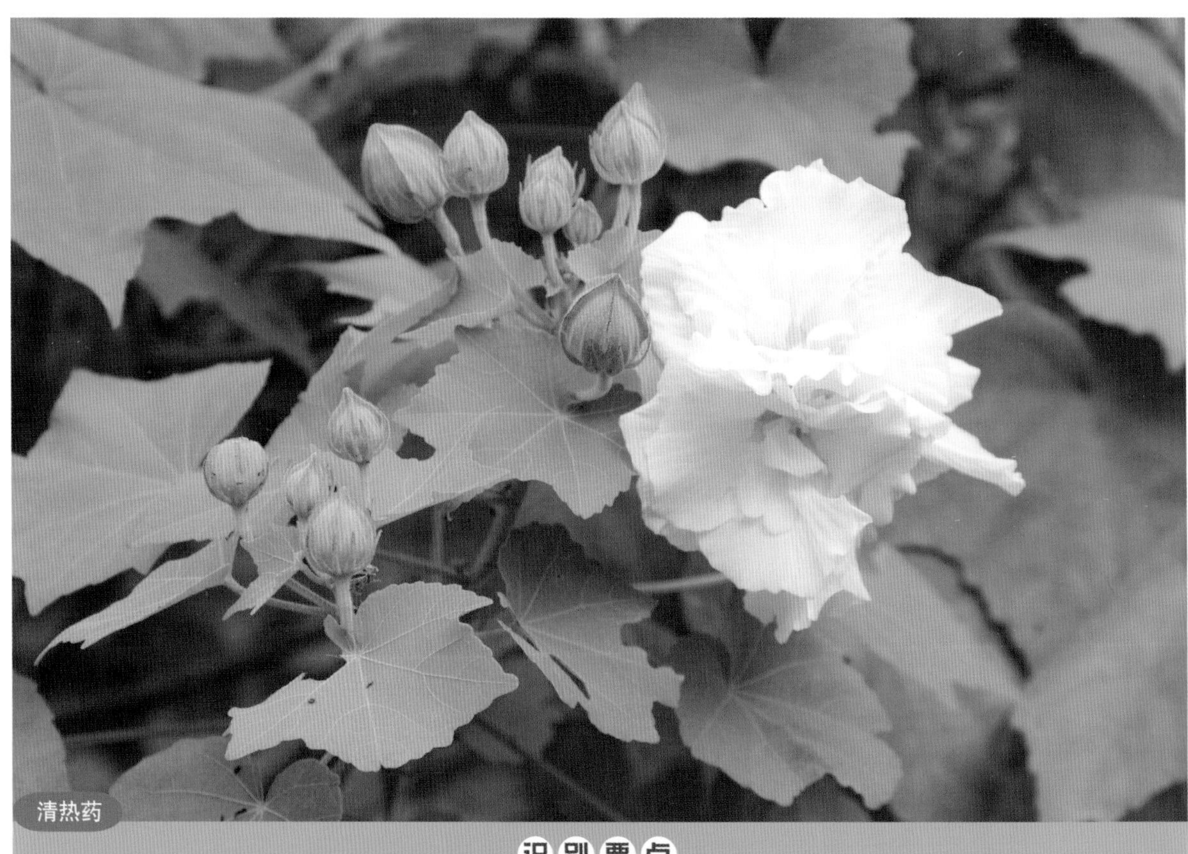

清热药

识别要点

①枝被星状短柔毛。②叶大，互生，阔卵形至圆卵形，边缘有波状钝齿，上面稍有毛，下面密被星状茸毛。③花腋生或簇生于枝端，早晨开花时白色或粉红色，至下午变深红色；花冠大而美丽，花瓣5，单瓣或重瓣。

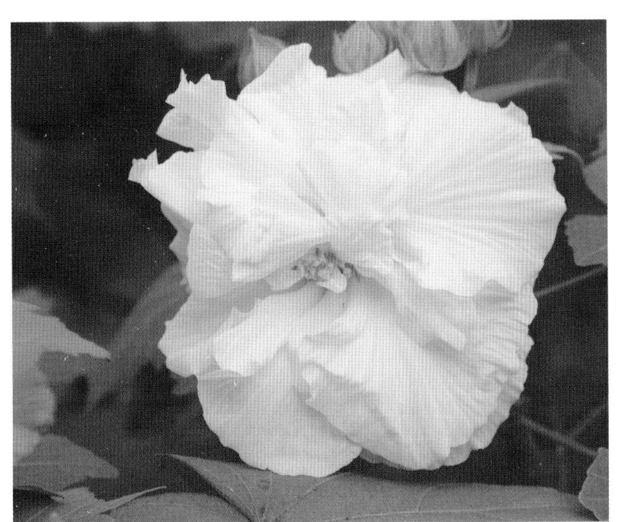

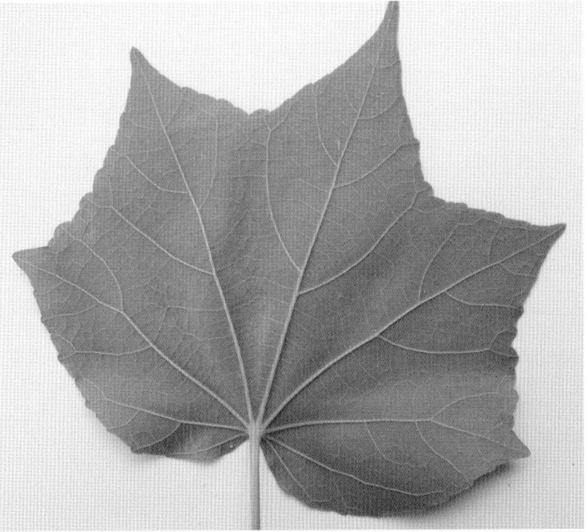

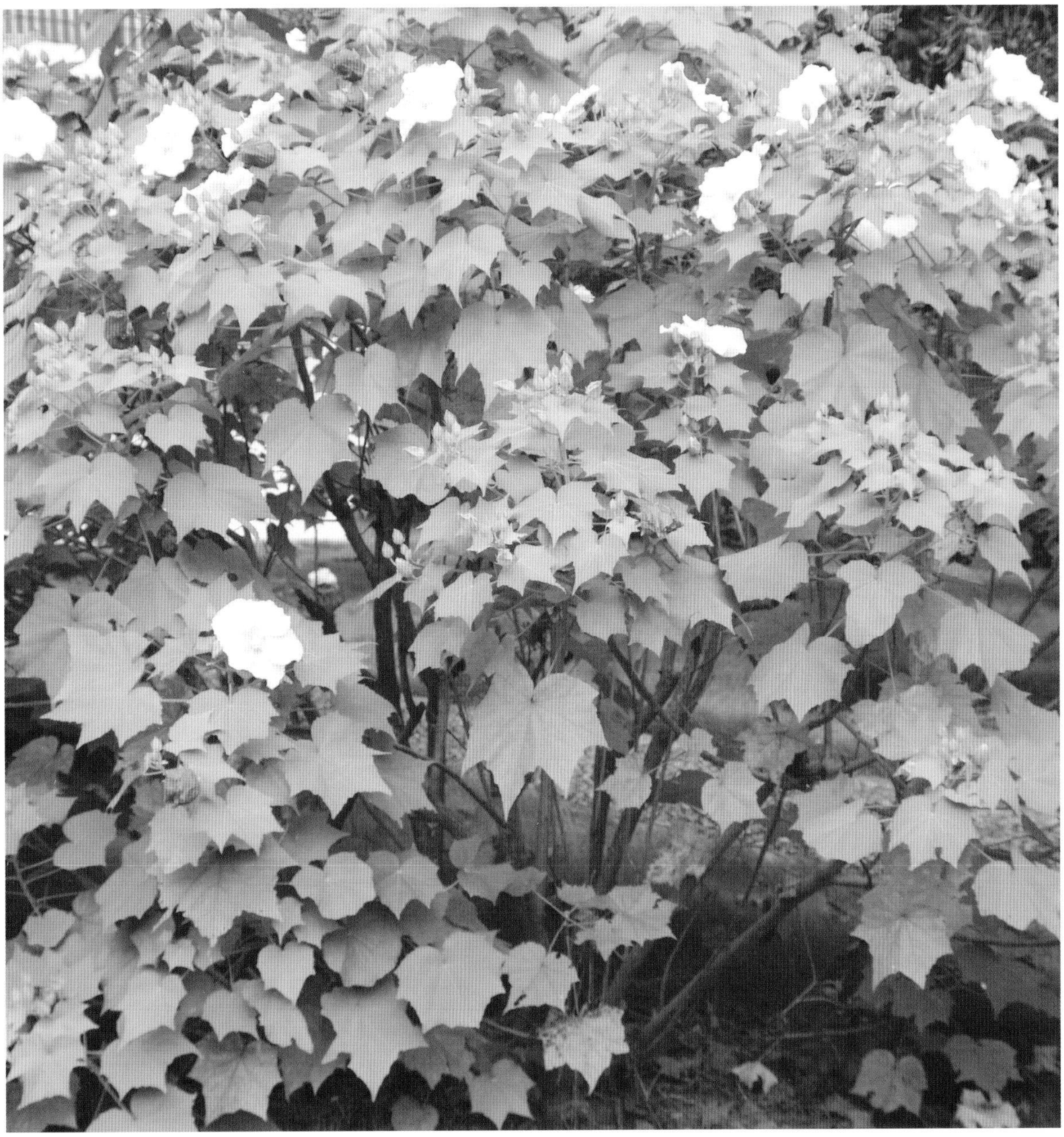

木 槿

别名：椋、日及、藩篱草、花奴玉蒸、朝开暮落花。
来源：为锦葵科木槿属植物木槿*Hibiscus syriacus* L.的花、茎、叶、根、果实及皮。

【生境分布】原产于我国中部各地。全国大部均有栽培。

【采收加工】夏、秋季选晴天早晨，花半开时采摘，晒干。叶全年均可采，鲜用或晒干。9～10月果实现黄绿色时采收，晒干。茎皮4～5月剥取，晒干。秋末挖取根，剥取根皮，晒干。

【性味功用】花、皮甘、苦，凉；清热利湿，凉血；主治肠风泻血，痢疾，白带，疥癣。叶苦，寒；主治肠风，痢后热渴，疔疮疖肿。根甘，平；清热解毒，利湿，消肿；主治咳嗽，痔疮，白带，疥癣。子甘，寒；清肺化痰，止头痛，解毒；主治痰喘咳嗽，支气管炎，偏正头痛，黄水疮，湿疹。内服：煎汤，花、皮3～9克，叶、根鲜品30～60克，子9～15克；或研末，1 .5～3克。外用：捣敷；或酒浸搽擦；或煎水熏洗。

【精选验方】①脚癣、湿疹、疥癣：鲜木槿皮150克，白鲜皮50克，加95%乙醇1000毫升浸泡数日即得，每日外涂患处数次。②痔疮肿痛：木槿皮或叶煎汤先熏后洗。③围产期痔疮：鲜木槿花60克，加水煎汤，去渣取汁，不拘时代茶饮，每日1剂。④风痰喘逆：木槿花晒干，焙过，研末，每服1～2匙，空心服，开水送下。

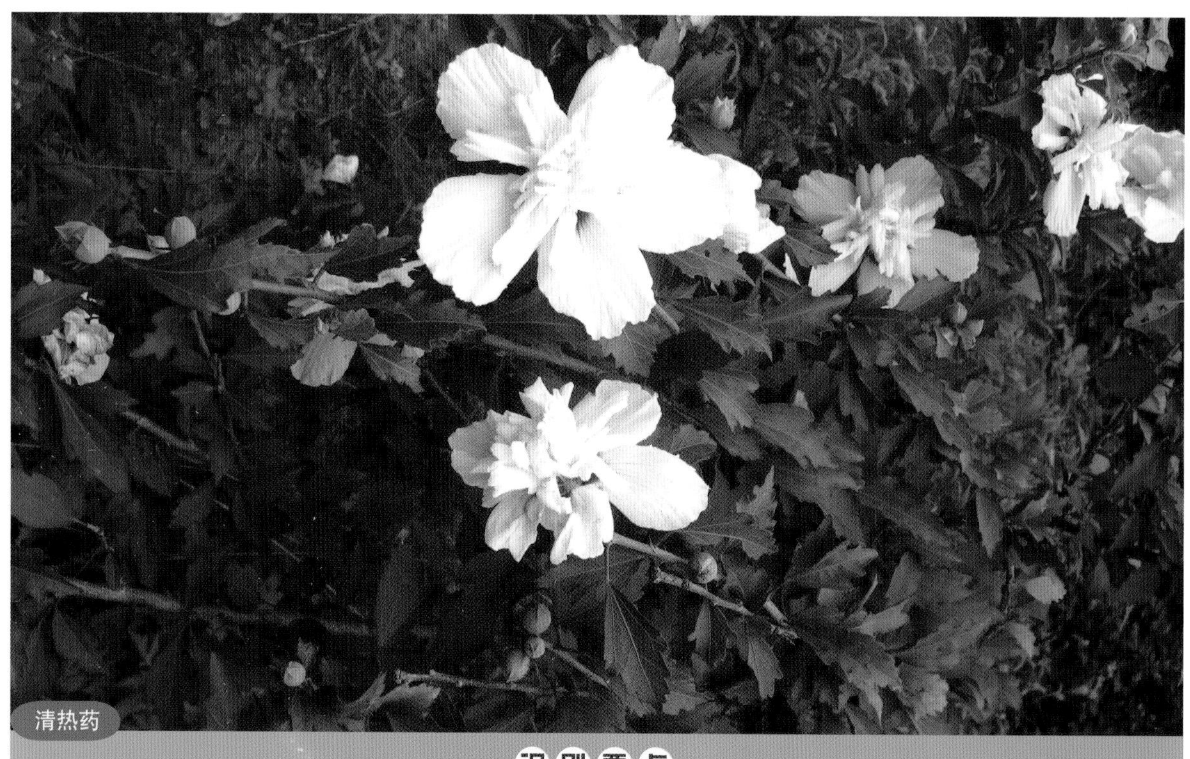

清热药

识别要点

①小枝密被黄色星状绒毛。②叶互生，菱形至三角状卵形，具深浅不同的3裂或不裂，边缘具不整齐齿缺，下面沿叶脉微被毛或近无毛。③花单生于枝端叶腋间，花钟形，淡紫色，花瓣倒卵形。

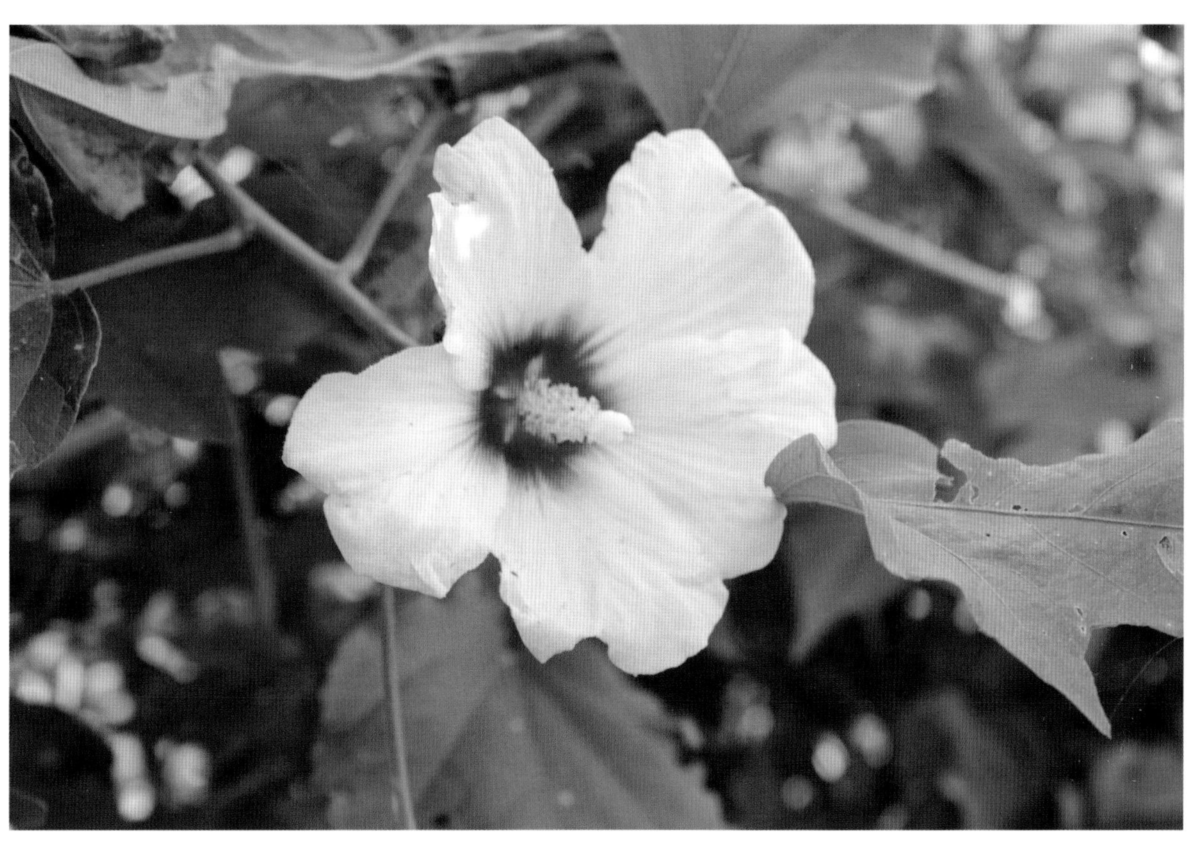

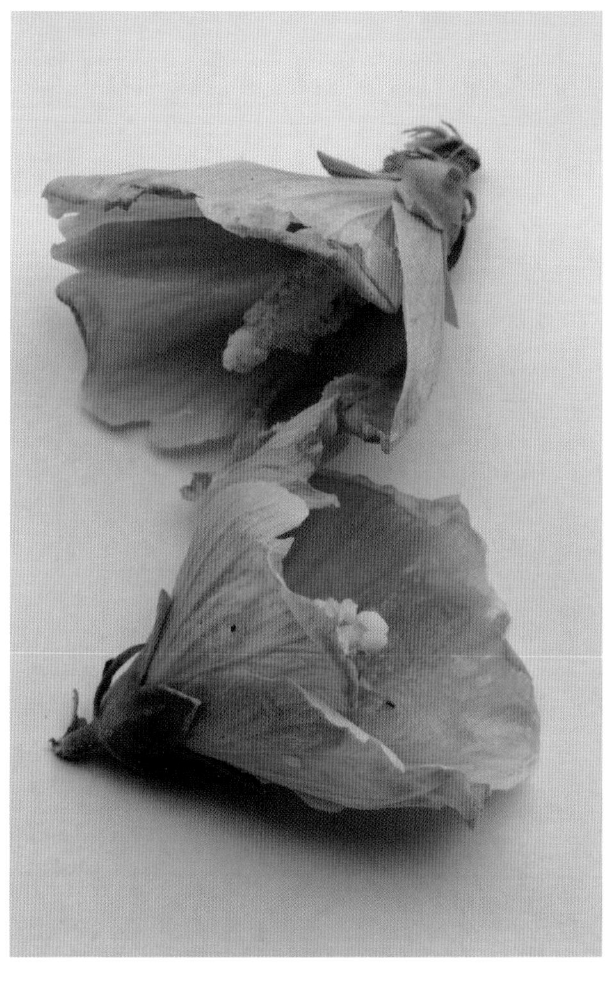

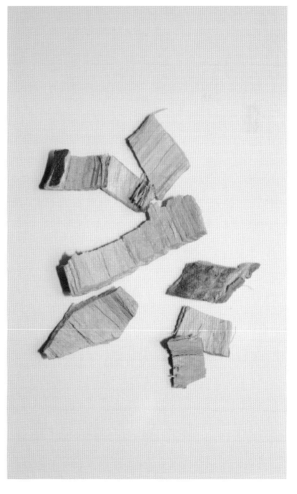

兴安升麻

别名：北升麻、虻牛卡根。
来源：为毛茛科植物兴安升麻_Cimicifuga dahurica_(Turcz.)Maxim.**的根茎。**

【生境分布】生长于林缘灌丛、山坡疏林或草地中。主产于黑龙江、河北、山西、内蒙古等地。

【采收加工】秋季采挖，除去泥沙，晒至须根干时，燎去或除去须根，晒干。

【性味功用】辛、甘，微寒。归肺、脾、大肠、胃经。发表透疹，清热解毒，升举阳气。主治风热头痛，麻疹不畅，齿痛口疮，咽喉肿痛，脏器下垂。内服：煎汤，生用3～6克，蜜炙用6～12克。

【精选验方】①子宫脱垂：兴安升麻、柴胡各10克，黄芪60克，党参12克，山药30克，水煎服，连服1～3个月。②牙周炎：兴安升麻10克，黄连、知母各6克，水煎服。③风热头痛、眩晕：兴安升麻、薄荷各6克，白术10克，水煎服。④口疮：兴安升麻6克，黄柏、大青叶各10克，水煎服。

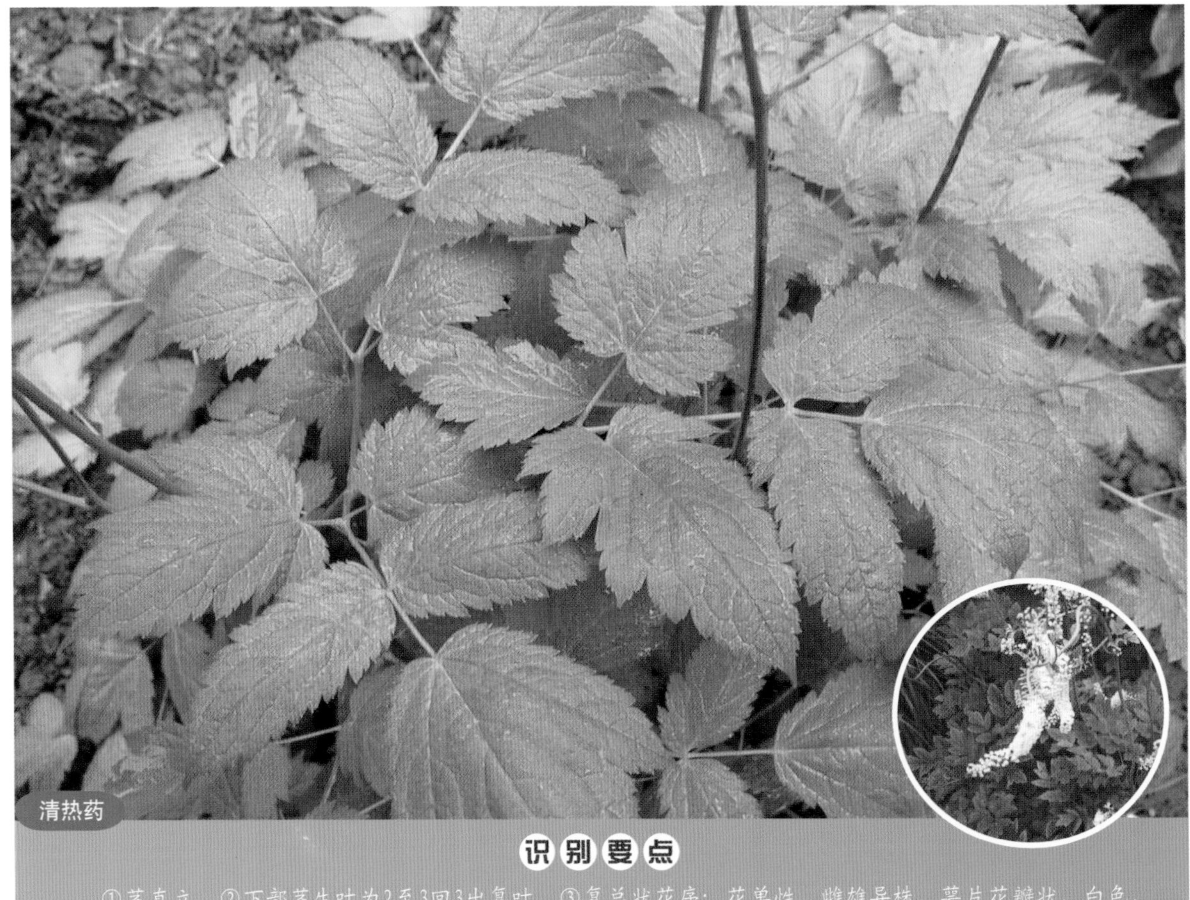

清热药

识别要点

①茎直立。②下部茎生叶为2至3回3出复叶。③复总状花序；花单性，雌雄异株，萼片花瓣状，白色，宽椭圆形或宽倒卵形，无花瓣。

半枝莲

别名：并头草、牙刷草、狭叶韩信草。
来源：为唇形科植物半枝莲*Scutellaria barbata* D. Don的全草。

【生境分布】生长于池沼边、田边或路旁潮湿处。主产于江苏、广西、广东、四川、重庆、河北、山西、陕西、湖北、安徽、江西、浙江、福建、台湾、贵州、云南、河南等地。

【采收加工】夏、秋季茎叶茂盛时采收，洗净，晒干。

【性味功用】辛、微苦，寒。归肺、肝、肾经。清热解毒，活血化瘀，利尿。主治疔疮肿毒，咽喉肿痛，毒蛇咬伤，跌扑伤痛，水肿，黄疸。内服：煎汤，15～30克。外用：鲜品捣烂敷患处。

【精选验方】①肾炎水肿：半枝莲15克，芦壳24克，冬瓜皮50克，煎服。②跌打损伤：半枝莲捣烂，同酒糟煮热敷。③毒蛇咬伤：鲜半枝莲草洗净捣烂，绞汁，调黄酒少许温服，渣敷患处。

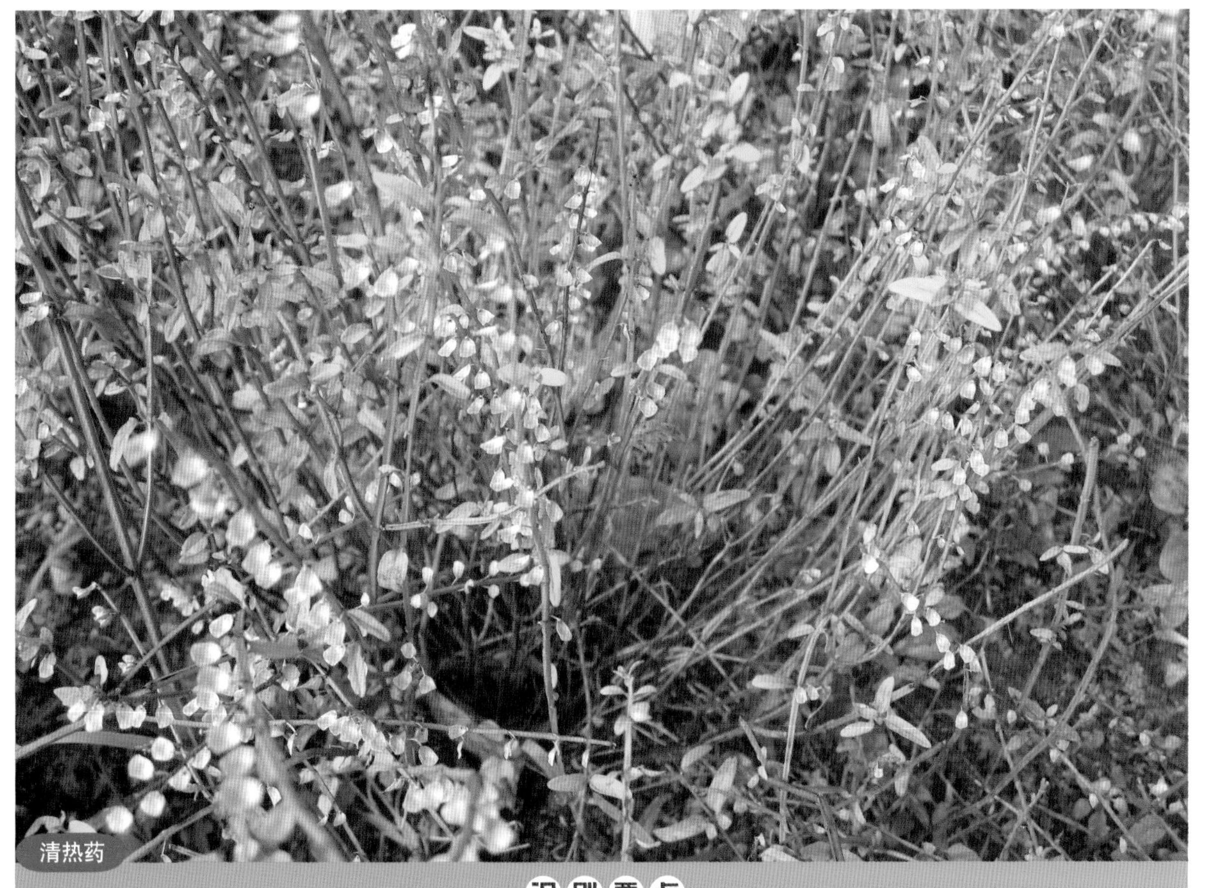

清热药

识别要点

①茎方形，无毛。②叶对生，三角状卵形或卵状披针形，基部截形或圆形，边缘具波状疏钝齿，下面有腺点。③花单生于茎或分枝上部叶腋，成偏侧总状花序；花萼紫色；花冠蓝紫色。④小坚果扁球形，具瘤。

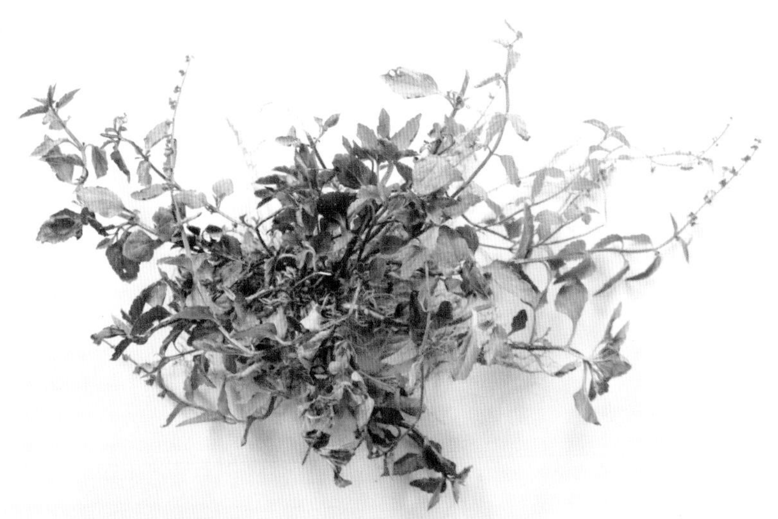

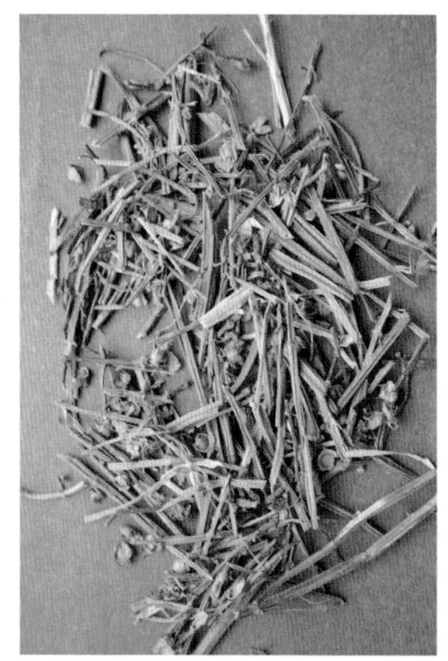

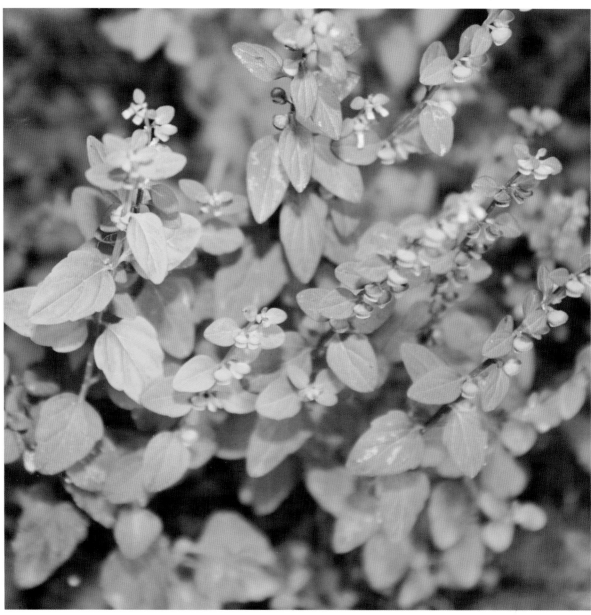

冬 瓜

别名：白瓜、水芝、地芝、濮瓜、东瓜、枕瓜、白冬瓜。
来源：为葫芦科植物冬瓜*Benincasa hispida* (Thunb.)Cogn.**的果实。**

【生境分布】生长于土层深厚、肥沃的沙壤土或黏壤土中。全国各地均有栽培。

【采收加工】夏末秋初，果实成熟时采摘。

【性味功用】甘、淡，微寒。归肺、大小肠、膀胱经。利尿，清热，化痰，生津，解毒。主治水肿胀满，尿路感染，脚气，痰喘，暑热烦闷，消渴，痈肿，痔漏，并解丹石毒、鱼毒、酒毒。内服：煎汤，60～120克；或煨，或捣汁。外用：捣敷，或煎水洗。

【精选验方】①慢性肾炎：冬瓜1000克，鲤鱼1条（约重300克），不加盐，煮汤食。②肺脓肿：打碎冬瓜籽50克，鲜芦根50克，水煎，早晚各服1次，连续服用。③肝硬化腹水：冬瓜1000克，打碎煮烂，纱布过滤去渣取汁，每次60毫升，每日3次。④夏月生痱子：冬瓜切片，捣烂涂。⑤水肿：冬瓜皮100克，玉米须、白茅根各30克，水煎服，每日3次。或冬瓜1000克，赤小豆100克，水炖烂饮服，每日2次。⑥肺热咳嗽、痰黄稠：鲜冬瓜500克，鲜荷叶1张，加适量水炖汤，加少量盐调味后饮汤吃冬瓜，每日2次。

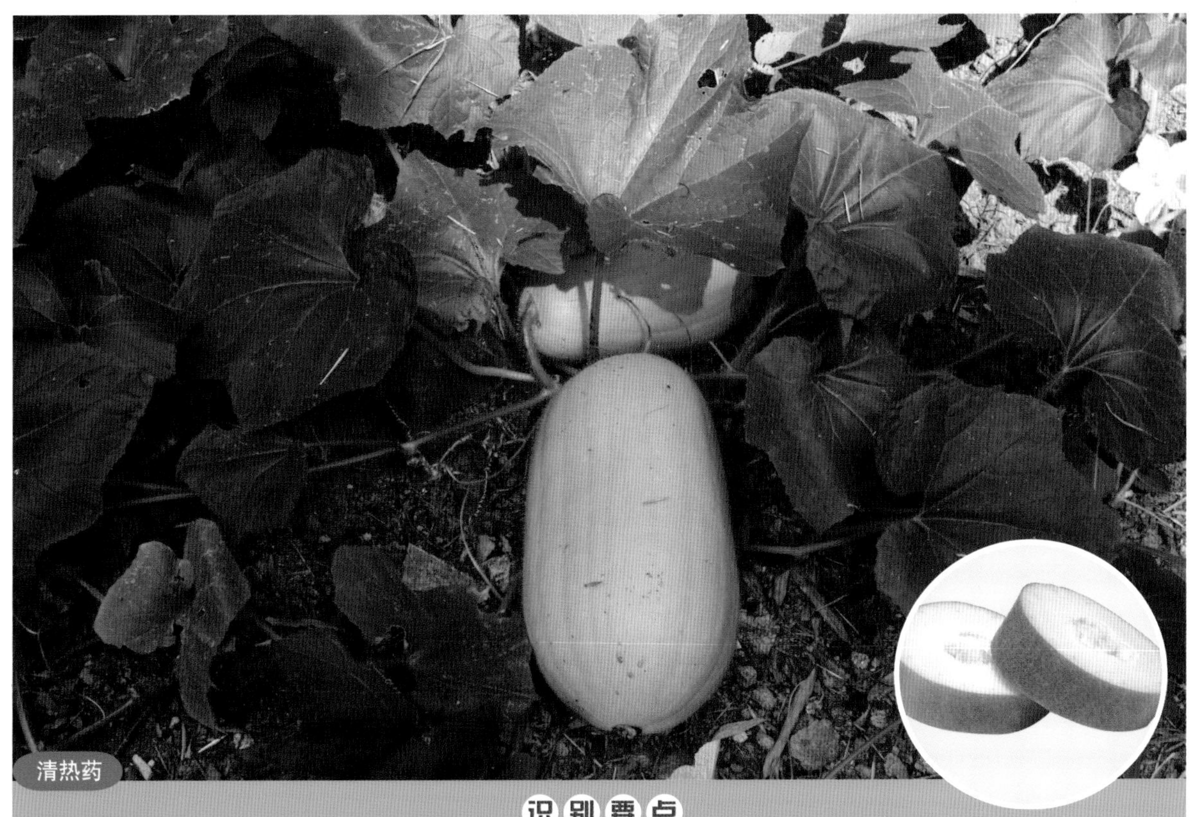

清热药

识别要点

①茎被黄褐色硬毛及长柔毛，有棱沟。②单叶互生，肾状近圆形，5～7浅裂或有时中裂，裂片宽卵形，两面均被粗毛。③花单性，雌雄同株；花单生于叶腋；花冠黄色。④瓠果大型，肉质，长圆柱状或近球形，表面有硬毛和蜡质白粉。

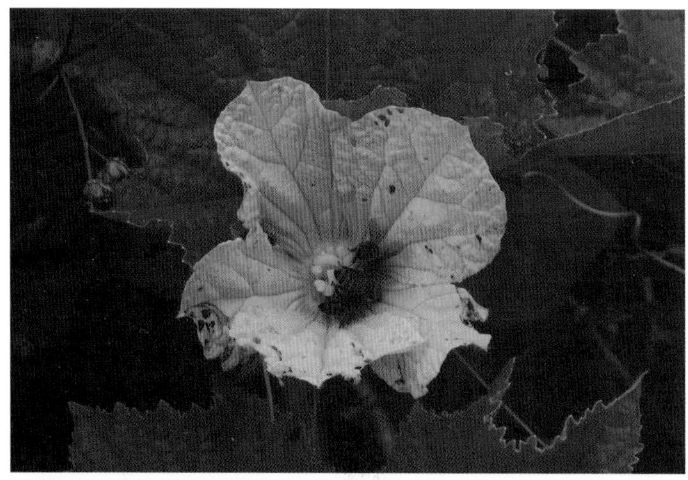

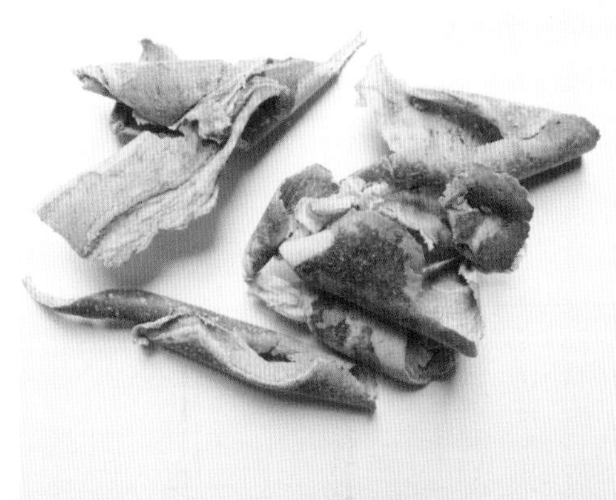

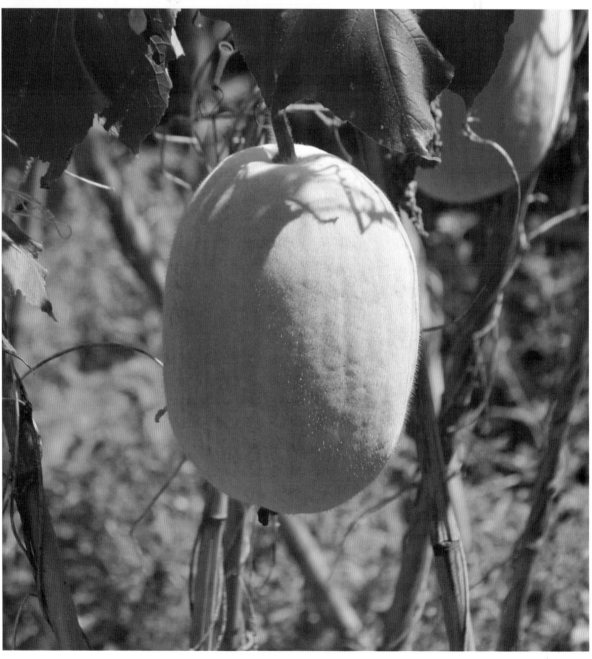

仙人掌

别名：火焰、火掌、仙巴掌、霸王树、玉芙蓉。
来源：为仙人掌科仙人掌属植物仙人掌*Opuntia dillenii* (Ker-Gawl.)Haw.**的全株。**

【生境分布】野生或栽培。分布于云南、四川、贵州、广东、广西、福建等地。

【采收加工】四季均可采收，鲜用或切片晒干。

【性味功用】苦、寒。归心、肺、胃经。行气活血，清热解毒。主治心胃气痛，痞块，痢疾，痔血，咳嗽，喉痛，肺脓肿，乳腺炎，疔疮，烫火伤，蛇虫咬伤。内服：煎汤，鲜品50～100克。外用：鲜品去刺捣烂敷患处。

【精选验方】①湿疹、黄水疮：仙人掌茎适量，烘干研粉，外敷患处。②猩红热：仙人掌10克，板蓝根15克，水煎取药汁，每日1剂，分2次服用。③脚掌心生疔：仙人掌鲜全草适量，麦粉适量，共捣敷患处。④烫火伤：仙人掌适量，用刀刮去外皮，捣烂后贴伤处，并用消毒过的布包好。⑤蛇虫咬伤：仙人掌全草，捣汁搽患处。⑥腮腺炎、乳腺炎、疮疖痈肿：鲜仙人掌去刺，捣烂外敷。

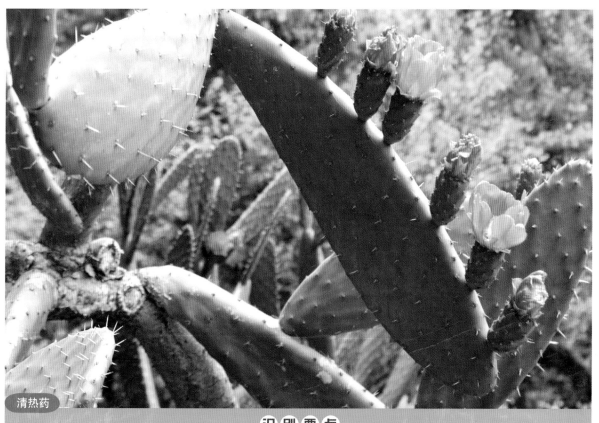

清热药

识别要点

①茎下部稍木质，近圆柱形，上部肉质，扁平，绿色，具节；每节卵形至矩圆形，光亮，散生多数瘤体。②叶肉质细小，披针形，先端尖细，紫红色，基部绿色，生长于每个小瘤体的刺束之下，早落。③花黄色，单生或数朵丛生于扁化茎顶部边缘。

芍 药

别名：艳友、将离、冠芳、金芍药、殿春客。
来源：为毛茛科植物芍药*Paeonia lactiflora* Pall.的干燥根。

【生境分布】生长于山坡、山谷的灌木丛或草丛中。全国各地均有栽培。

【采收加工】夏、秋二季采挖，洗净，除去头尾及细根，置沸水中煮后除去外皮或去皮后再煮，晒干。

【性味功用】苦、酸，微寒。归肝、脾经。清热止痛，养血调经，敛阴止汗。主治头痛眩晕，胁痛，腹痛，四肢挛痛，血虚萎黄，月经不调，自汗，盗汗。内服：煎汤，6～15克。

【精选验方】①便秘：生白芍20～40克，生甘草10～15克，水煎服。②老年人体虚多汗：白芍12克，桂枝10克，甘草6克，加入切成厚片的生姜3片，大枣5个，水煎服。③面肌抽搐：白芍45克，炙甘草10克，水煎服，每日1剂，分2次服，连续服用2个月。④血虚型妊娠下肢抽筋疼痛：白芍30克，炙甘草10克，水煎服，每日1剂，连服2～3剂。⑤骨质增生症：白芍30～60克，木瓜12克，鸡血藤15克，每日1剂，水煎分服。

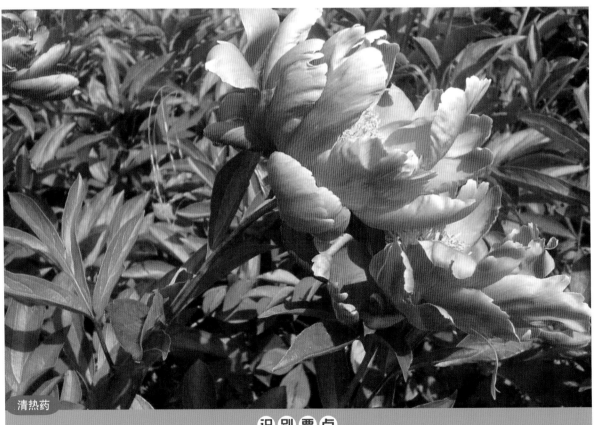

识别要点

①茎直立。②叶互生，2回3出复叶，小叶片长卵形至椭圆形，有时纵裂为2，先端渐尖，全缘。③花单生茎顶，大而美丽，白色或粉红色。心皮分离。

白 英

别名：白毛藤、毛风藤、毛葫芦、毛秀才。
来源：为茄科多年生蔓性半灌木植物白英*Solanum lyratum* Thunb. 的全草。

【生境分布】生长于山坡或路旁。主产于江苏、山东、福建、江西、广东、四川等地。

【采收加工】5～6月或9～11月间割取全草，洗净晒干。

【性味功用】甘、苦，寒。归肝、胆经。清热，利湿，祛风，解毒。全草主治感冒发热，黄疸性肝炎，胆囊炎，胆石病，癌症，子宫糜烂，白带，肾炎水肿；外用治痈疖肿毒。根主治风湿性关节炎。内服：煎汤，15～24克，鲜者30～60克，或浸酒。外用：煎水洗，捣敷，或捣汁涂。

【精选验方】①黄疸性肝炎：白英、天胡荽各30克，虎刺根15克，水煎服，每日1剂。②声带癌：白英、龙葵各30克，蛇莓、石见穿、野荞麦根各15克，麦冬、石韦各12克，水煎2次分服。③肺癌：白英、狗牙半支（垂盆草）各30克，水煎服，每日1剂。

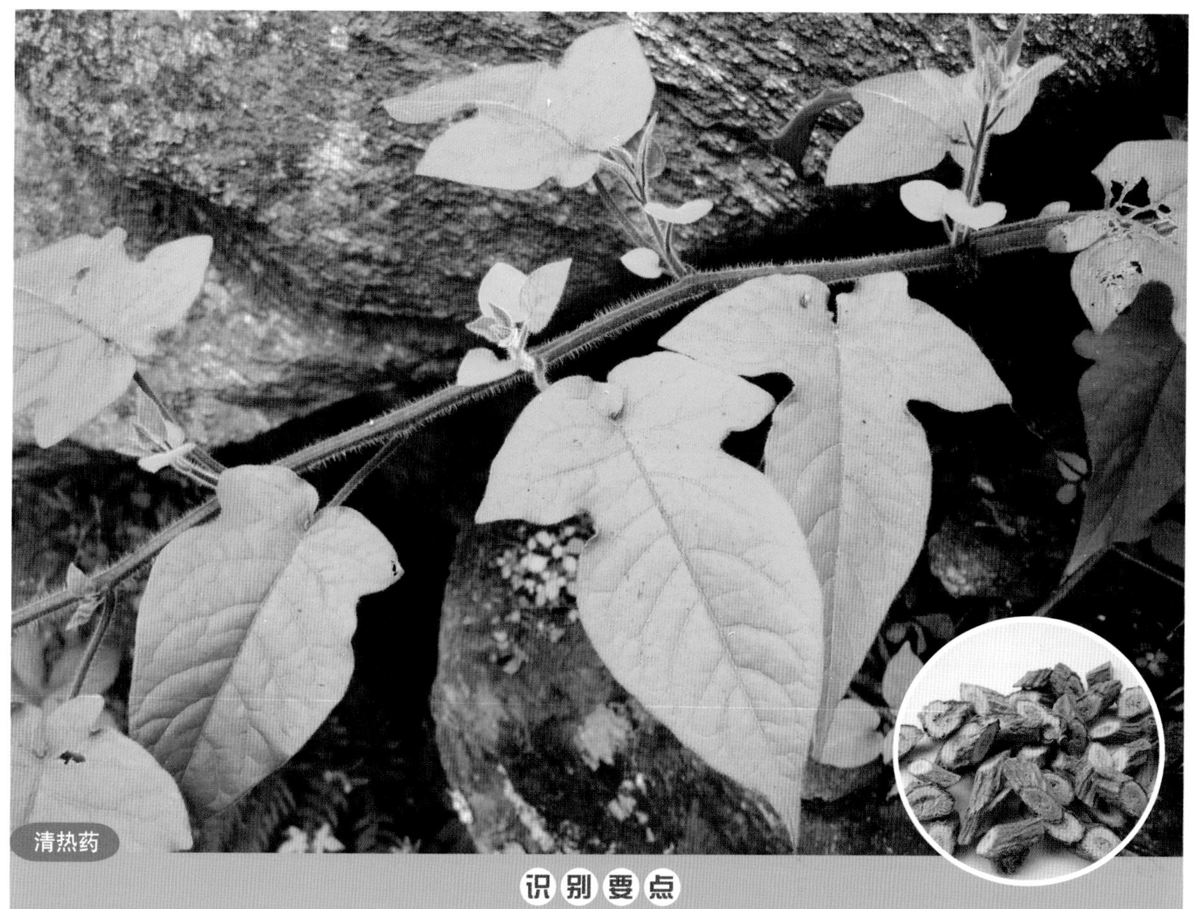

识别要点

①茎及小枝均密生有节长柔毛。②叶互生，多为琴形，基部一般3～5深裂，中裂片卵形，较大，两面均被长柔毛。③聚伞花序顶生或腋外生；花蓝色或白色，花萼5浅裂；花冠5深裂，自基部向外反折。④浆果圆球形，成熟后红色。

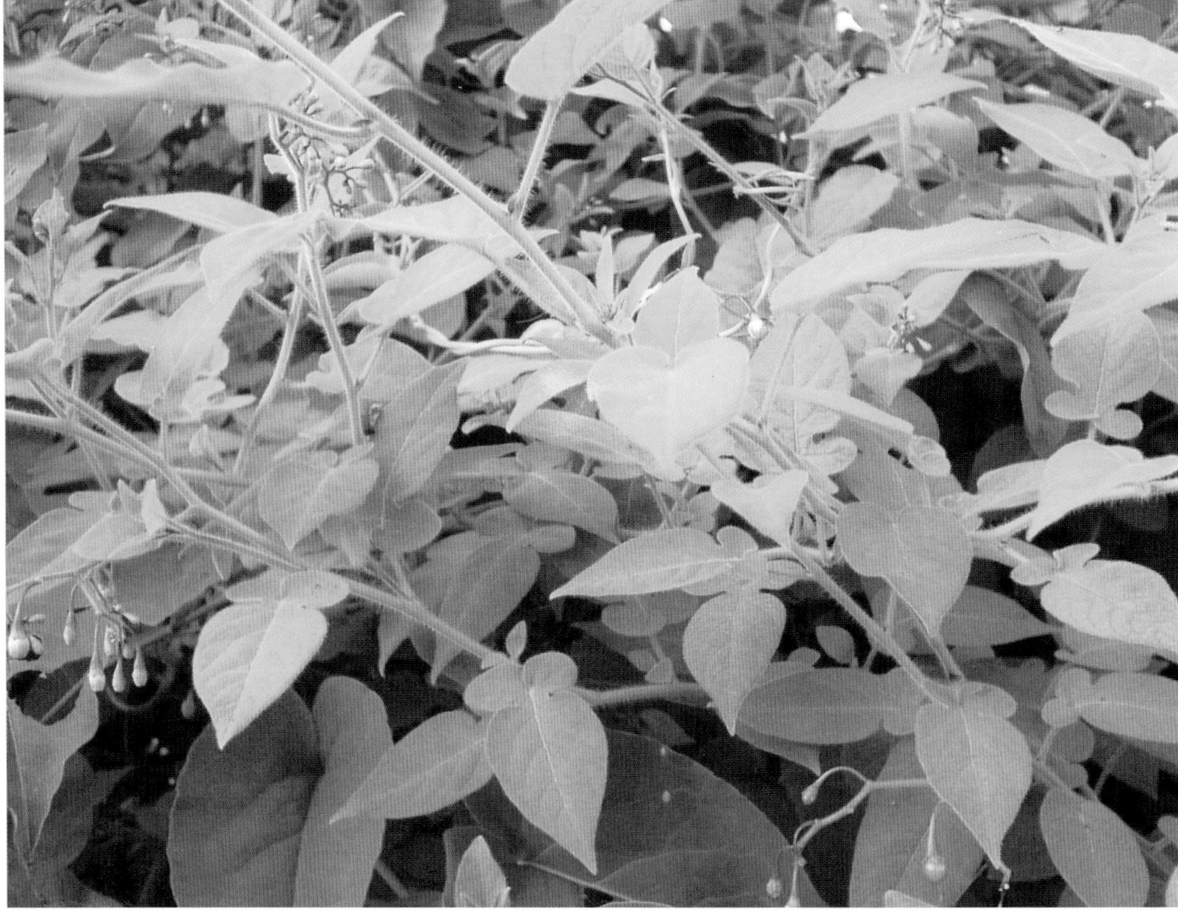

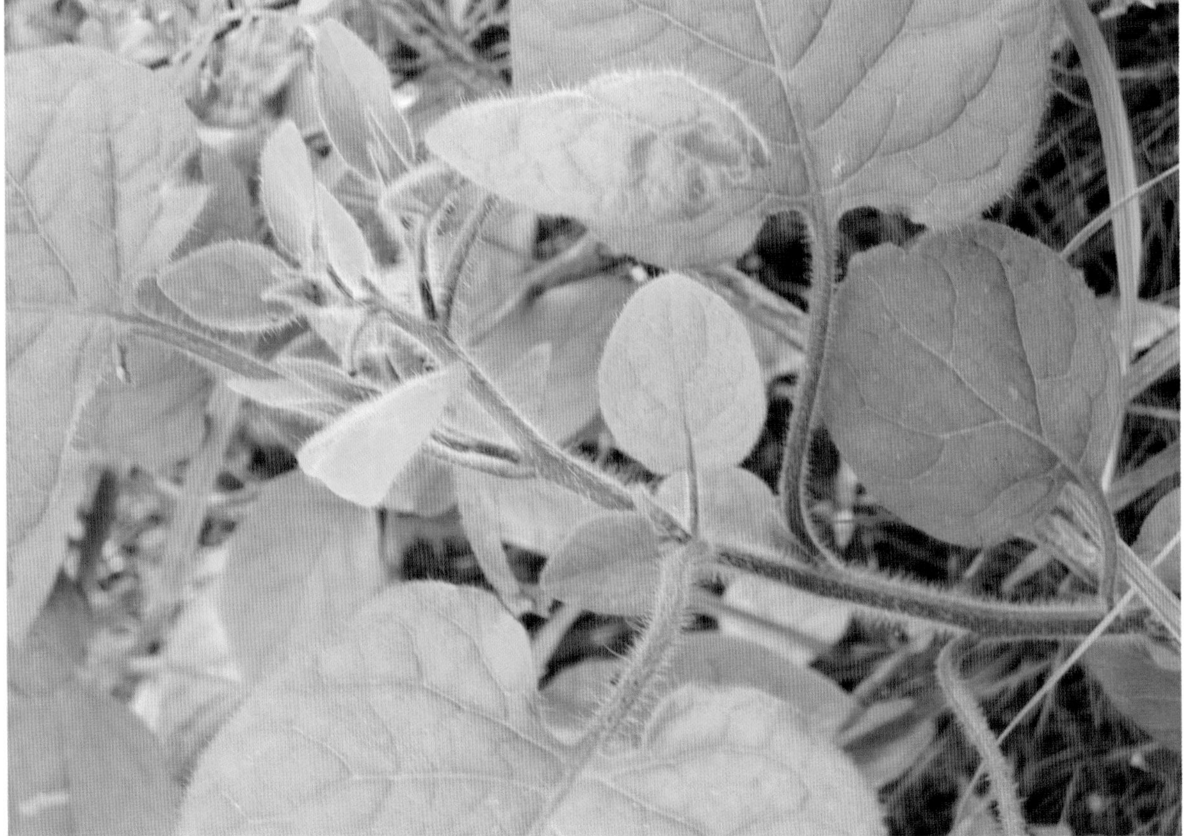

丝 瓜

别名：天罗、绵瓜、菜瓜、水瓜、蛮瓜、布瓜、纺线、天吊瓜、天络丝、天丝瓜、天骷髅。
来源：为葫芦科植物丝瓜*Luffa cylindrica* (Linn.) Roem.**的鲜嫩果实或霜后干枯的老熟果实（天骷髅）。**

【生境分布】全田各地均有栽培。

【采收加工】嫩丝瓜于夏、秋间采摘。老丝瓜（天骷髅）须于秋后采收。

【性味功用】甘，凉。归肺、肝、胃、大肠经。清热化痰，凉血解毒。主治热病身热烦渴，痰喘咳嗽，肠风下血，痔疮出血，尿血，崩漏，痈疽疮疡，乳汁不通，无名肿毒，水肿。内服：煎汤，9～15克，鲜品60～120克；或烧存性为散，每次3～9克。外用：捣汁涂，或捣敷，或研末调敷。

【精选验方】①腰痛：丝瓜子炒焦，捣烂，酒送服，以渣敷痛处。②百日咳：鲜丝瓜液汁60毫升（3～6周岁量），加适量蜂蜜口服，每日2次。③预防麻疹：生丝瓜100克，煎汤服食，每日2次，连服3日。④腮腺炎：老丝瓜1条，切碎炒至微黄，研为细末，每次10克，开水送服，每日3次，连服5日。⑤咽喉炎：经霜丝瓜1条切碎，水煎服。或嫩丝瓜捣汁，每次服1汤匙，每日3次。

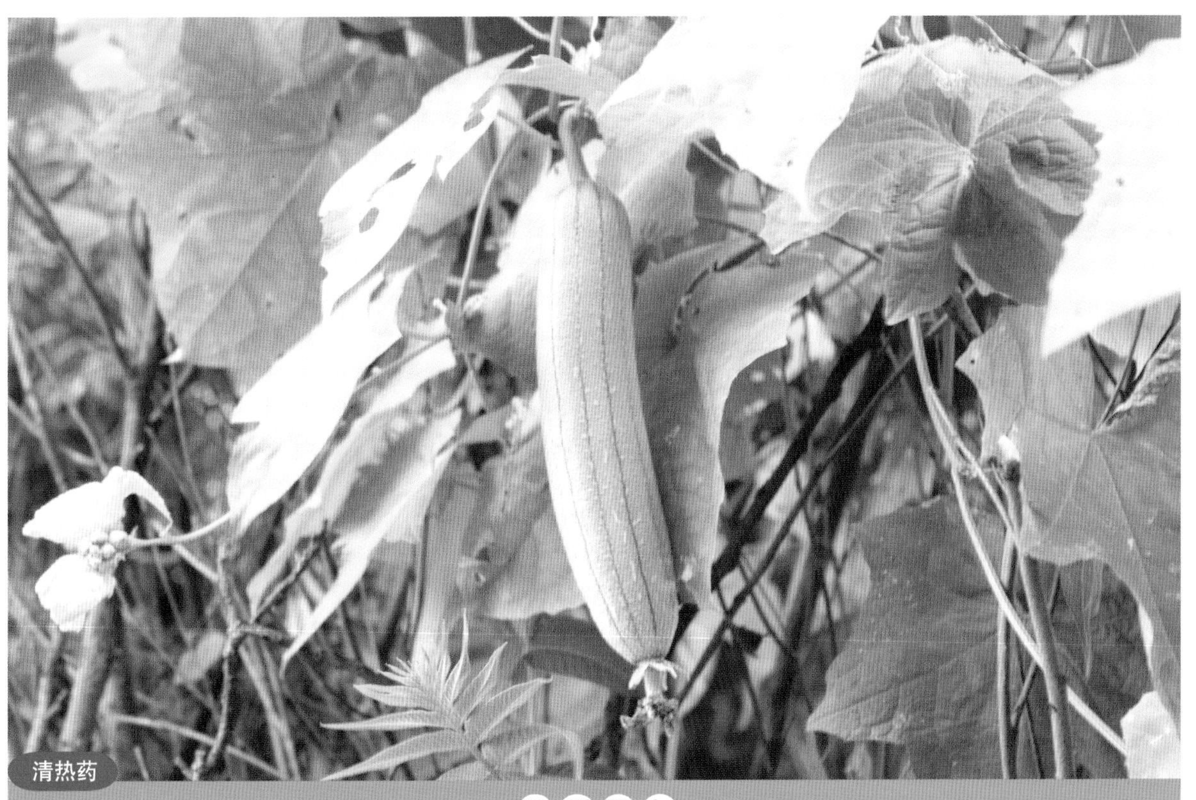

清热药

识别要点

①茎枝粗糙，有棱沟，有微柔毛。②叶互生，三角形或近圆形，边缘有锯齿。③花单性，雌雄同株；花冠黄色。④果实圆柱状，直或稍弯，表面平滑，通常有深色纵条纹，未成熟时肉质，成熟后干燥。

羊蹄

别名：牛舌头、土大黄、野大黄。
来源：为蓼科植物羊蹄*Rumex japonicus* Houtt.的根。

【生境分布】生长于山野、路旁或湿地。主产于华东、中南及四川等地。

【采收加工】夏、秋季采收，洗净，晒干或鲜用。

【性味功用】苦，寒。归心、肝、大肠经。清热通便，凉血止血，杀虫止痒。主治大便秘结，吐血衄血，肠风便血，痔血，崩漏，疥癣，白秃，痈疮肿毒，跌打损伤。内服：煎汤，9～15克；或捣汁；或熬膏。外用：适量，捣敷，磨汁涂，或煎水洗。

【精选验方】①跌打损伤：鲜羊蹄根适量，捣烂，用酒炒热，敷患处。②肠风下血：羊蹄根洗净，切细，加连皮老姜各半碗，炒赤，以酒淬过，去渣，适量饮服。③喉痹：羊蹄根，在陈醋中研成泥，先以布把喉外擦红，再把药涂上。④顽癣：羊蹄根绞出汁，加轻粉少许，调成膏涂癣上，3～5次即愈。

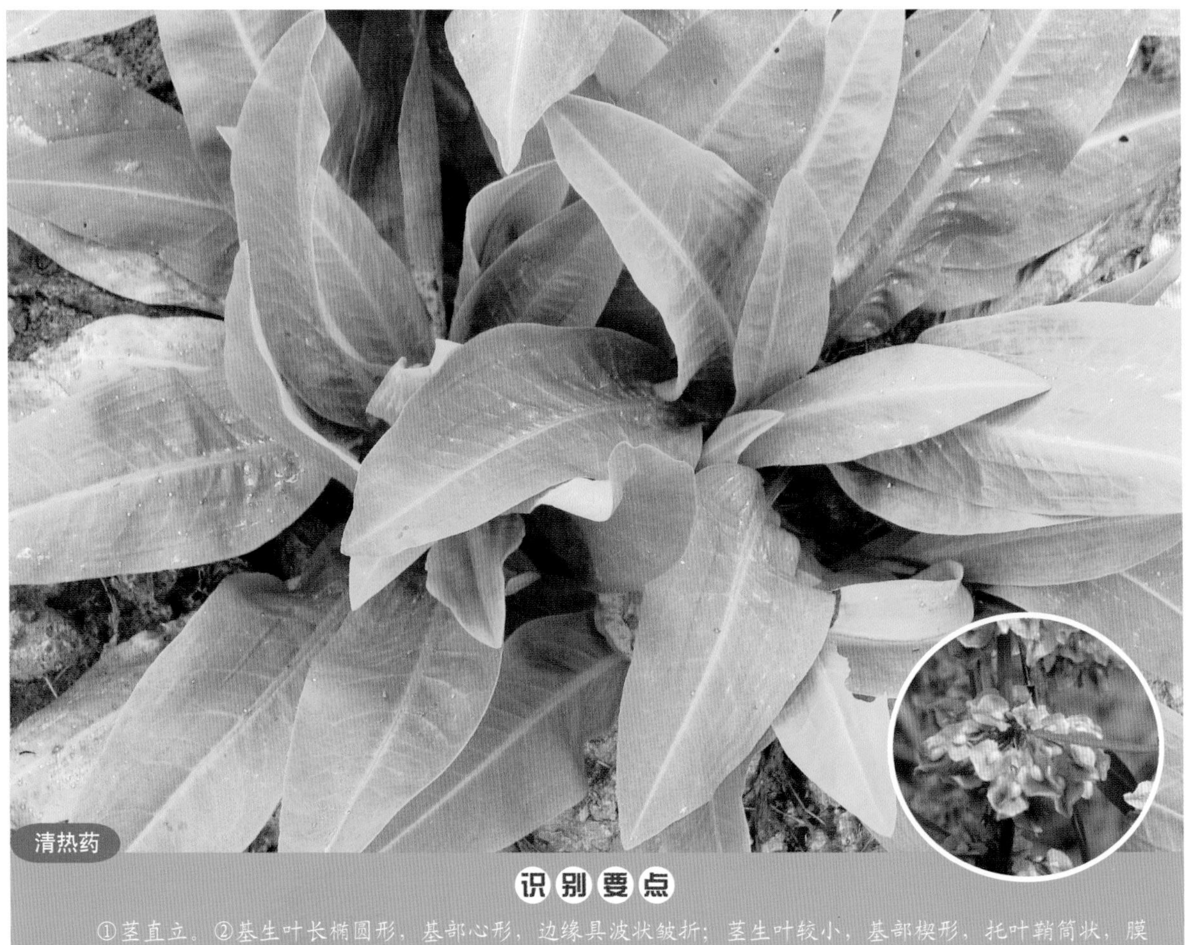

识别要点

①茎直立。②基生叶长椭圆形，基部心形，边缘具波状皱折；茎生叶较小，基部楔形，托叶鞘筒状，膜质。③花序圆锥状，多花轮生，花梗细长，花被淡绿色。

地 菍

别名：山地菍、地茄、铺地锦、地吉桃、地葡萄、地红花、铺地黏。
来源：为野牡丹科野牡丹属植物地菍*Melastoma dodecandrum* Lour.的全草。

【生境分布】生长于海拔1250米以下的山坡矮草丛中，为酸性土壤常见的植物。主产于浙江、江西、福建、湖南、广东、广西、贵州等地。

【采收加工】5～6月采收，洗净，除去杂质，晒干或烘干。

【性味功用】甘、涩，凉。归心、肝、脾、肺经。清热解毒，活血止血。主治高热，肺脓肿，咽肿，牙痛，赤白痢疾，黄疸，水肿，痛经，崩漏，带下，产后腹痛，淋巴结炎，痈肿，疔疮，痔疮，蛇虫咬伤。内服：煎汤，15～30克；或鲜品捣汁。外用：捣敷或煎汤洗。

【精选验方】①外伤出血：地菍叶适量，捣烂外敷。②胃出血、便血：地菍50克，煎汤分4次服，隔4小时服1次。便血加雉鸡尾、粗糠材各等份，炖白酒服。③红肿痈毒：地菍鲜叶切碎，同酒酿糟杵烂敷患处，每日1换。④咽喉肿痛：鲜地菍18克，洗净，水一碗半，煎服。⑤痢疾：鲜地菍60克，水煎服。

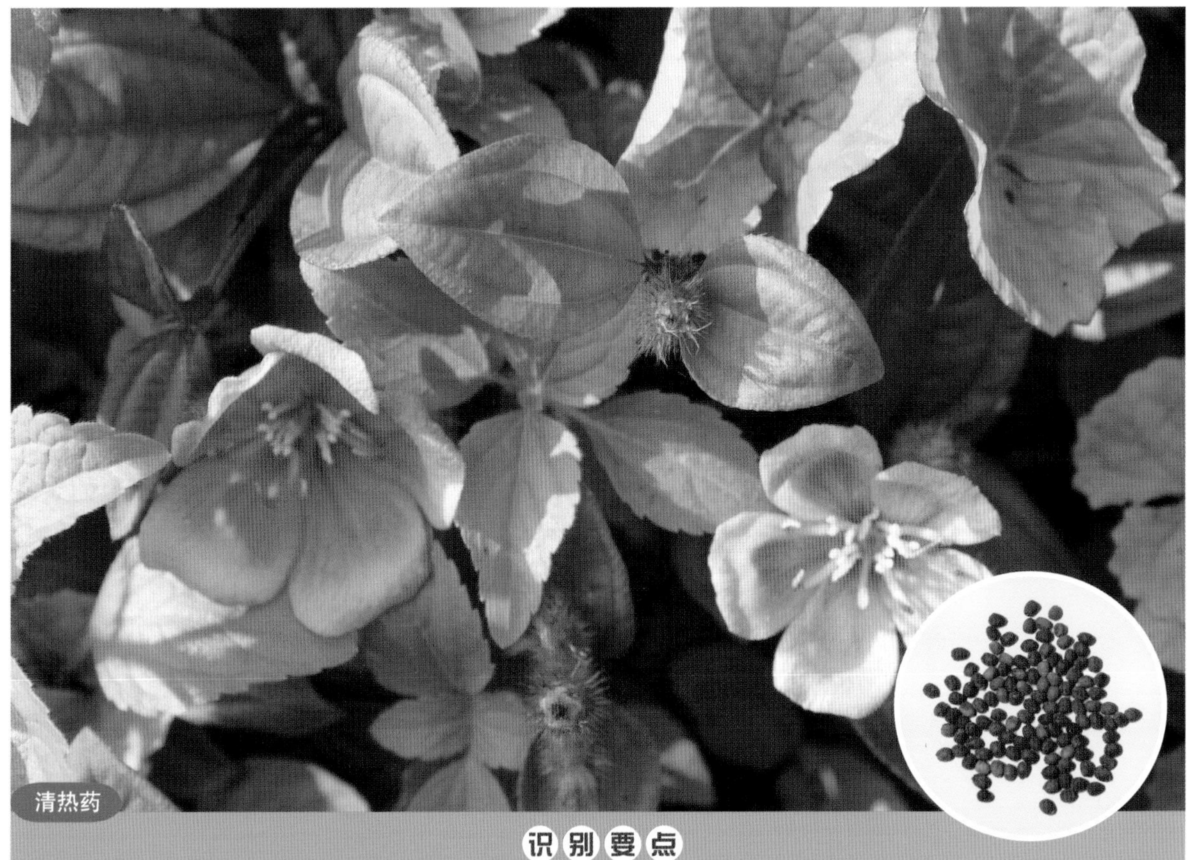

识别要点

①茎匍匐上升，逐节生根，分枝多，披散，地上各部被糙伏毛。②叶对生，坚纸质，卵形或椭圆形，全缘或具密浅细锯齿。③聚伞花序顶生，有花1～3朵，花瓣淡紫色至紫红色，倒卵形，上部略偏斜。

沙枣

别名：银柳、红豆、牙格达、桂香柳。
来源：为胡颓子科胡颓子属植物沙枣*Elaeagnus angustifolia* L.**的果实和树皮。**

【生境分布】生长于沙漠地区。分布我国东北、华北及西北等地。

【采收加工】树皮四季可采剥，刮去外层老皮，剥取内皮，晒干备用。果实在秋末冬初成熟时采摘晒干。

【性味功用】树皮酸、微苦，凉。果实酸、微甘，凉。归心、肝、脾经。清热凉血，收敛止痛。树皮主治慢性气管炎，胃痛，肠炎，白带；外用治烧烫伤，止血，健脾止泻。果实主治消化不良。内服：煎汤，9～15克。外用：煎汁涂；或研末敷。

【精选验方】①胃痛：沙枣10枚，洗净放锅里炒至皮微黑，将枣一分为二，用开水冲泡3～4枚，当茶饮，可加入适量糖。②白带：沙枣树皮15克，水煎服。③烧伤：沙枣树皮研粉，以80%酒精浸泡48小时，过滤，用时喷涂创面，能止渗出液，促进创面愈合。④止血：沙枣树皮研末，敷患处。

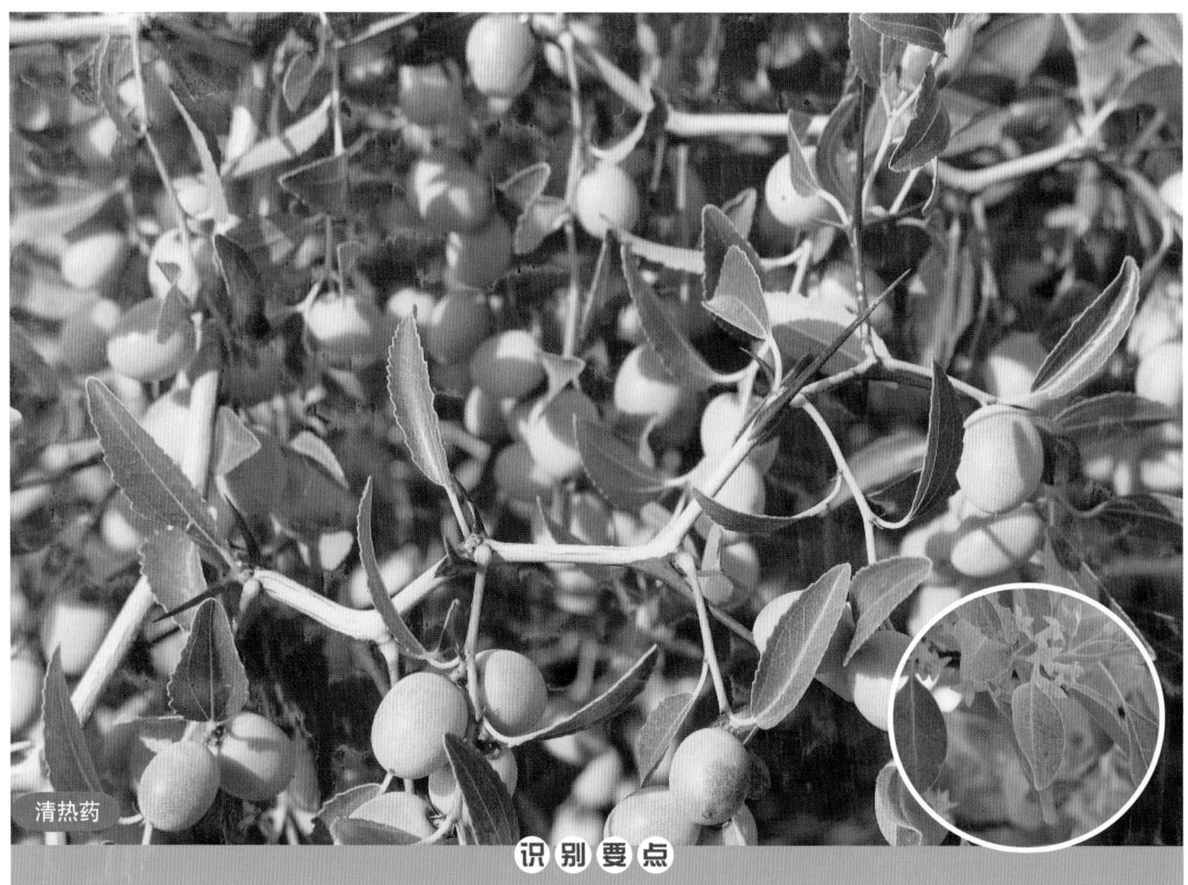

清热药

识别要点

①幼枝银白色，老枝栗褐色。②叶矩圆状披针形至狭披针形，两面均有白色鳞片，下面较密，成银白色。③花银白色，芳香，外侧被鳞片，1～3朵生小枝下部叶腋；花被筒钟形。④果实矩圆状椭圆形，或近圆形，密被银白色鳞片。

杏

别名：杏子、杏仁、杏核仁、杏梅仁、木落子、山杏仁。
来源：为蔷薇科植物杏*Prunus armeniaca* L. 的干燥成熟种子。

【生境分布】生长于海拔700～2000米的干燥向阳的平原和丘陵地区。主产于东北、华北及西北等地区，系栽培果树。

【采收加工】夏季采收成熟果实，除去果肉及核壳，取出种子，晒干。生用或炒用，用时捣碎。

【性味功用】酸、甘，温，有毒。归肺、心经。清热，润肺定喘，生津止渴。主治肺燥咳嗽，津伤口渴。内服：煎汤，6～12克；或生食，或晒干为脯，适量。

【精选验方】①慢性气管炎：带皮苦杏仁与等量冰糖研碎混合，制成杏仁糖，早、晚各服9克，每10日为1个疗程。②急慢性呼吸道感染：杏仁、生半夏各等份，为末，制成糊状药，外敷两足涌泉穴，用胶布固定，早晚各更换1次。③外阴瘙痒：杏仁研成细粉，加麻油调成糊状涂擦，每日1次。④鼻中生疮：捣杏仁乳敷，也可烧核，压取油敷之。⑤咳嗽气喘：杏仁12克，水煎服。⑥黄水疮：杏仁放瓦上焙焦研末，香油调搽患处。

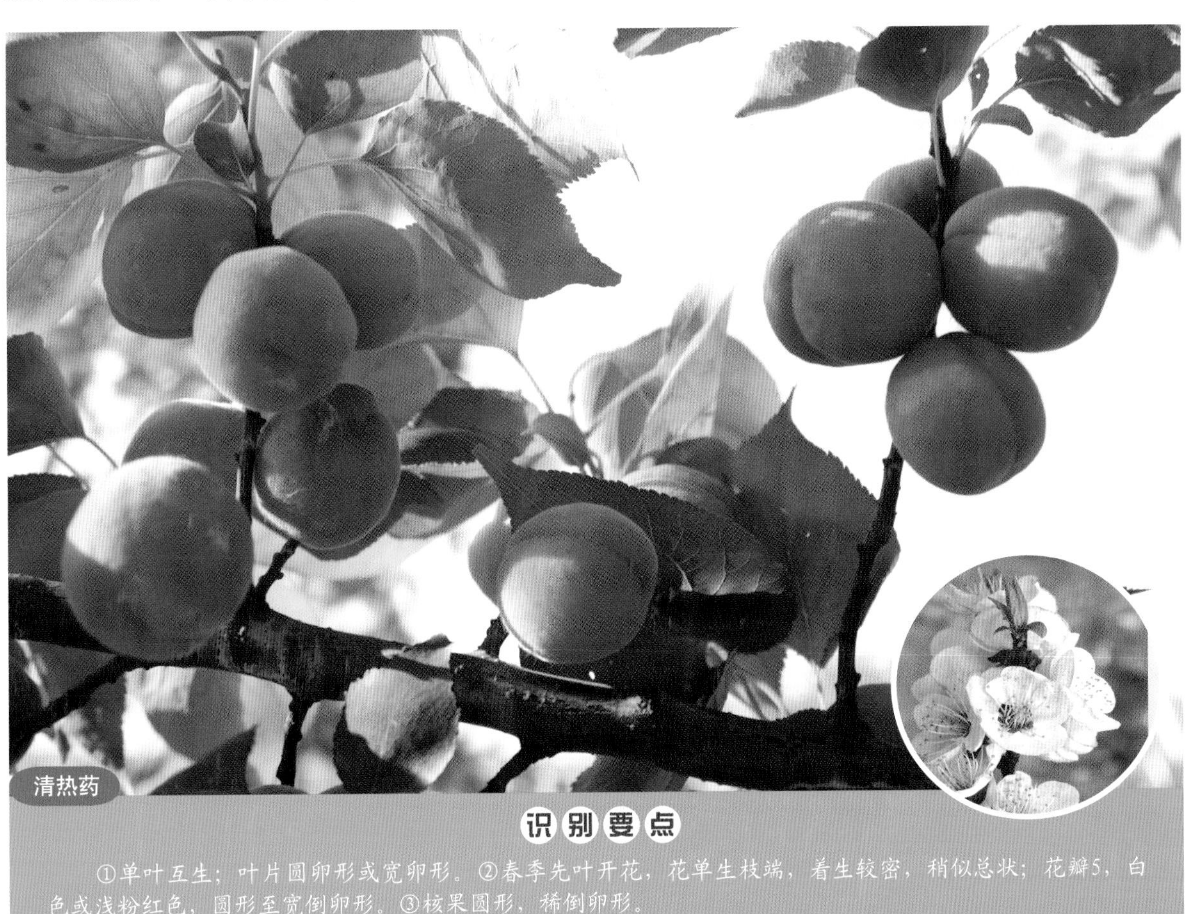

识别要点

①单叶互生；叶片圆卵形或宽卵形。②春季先叶开花，花单生枝端，着生较密，稍似总状；花瓣5，白色或浅粉红色，圆形至宽倒卵形。③核果圆形，稀倒卵形。

鸡蛋花

别名：缅栀子、蛋黄花、擂捶花、鸭脚木、大季花、番缅花、蕃花、善花仔。
来源：为夹竹桃科鸡蛋花属植物鸡蛋花*Plumeria rubra* L. cv. Acutifolia的花。

【生境分布】原产于美洲。福建、台湾、广东、海南、广西、云南等地有栽培。

【采收加工】夏、秋采摘盛开的花朵，晒干。

【性味功用】甘、微苦，凉。归肺、大肠经。清热，利湿，解暑。主治感冒发热，肺热咳嗽，湿热黄疸，泄泻痢疾，尿路结石，预防中暑。内服：煎汤，5～10克。

【精选验方】①痢疾、夏季腹泻：鸡蛋花10克，水煎服。②细菌性痢疾：鸡蛋花、木棉花、金银花各9克，水煎服。③肺热咳嗽：鸡蛋花、竹茹各12克，水煎服。

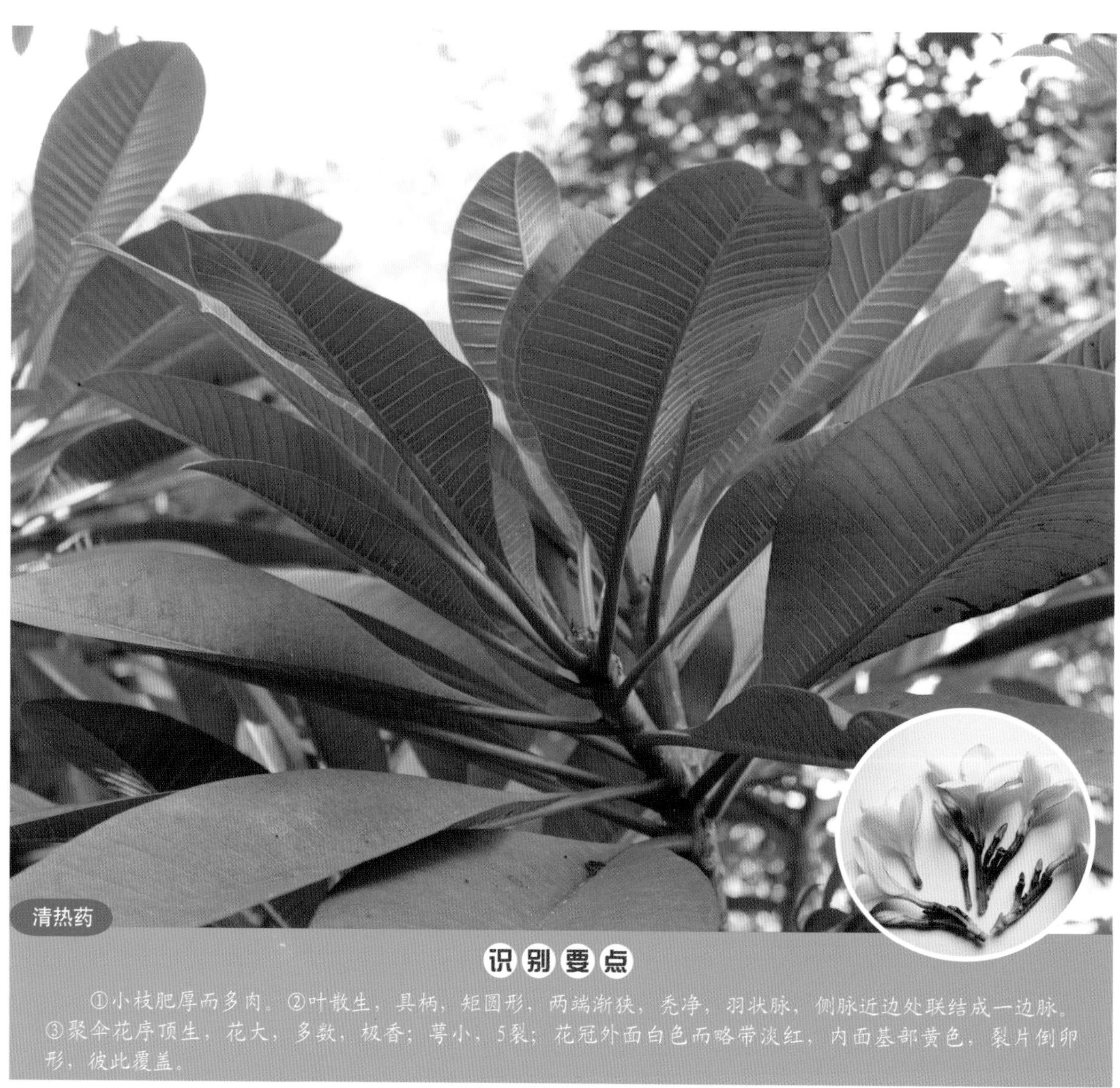

清热药

识别要点

①小枝肥厚而多肉。②叶散生，具柄，矩圆形，两端渐狭，秃净，羽状脉，侧脉近边处联结成一边脉。③聚伞花序顶生，花大，多数，极香；萼小，5裂；花冠外面白色而略带淡红，内面基部黄色，裂片倒卵形，彼此覆盖。

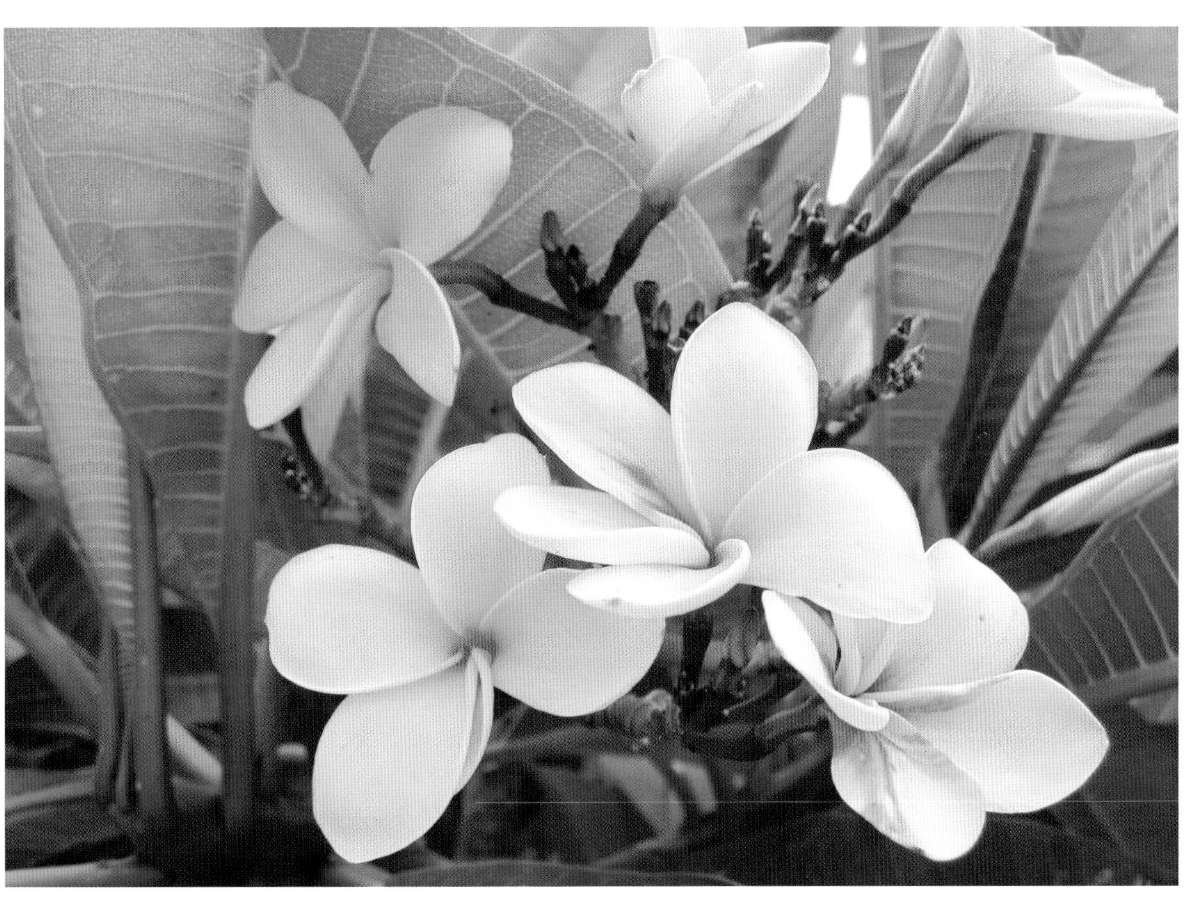

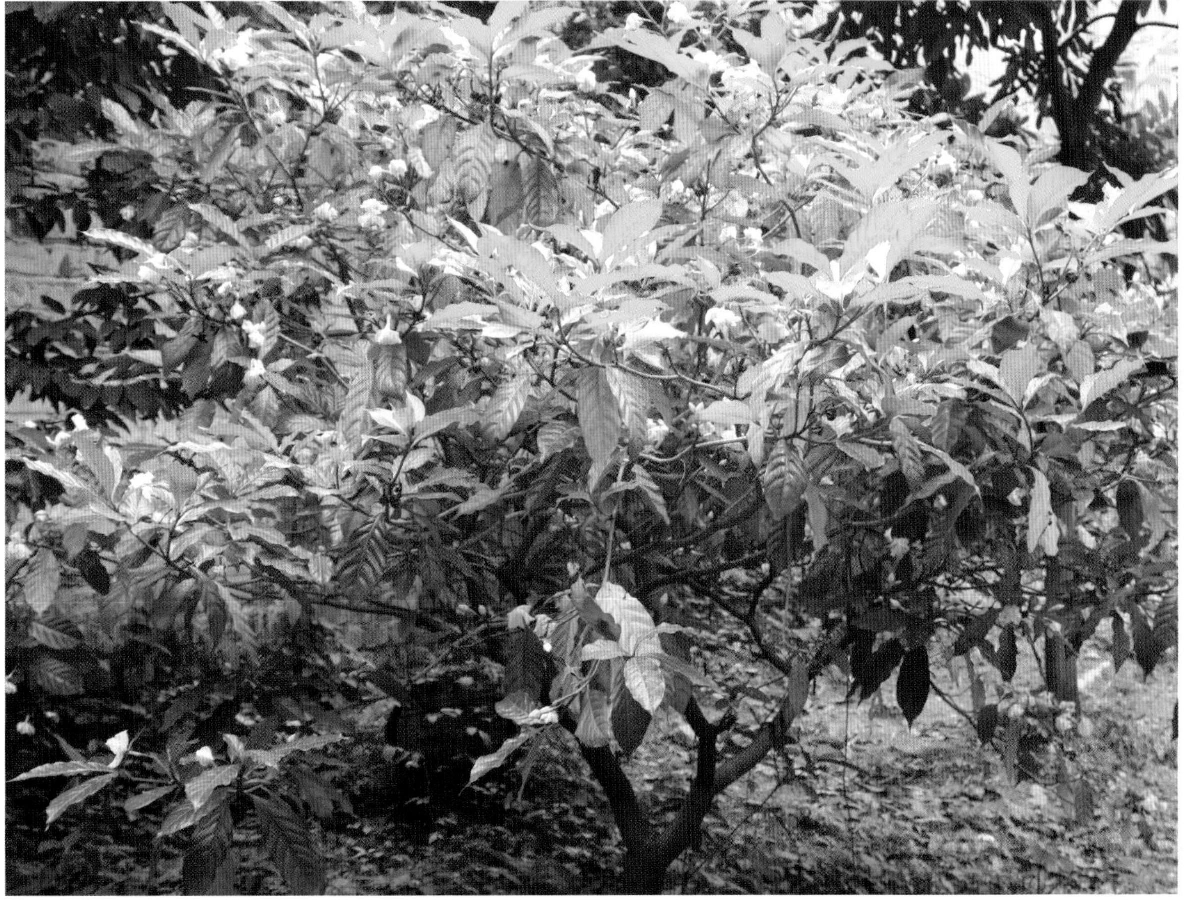

芦竹

别名：芦荻竹、芦竹根、芦竹笋、楼梯杆。
来源：为禾本科芦竹属植物芦竹*Arundo donax* L.**的根茎及嫩苗。**

【生境分布】生长于溪旁及屋边较潮湿的深厚的土壤处。主产于西南、华南及江苏、浙江、湖南等地。

【采收加工】根茎于夏季拔起全株，砍取根茎洗净，剔除须根，切片或整条晒干。嫩苗于春季采收，洗净，鲜用。

【性味功用】根茎苦，寒，甘；清热泻火，生津除烦，利尿；主治热病烦渴，虚劳骨蒸，吐血，尿热，小便不利，风火牙痛。嫩苗苦，寒；清热泻火；主治肺热吐血，骨蒸潮热，头晕，尿热，聤耳，牙痛。内服：煎汤，根茎15～30克，嫩苗15～60克；或熬膏。外用：捣敷，或熬膏，或捣汁滴耳。

【精选验方】①肺热吐血：芦竹笋500克，捣取汁加白糖服。②中耳炎：芦竹笋捣汁加冰片滴耳心。③用脑过度、精神失常：芦竹笋熬膏加白糖服，每次1茶匙。④尿路感染：鲜根状茎60克，灯芯草、车前草各12克，水煎服。

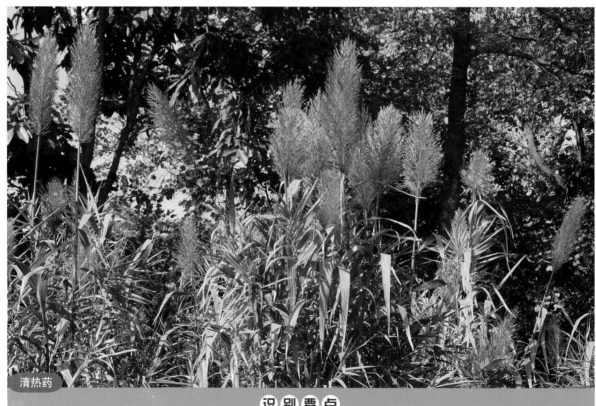

清热药

识别要点

①秆直立，常具分枝。②叶鞘较节间为长，无毛或其颈部具长柔毛，叶舌膜质，截平，先端具短细毛；叶片扁平，嫩时表面及边缘微粗糙。③圆锥花序较紧密，小穗含2～4花；颖披针形，具3～5脉；外稃亦具3～5脉。

含羞草

别名：知羞草、喝呼草、怕羞草、怕丑草、惧内草、望江南、感应草。
来源：为豆科植物含羞草*Mimosa pudica* L.**的全草。**

【生境分布】生长于旷野、山溪边、草丛或灌木丛中。主产于西南及福建、台湾、广东、海南、广西等地。

【采收加工】夏、秋季采收，洗净，晒干或鲜用。

【性味功用】苦、涩，微苦，微寒。有小毒。归心、肝、胃、大肠经。凉血解毒，清热利湿，镇静安神。主治感冒，小儿高热，支气管炎，肝炎，肠炎，结膜炎，尿路结石，水肿，劳伤咳血，鼻衄，尿血，神经衰弱，失眠，疮疡肿毒，带状疱疹，跌打损伤。内服：煎汤，15～30克；或炖肉。外用：捣敷。

【精选验方】①神经衰弱、失眠：鲜含羞草30～60克，水煎服。②带状疱疹：含羞草鲜叶，捣烂外敷。③感冒：含羞草、爵床各15克，野甘草10克，鱼腥草20克，水煎服。④支气管炎：含羞草15克，金不换、小茴香、小号七星剑各10克，水煎服。

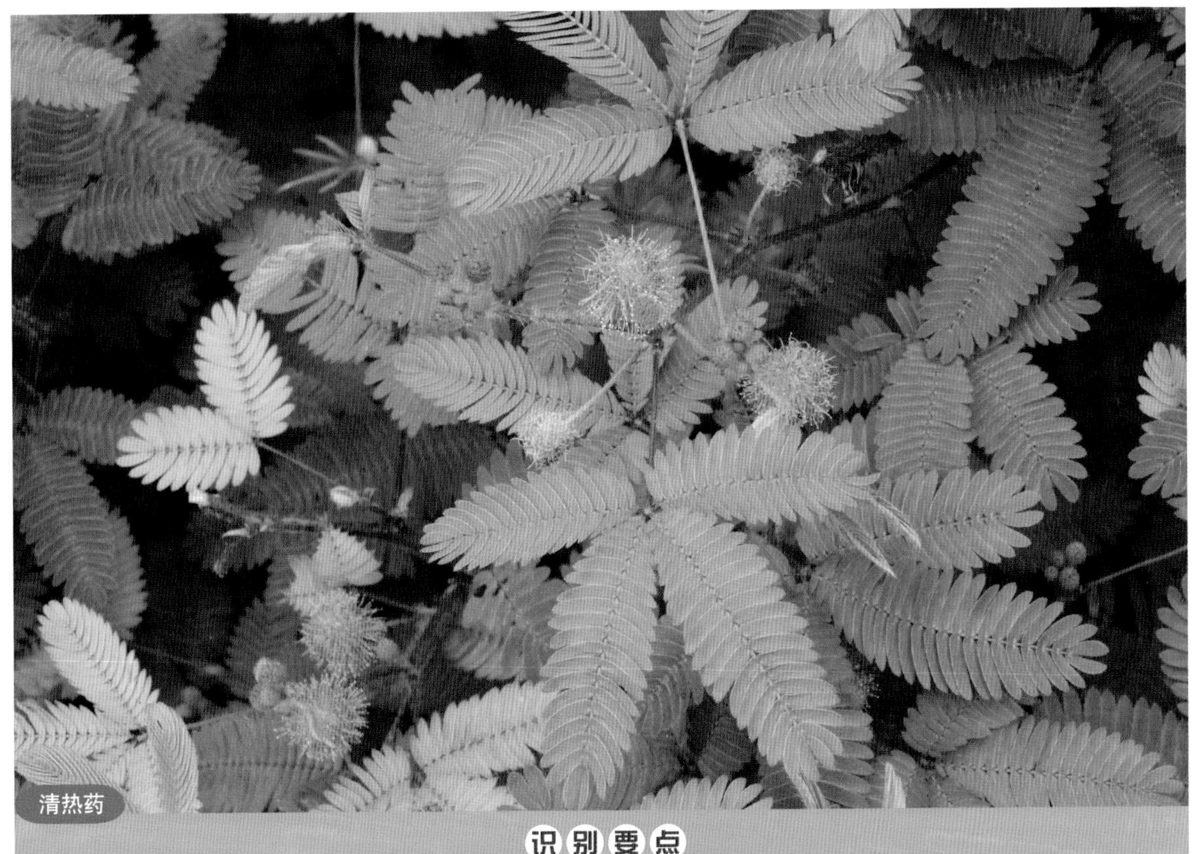

识别要点

①茎多分枝，遍体散生倒刺毛或锐刺。②2回羽状复叶，羽片2～4，掌状排列，小叶14～48，长圆形，边缘及叶脉有刺毛。③头状花序长圆形，2～3个腋生；花小，淡红色；花萼钟状，有8个微小萼齿；花瓣4，基部合生。④荚果扁，边缘有刺毛。

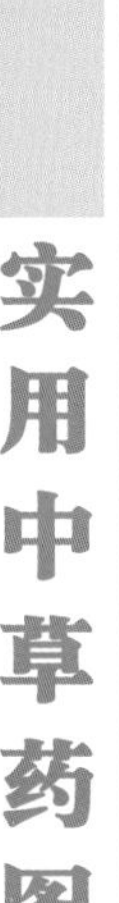

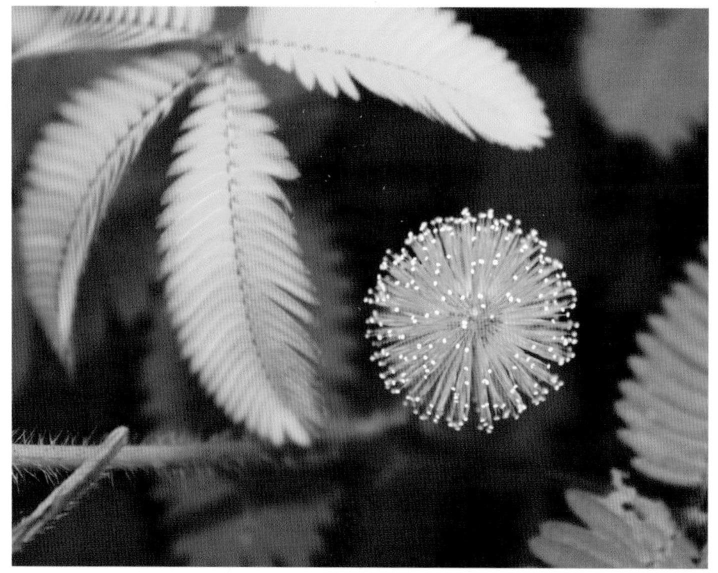

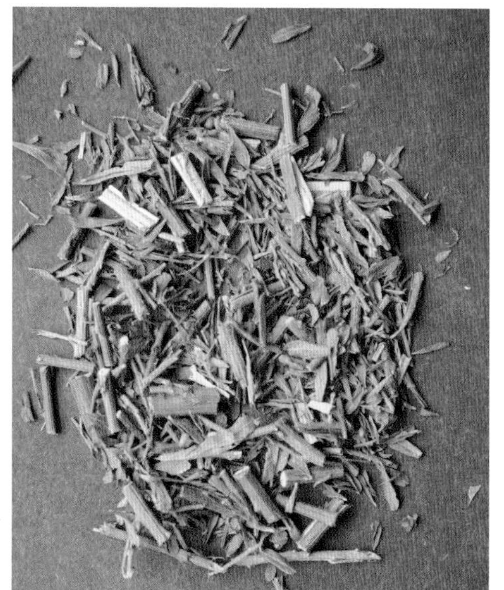

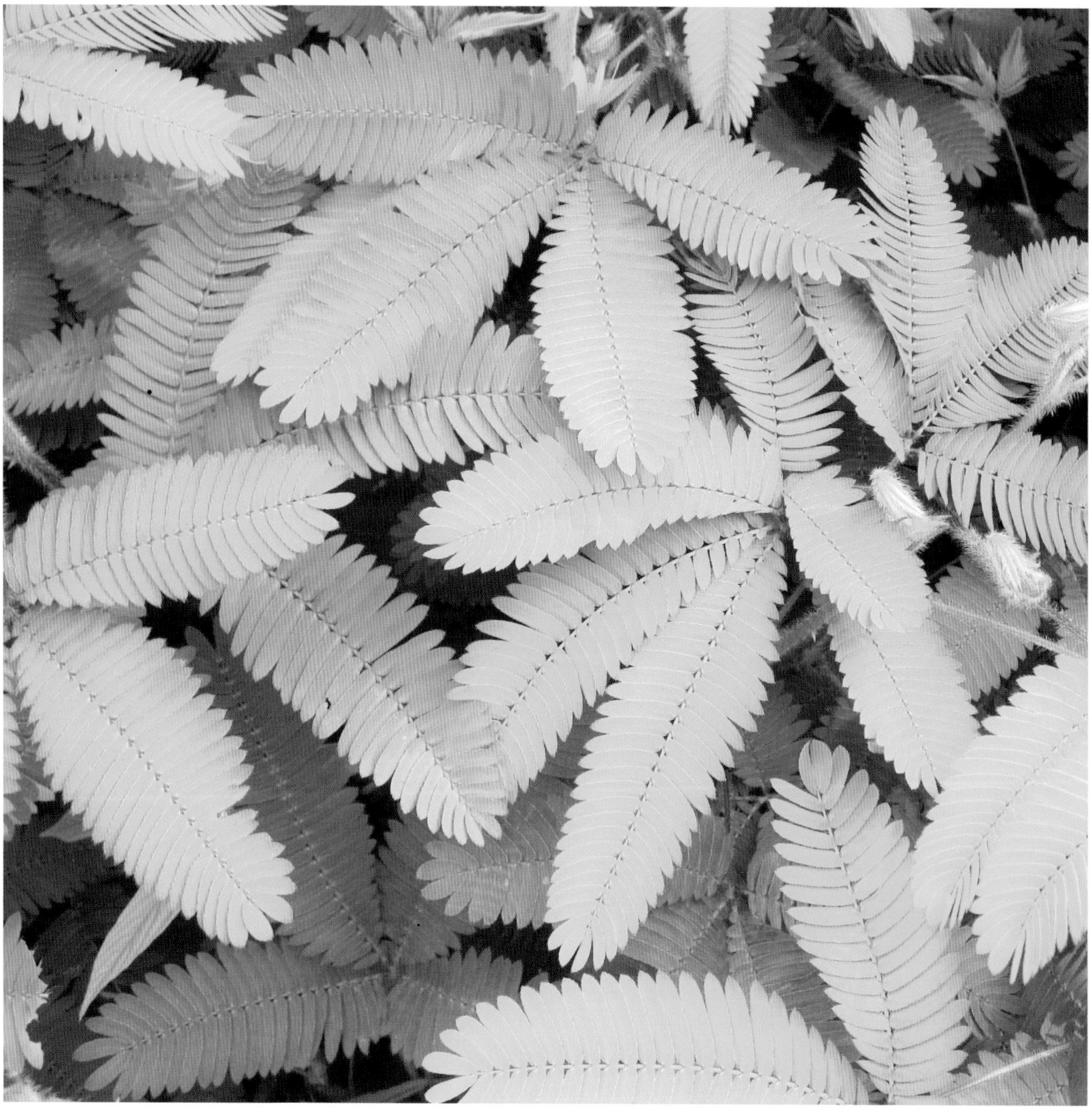

虎耳草

别名：老虎草、耳朵红、金丝荷叶。
来源：为虎耳草科植物虎耳草*Saxifragga stolonifera* Meerb. **的全草。**

【生境分布】生长于阴湿处、溪旁树阴下、岩石缝内。主产于华东、中南、西南。

【采收加工】四季可采，或夏秋开花期采收，洗净晒干或鲜用。

【性味功用】苦、辛，寒。有小毒。归肺、脾、大肠经。疏风，清热，凉血解毒。主治风热咳嗽，肺痈，吐血，风火牙痛，风疹瘙痒，痈肿丹毒，痔疮肿痛，毒虫咬伤，外伤出血。内服：煎汤，10～15克。外用：捣汁滴，或煎水熏洗。

【精选验方】①中耳炎：鲜虎耳草叶捣汁滴入耳内。②荨麻疹：虎耳草、青黛各适量，煎服。③冻疮溃烂：鲜虎耳草叶捣烂敷患处。④湿疹、皮肤瘙痒：鲜虎耳草500克，切碎，加95%酒精拌湿，再加30%酒精1000毫升浸泡一周，去渣，外敷患处。

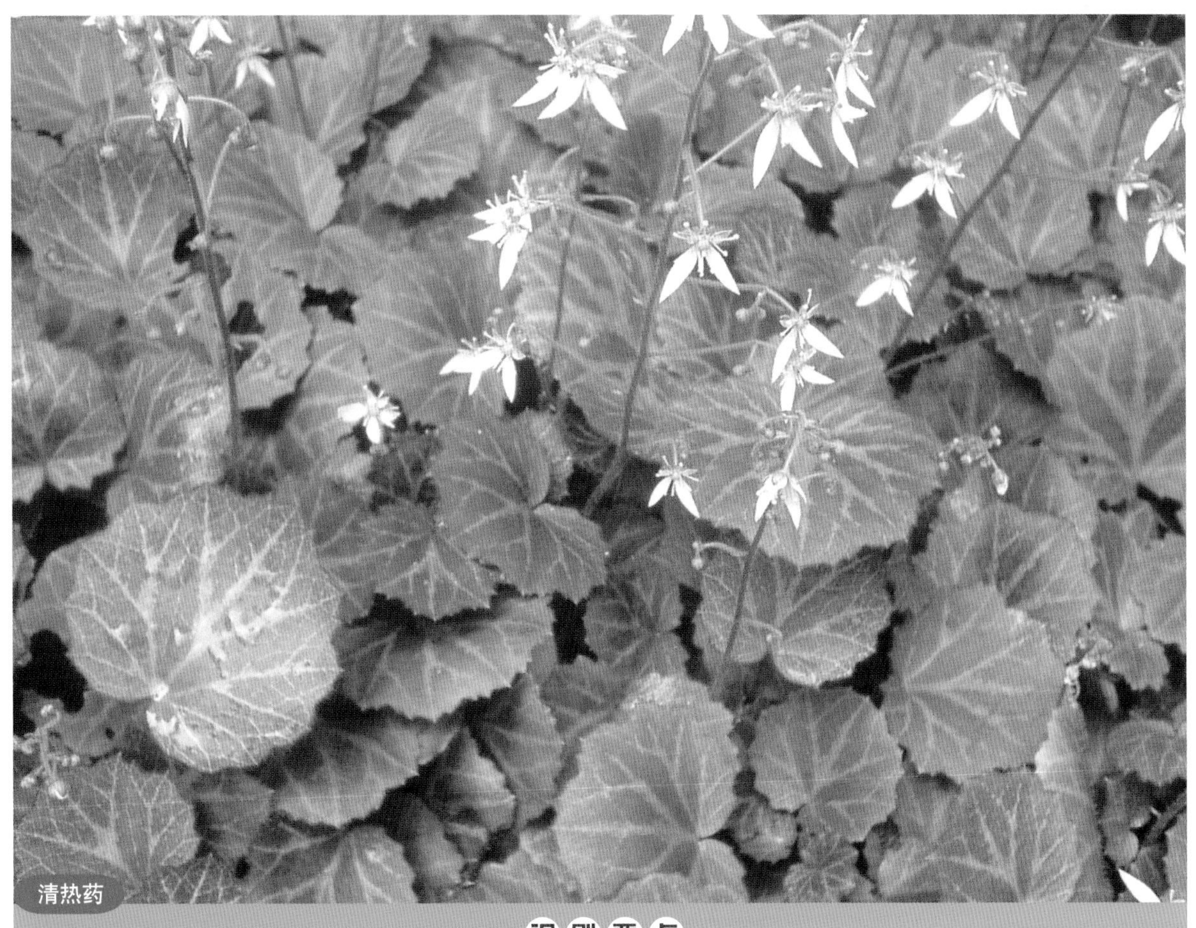

识别要点

①匍匐茎细长，赤紫色，先端着地长出新株。②叶数片基生，肉质，密生长柔毛，叶柄长，紫红色；叶片广卵形或肾形，基部心形或截形，边缘有不规则钝锯齿，两面有长伏毛，上面有白色斑纹，下面紫红色或有斑点。③圆锥花序，稀疏；花小，两侧对称，卵形；花瓣白色，披针形。④蒴果卵圆形。

忍冬

别名：老翁须、金钗股、大薜荔、水杨藤、千金藤、鸳鸯草。
来源：为忍冬科植物忍冬*Lonicera japonica* Thunb.的茎和叶。

【生境分布】生长于山坡灌丛或疏林中、乱石堆、村旁。常有栽培。分布于全国大部。主产于河南。

【采收加工】秋、冬割取带叶的茎藤，扎成小捆，晒干。

【性味功用】甘，寒。归肺、胃经。清热解毒，疏风通络。主治温病发热，热毒血痢，痈肿疮疡，风湿热痹，关节红肿热痛。内服：煎汤，9～30克。

【精选验方】①风湿性关节炎：忍冬藤30克，白薇、豨莶草各12克，鸡血藤、老鹳草各15克，水煎服。②传染性肝炎：忍冬藤60克，加水1000毫升，煎至400毫升，早晚分服，15日为1个疗程，疗程间隔1～3日。③毒草中毒：鲜金银花嫩茎叶适量，用冷开水洗净，嚼细服下。④疮久成漏：忍冬草浸酒常服。

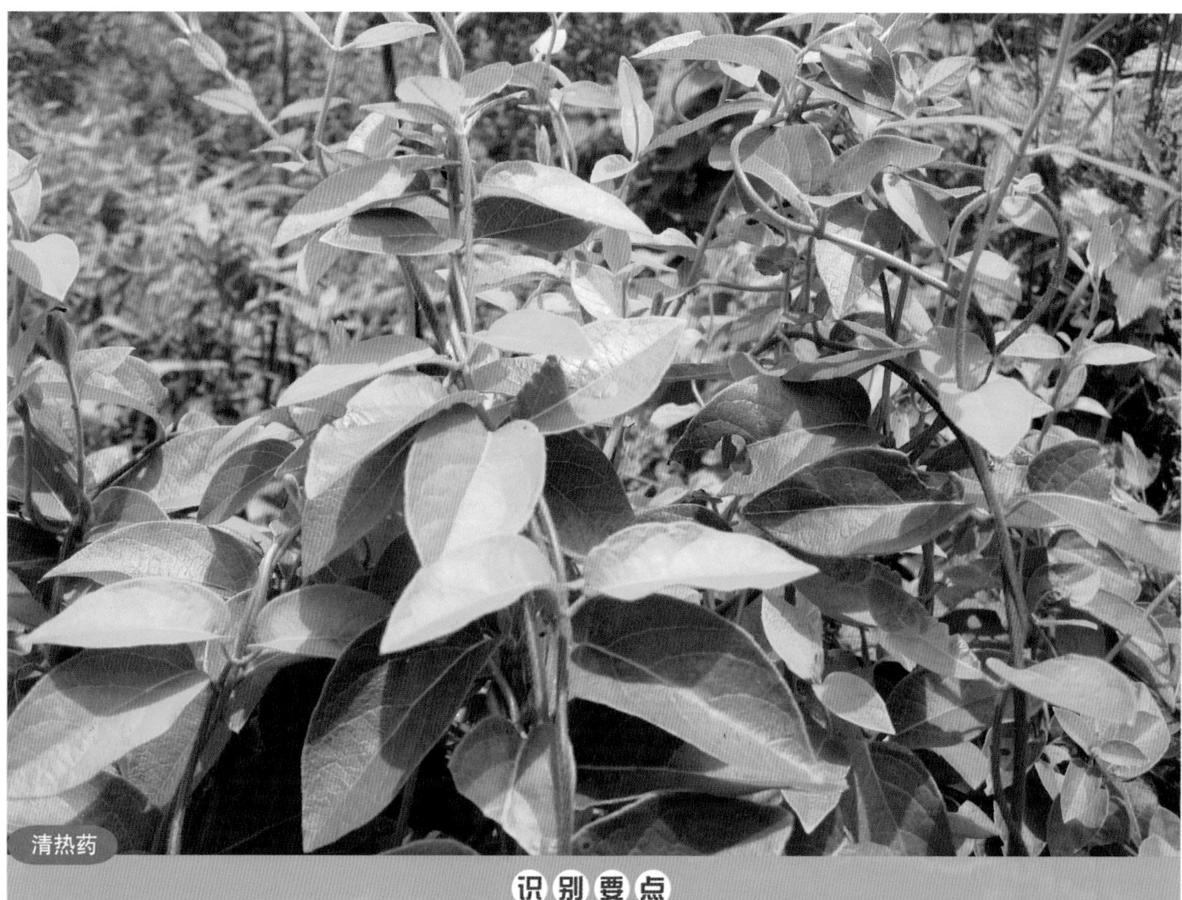

清热药

识别要点

①茎中空，幼枝密生短柔毛。②叶对生；叶片卵圆形，或长卵形，两面和边缘均被短柔毛。③花成对腋生；苞片叶状，广卵形；合瓣花冠左右对称；花初开时为白色。

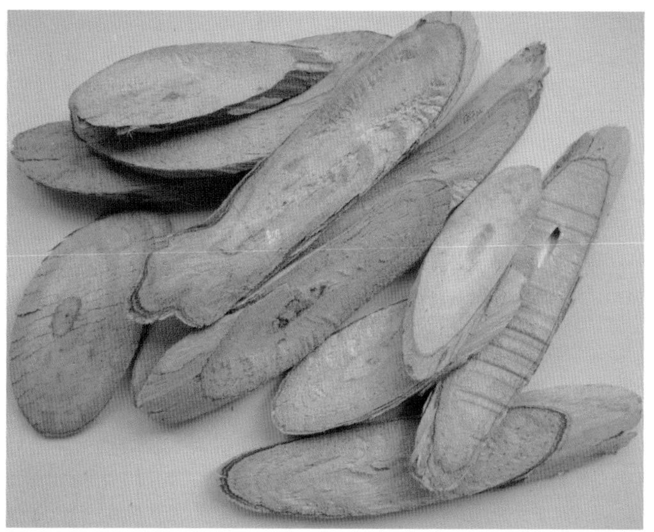

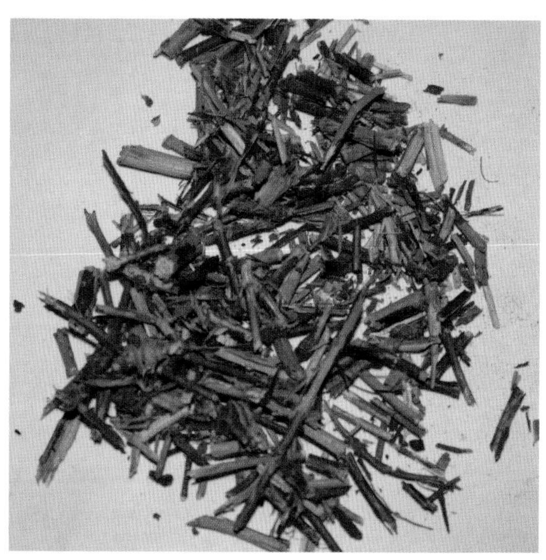

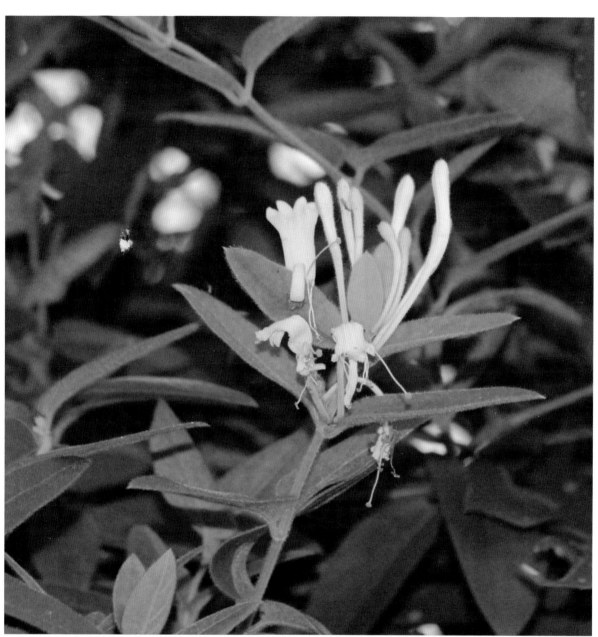

委陵菜

别名：翻白菜、根头菜、白头翁、龙牙草、痢疾草、天青地白。
来源：为蔷薇科植物委陵菜*Potentilla chinensis* Ser. 的干燥全草。

【生境分布】生长于海拔400～3200米的山坡、草地、沟谷、林缘、灌丛及疏林下。分布于全国大部。

【采收加工】4～10月间采挖带根全草，除去花枝与果枝，洗净，晒干。

【性味功用】苦，平。归肝、脾、胃、大肠经。凉血止痢，清热解毒。主治久痢不止，赤痢腹痛，痔疮出血，疮痈肿毒。内服：煎汤，15～30克；或研末；或浸酒。外用：煎水洗，或捣敷，或研末撒。

【精选验方】①痢疾：委陵菜根15克，水煎服，每日3～4次，连服2～3日。②久痢不止：委陵菜、白木槿花各15克，水煎服。③赤痢腹痛：委陵菜细末1.5克，开水吞服，饭前服用。④疔疮初起：委陵菜根30克，水煎服。⑤刀伤止血生肌：委陵菜鲜根捣烂外敷。

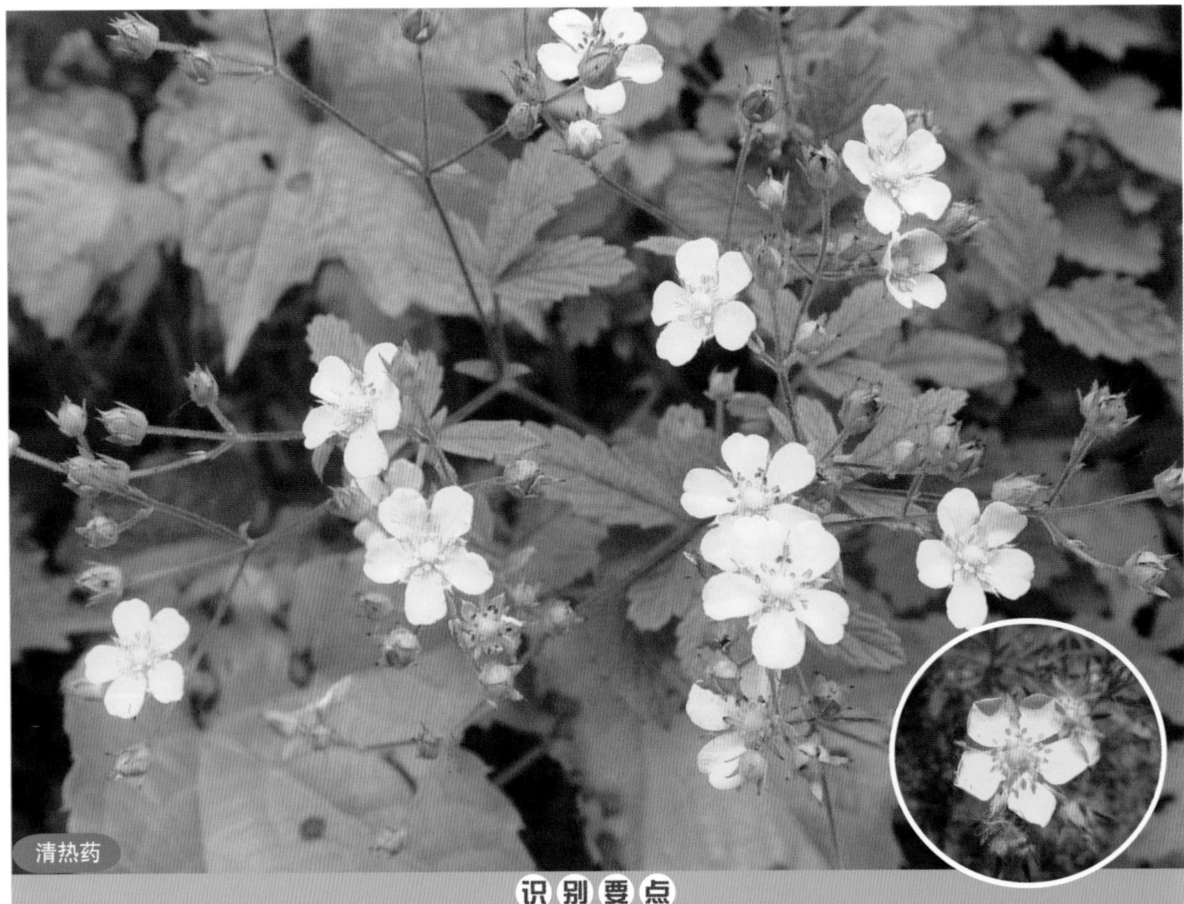

识别要点

①茎直立或斜生，密生白色柔毛。②羽状复叶互生，小叶片长圆形至长圆状倒披针形，边缘羽状深裂，裂片三角形，常反卷，上面被短柔毛，下面密生白色绒毛。③聚伞花序顶生，花瓣黄色，倒卵状圆形。④瘦果有毛，多数，寄生于花托上。

草珊瑚

别名：观音茶、接骨木、九节风、草珠兰、山石兰、接骨兰、山鸡茶。
来源：为金粟兰科草珊瑚属植物草珊瑚*Sarcandra glabra* (Thunb.) Nakai**的全草。**

【生境分布】生长于山谷林下阴湿处。主产于安徽、浙江、江西、福建、台湾、广东、广西、湖南、四川、贵州、云南等地。

【采收加工】全年均可采收，鲜用或晒干。

【性味功用】辛、苦，平。归心、肝经。抗菌消炎，清热解毒，祛风除湿，活血止痛，通经接骨。主治各种炎症性疾病，风湿关节痛，腰腿痛，疮疡肿毒，肺炎，阑尾炎，急性蜂窝组织炎，肿瘤，跌打损伤，骨折等。内服：煎汤，9～30克。外用：鲜品捣敷；或干品研粉，以酒调敷患处。

【精选验方】①劳伤腰痛：草珊瑚、四块瓦、退血草各15克，煨酒服。②胃痛：草珊瑚15克，煨水服。③外伤出血：鲜草珊瑚叶捣烂敷患处。④伤口溃烂：草珊瑚茎、叶适量，煎水外洗。⑤烫火伤：草珊瑚干叶一份，研末，茶油二份调匀，涂抹患处。

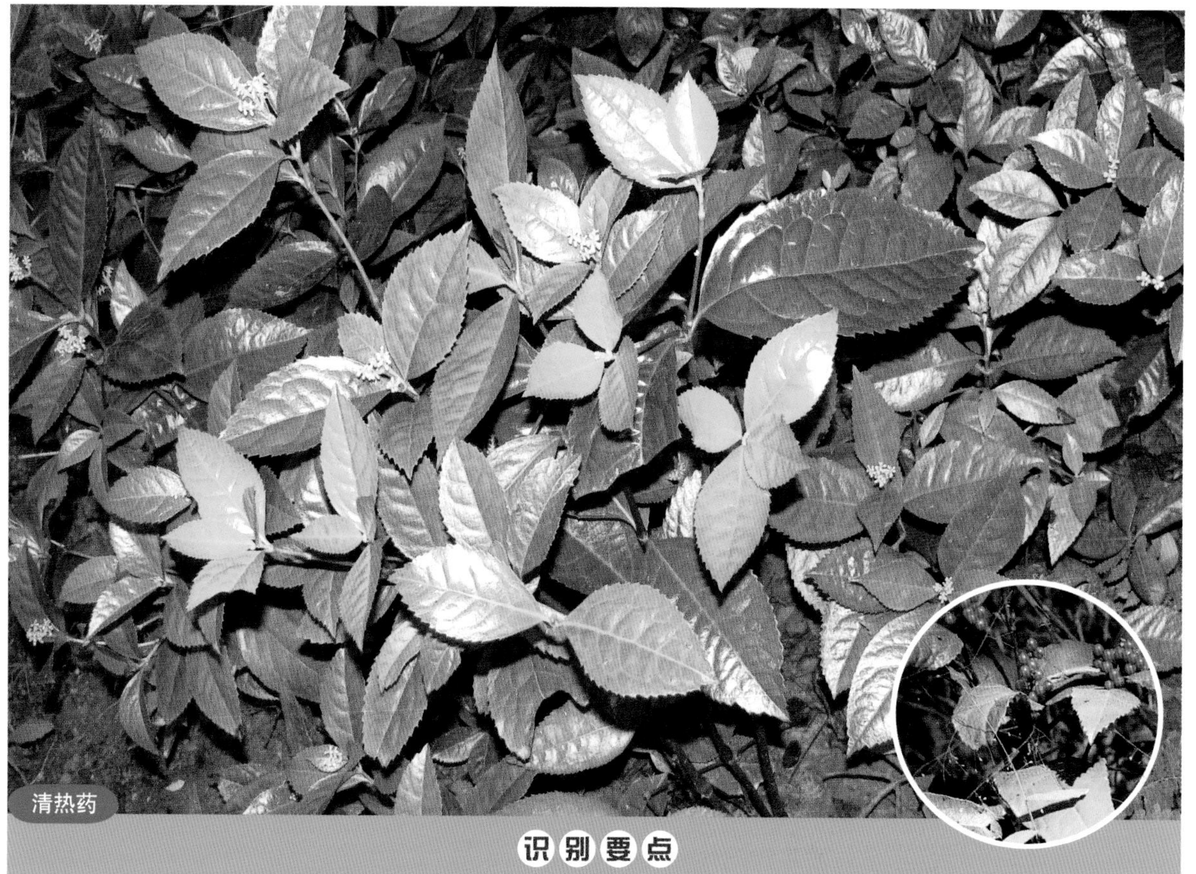

识别要点

①茎直立，绿色，无毛，节膨大，节间有纵行较明显的脊和沟。②单叶对生，革质，卵状披针形或卵状椭圆形，③穗状花序顶生，花小，花两性，无花被，黄绿色。④浆果核果状，球形，熟时鲜红色。

金挖耳

别名：挖耳草、劳伤草、朴地菊、倒盖菊、耳瓢草、山烟筒头。
来源：为菊科植物金挖耳*Carpesium divarcatum* Sieb. et Zucc.**的全草及根。**

【生境分布】生长于山坡路旁和草丛中。主产于东北、华北及福建、台湾、湖南、广东、四川、重庆、贵州等地。

【采收加工】8～9月花期时采收，鲜用或切段晒干。

【性味功用】苦、辛，寒。清热解毒，消肿止痛。主治感冒发热，头风，风炎赤眼，咽喉肿痛，腮腺炎，牙痛，乳腺炎，疮疖肿毒，痔疮出血，腹痛泄泻，急惊风。内服：煎汤，6～15克；或捣汁。外用：适量，鲜品捣敷；或煎水洗。

【精选验方】①咽喉肿痛：金挖耳鲜全草捣绞汁，调蜜服。②疮疖肿毒，带状疱疹：鲜金挖耳捣烂敷患处。③痔核破溃出血：金挖耳草煎水洗。④腮腺炎：金挖耳叶250克，大葱头4个，合酒糟子捣合，炒熟外敷，并用金挖耳根头7个，捣烂泡开水饮汁。

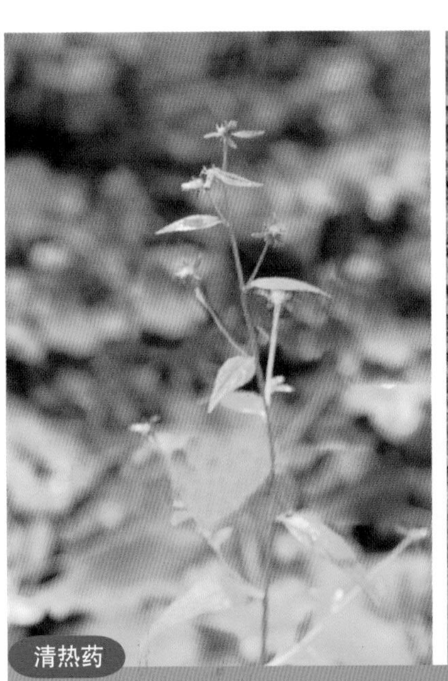

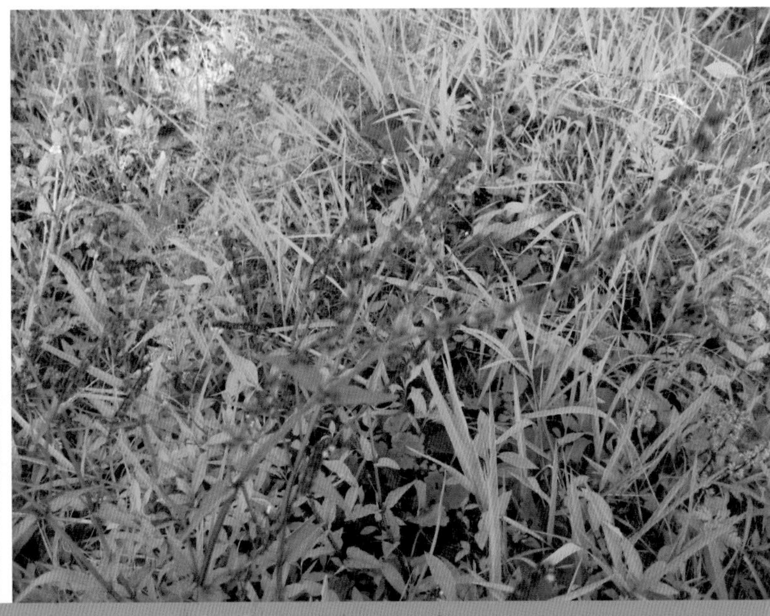

识别要点

①茎直立，质略硬，有槽。②叶互生，茎下部叶大，卵状长圆形，边缘有不整齐锯齿；茎上部叶小，愈上则愈小，披针形，几乎全缘。③头状花序，单生于茎端或分枝的顶端，下垂；全部管状花，黄色，外围数层为雌性花，中央为两性花。

点地梅

别名：喉咙草、天星草、白花珍珠草。
来源：为报春花科一年生草本植物大红花点地梅*Androsace umbellata*(Lour.)Merr.**的全草。**

【生境分布】生长于山坡草地中。分布极广，我国各地均有分布。

【采收加工】春季开花时采集，除去泥土晒干。

【性味功用】苦，寒。归肾经。清热解毒，消肿止痛。主治扁桃体炎，咽喉炎，风火赤眼，跌扑损伤，咽喉肿痛等。内服：煎汤，3～9克；或研末、浸酒。外用：捣敷或研末掺。

【精选验方】①风火赤眼：点地梅、菊花、桑叶各适量，水煎服。②跌扑损伤：点地梅、当归、川芎、落得打各适量，水煎服。③咽喉肿痛：点地梅、筋骨草、板蓝根、胖大海各适量，水煎服。

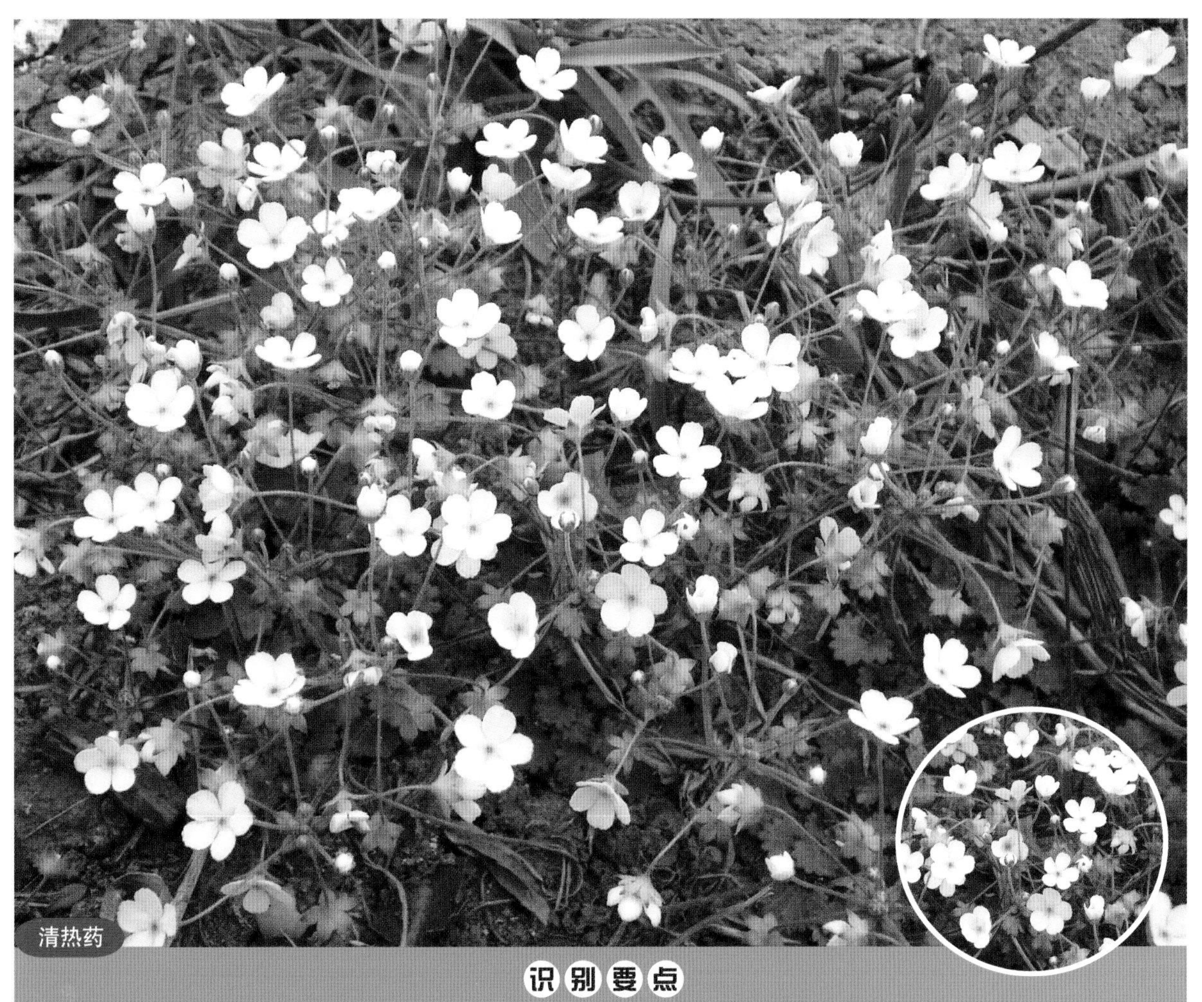

清热药

识别要点

①根出叶丛生，呈莲座状平铺于地上，有细柄。②叶片近圆形，基部略呈心形，边缘呈圆齿状，上面绿色，有时局部带紫红色。③花茎自叶丛抽出，3～7枝。

海金沙

别名：金沙藤、蛤蟆藤、左转藤、铁线藤、猛古藤。
来源：为海金沙科多年生攀援蕨类植物海金沙*Lygodium japonicum*(Thunb.)Sw.的干燥成熟的孢子。

【生境分布】生长于阴湿山坡灌丛中或路边林缘。主产于华东、中南、西南及陕西、甘肃等地。

【采收加工】立秋前后孢子成熟时采收。选晴天清晨露水未干时，割下茎叶，放在衬有纸或布的筐内，于避风处晒干。然后用手搓揉、抖动，使叶背之孢子脱落，再用细筛筛去茎叶即可。

【性味功用】甘，寒。归膀胱、小肠经。清热，利水通淋。主治小便不利，尿血尿石，尿路感染，痢疾等。内服：煎汤，6～15克，宜布包。

【精选验方】①上呼吸道感染、扁桃体炎、肺炎、支气管炎：鲜海金沙藤30克，大青叶15克，水煎服。②乳腺炎：鲜海金沙根20～30克，黄酒、水各半煎服，暖睡取汗；另用鲜海金沙茎叶、鲜犁头草各等份，捣烂外敷。③流行性腮腺炎：鲜海金沙藤根30克，水煎服。④烫火伤：海金沙茎、叶烧灰存性研成细末，用麻油调搽患处。⑤热淋：鲜海金沙茎叶30克，捣汁，冷开水对服。

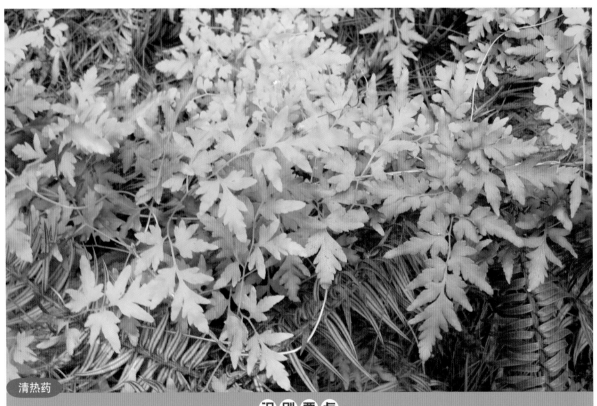

清热药

识别要点

①茎细长，横走，黑褐色或栗褐色，密生有节的毛。②叶为1～2回羽状复叶，纸质，两面均被细柔毛；能育羽片卵状三角形，小叶卵状披针形，边缘有温齿或不规则分裂；不育羽片尖三角形，通常与能育羽片相似，但有时为1回羽状复叶，小叶阔线形，或基部分裂成不规则的小片。

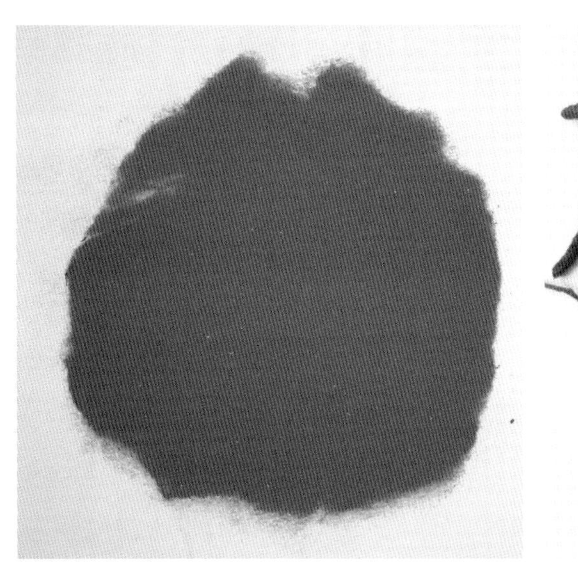

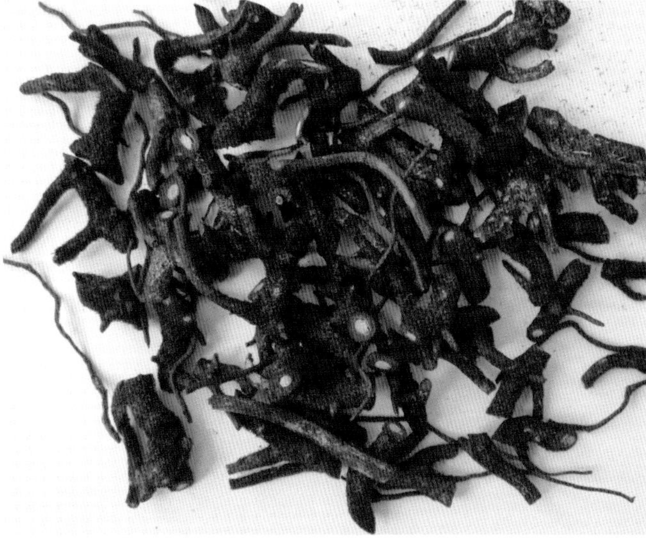

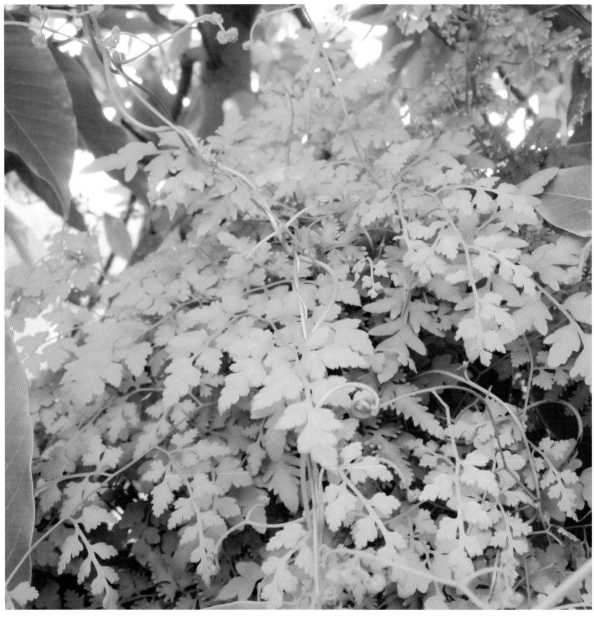

瓶尔小草

别名：一枝箭、蛇舌草、蛇须草、蛇吐须、独叶一支箭、独叶一枝蒿、独叶一枝枪。
来源：为瓶尔小草科植物瓶尔小草*Ophioglossum vulgatum* L.**的全草。**

【生境分布】生长于阴湿的山地、河岸及沟边。主产于东北、陕西、湖北、云南、贵州、广西、台湾及长江下游等地。

【采收加工】夏、秋采收，洗净晒干，或鲜用。

【性味功用】甘、平，微寒。归肺、胃经。清热凉血，镇痛，解毒。主治肺热咳嗽，劳伤吐血，肺痈，胃痛，尿路感染，痈肿疮毒，虫蛇咬伤，跌打损伤，小儿高热惊风，目赤肿痛。内服：煎汤，9～15克；或研末，每次3克。外用：鲜品捣敷。

【精选验方】①蛇咬伤：瓶尔小草9～15克，煎水服；另捣绒敷患处。②痧症腹痛：瓶尔小草9～15克，煎水对酒服。③痔疮、疔疮：瓶尔小草15克，水煎服。④疮毒不清，愈而又发：鲜瓶尔小草一大把，洗净，和猪肉炖服。⑤毒虫咬伤：瓶尔小草生擦伤处。

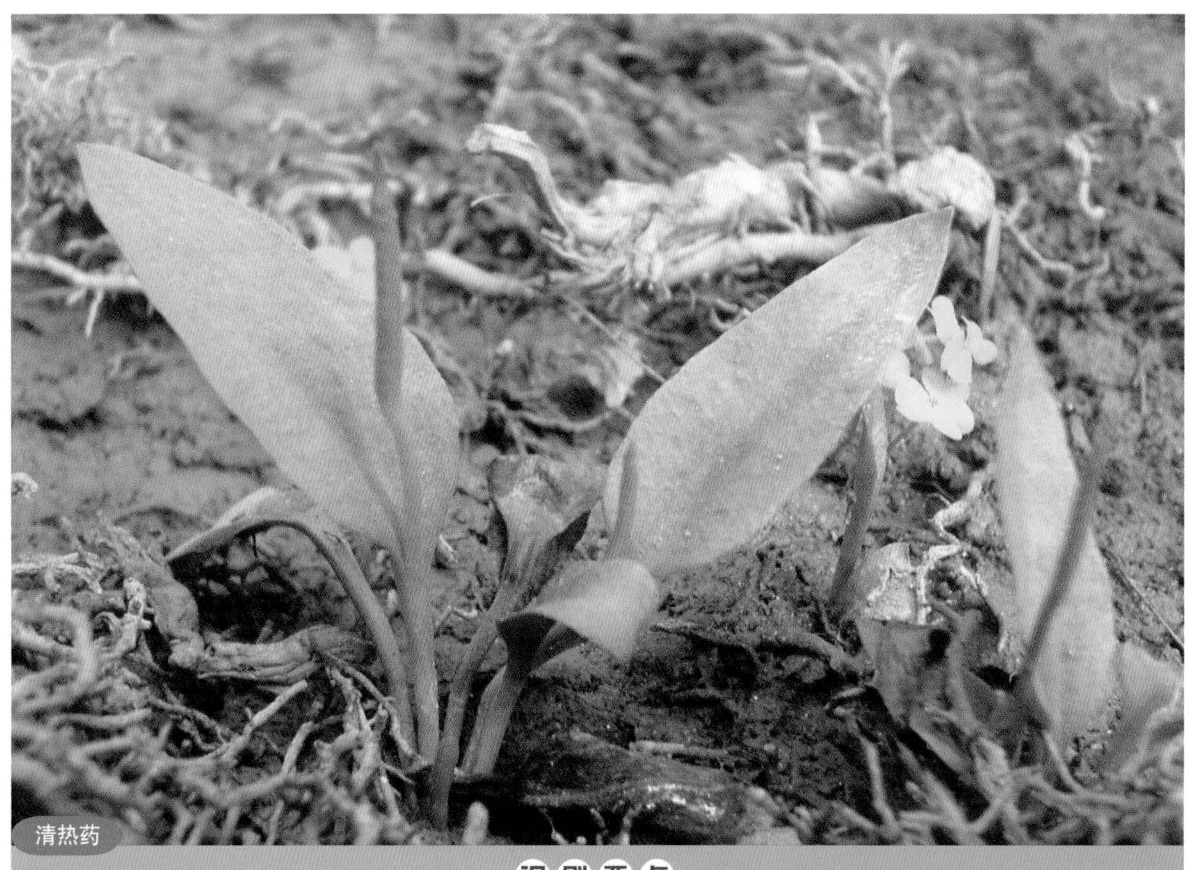

清热药

识别要点

①根茎短，直立；根多数，黄色细长。②营养叶1片，狭卵形或狭披针形，少有为矩圆形，先端钝或稍急尖，基部短楔形，全缘，稍肉质；孢子叶初夏从营养叶腋间抽出，具柄。③孢子囊10～50对，排列为2行，形成穗状，淡黄色。

蛇 莓

别名：蛇泡草、三匹风、龙吐珠、三爪龙。
来源：为蔷薇科多年生草本植物蛇莓*Duchesnea indica*(Andr.)Focke**的全草。**

【生境分布】生长于山坡、路旁、草丛、阴湿处。主产于辽宁、河北、河南、江苏、安徽等地。

【采收加工】夏秋采收，洗净，晒干，切段。

【性味功用】甘、苦，寒。归肺、肝、大肠经。清热解毒，散瘀消肿，凉血止血。主治热病，惊痫，咳嗽，吐血， 咽喉肿痛，痢疾，痈肿，疔疮，虫蛇咬伤，火烫伤，感冒，黄疸，目赤，口疮，腮腺炎，疖肿，崩漏，月经不调，跌打肿痛。内服：煎汤，9～15克，鲜品30～60克；或捣汁。外用：捣敷或研末撒。

【精选验方】①咽喉肿痛：鲜蛇莓草炖汤内服及漱口。②脓疱疮：蛇莓草炖肉吃，并捣烂外敷。③跌打损伤：鲜蛇莓捣烂，甜酒少许，共炒热外敷。④小儿口疮：蛇莓草研末，与枯矾末适量，混合，先用盐水加枯矾洗患处，再撒上药粉。⑤疟疾、黄疸：鲜蛇莓叶捣烂，用蚕豆大一团敷桡骨动脉处，布条包扎。⑥蛇咬伤：鲜蛇莓草适量，捣烂敷患处。

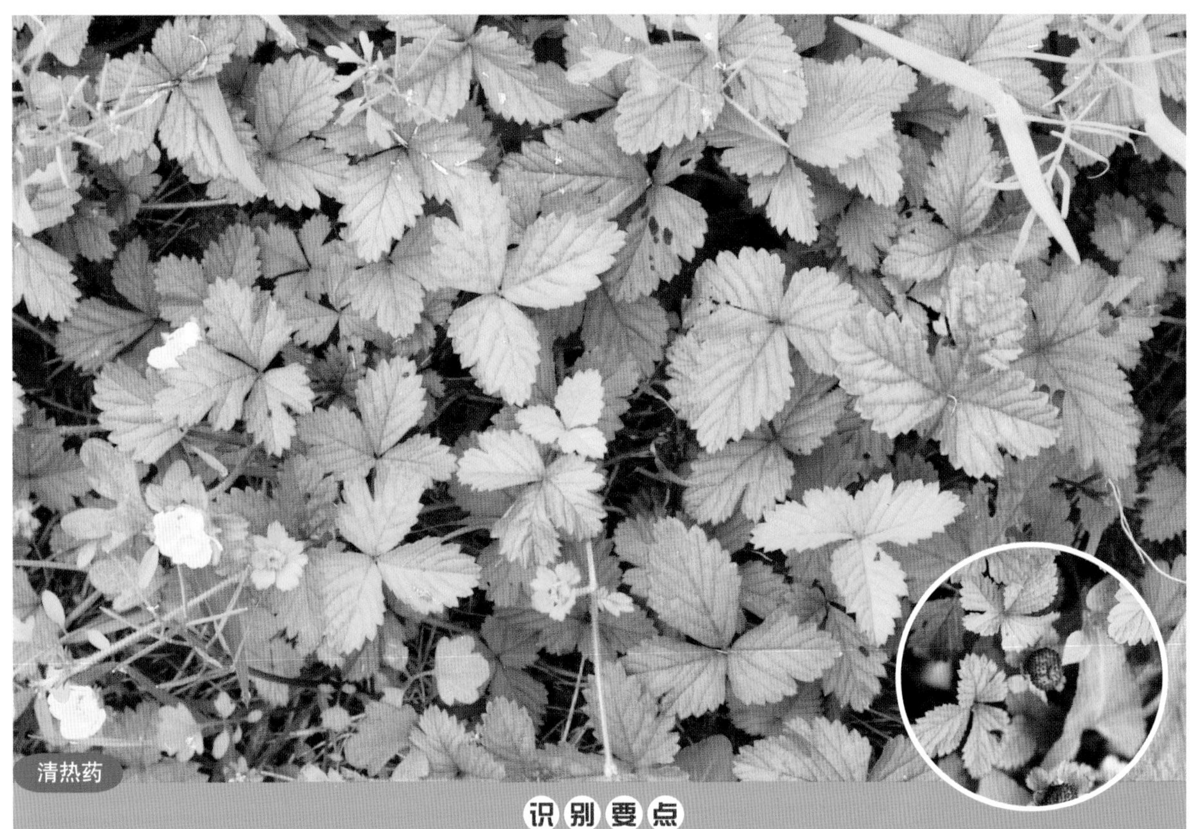

清热药

识别要点

①匍匐茎多数，有柔毛，在节处生不定根。②基生叶数个，茎生叶互生，均为3出复叶；小叶片倒卵形至棱状长圆形，边缘有钝锯齿，两面均有柔毛或上面无毛。③花单生于叶腋；花瓣5，倒卵形，黄色。④瘦果卵形，光滑或具不明显突起，鲜时有光泽。

天葵

别名：雷丸草、夏无踪、小乌头、紫背天葵、老鼠屎草、旱铜钱草。
来源：为毛茛科植物天葵*Semiaquilegiae adoxoides* (DC.) Makino**的全草或果实。**

【生境分布】生长于林下、石隙、草丛等阴湿处。主产于我国西南、华东、东北等地。

【采收加工】移栽后的第3年5月植株未完全枯萎前采挖，去尽残叶，晒干，加以揉搓，去掉须根，抖净泥土。

【性味功用】甘、微苦、微辛，寒。有小毒。归肝、脾、膀胱经。消肿止痛，清热解毒，利水。主治淋巴结炎，疝气，小便不利，乳腺炎，扁桃体炎。内服：煎汤，9～15克。外用：捣敷。

【精选验方】①小儿惊风：天葵子5克，研末，开水吞服。②胃热气痛：天葵子6克，捣烂，开水吞服。③缩阴症：天葵15克，煮鸡蛋食。④痈疽肿毒：鲜天葵根适量，捣烂外敷。⑤虚咳、化痰：天葵子9克，炖肉吃。⑥骨折：天葵子、桑白皮、水冬瓜皮、玉枇杷各50克，捣绒，正骨后包患处；另取天葵子50克，泡酒500毫升，每次服药酒15毫升。

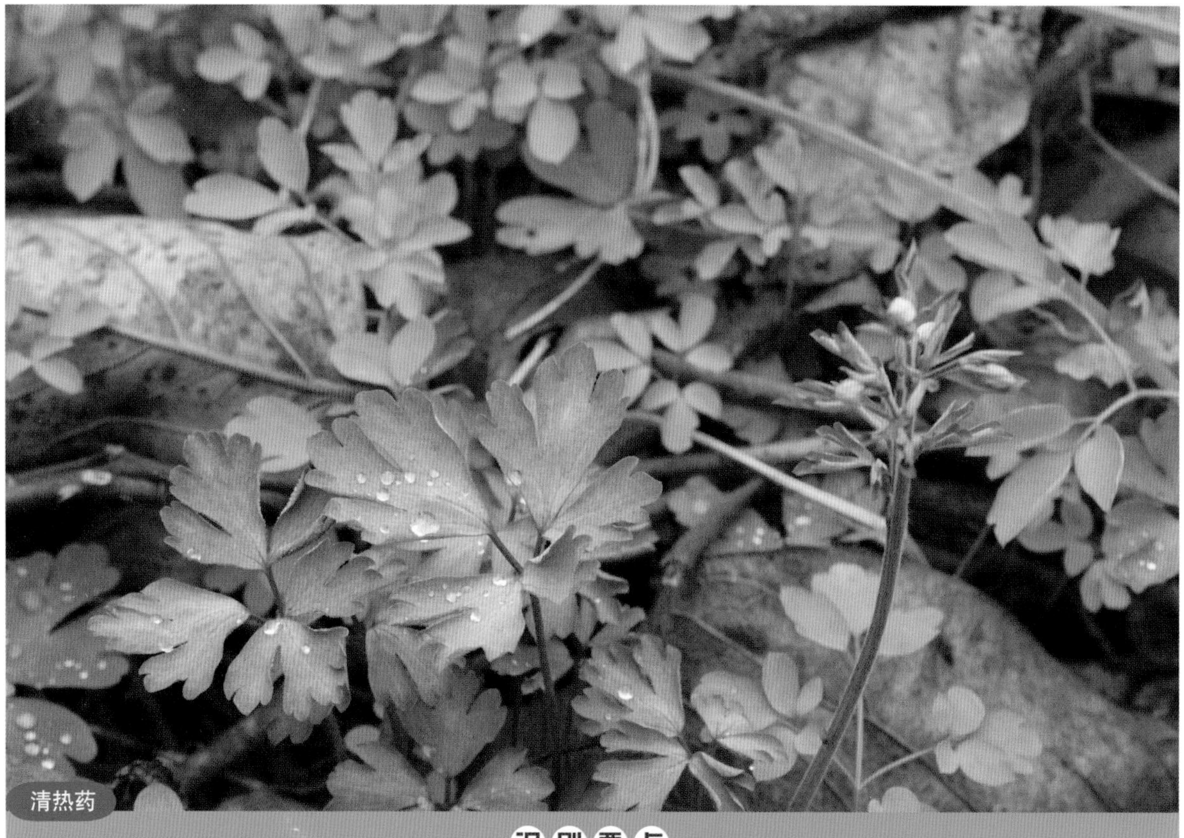

清热药

识别要点

①茎丛生，纤细，直立，有分枝，表面有白色细柔毛。②根生叶丛生；小叶阔楔形，再3裂，裂片先端圆，或有2～3小缺刻，上面绿色，下面紫色，光滑无毛；茎生叶与根生叶相似。③花单生叶腋，中部有细苞片2枚；花小，白色；萼片花瓣状，卵形；花瓣楔形。

祁州漏芦

别名：毛头、野兰、大头翁、大花蓟、鬼油麻、龙葱根。
来源：为菊科植物祁州漏芦*Rhaponticum uniflorurn*(L.)DC.的干燥根。

【生境分布】生长于向阳的草地、路边、山坡。主产于河北、辽宁、山西等地。

【采收加工】春、秋二季采挖，除去须根及泥沙，晒干。

【性味功用】苦，寒。归胃经。清热解毒，消痈，下乳，舒筋通脉。主治乳痈肿痛，痈疽发背，淋巴结炎，乳汁不通，湿痹拘挛。内服：煎汤，5～9克。

【精选验方】①肥胖：祁州漏芦、决明子、泽泻、荷叶、汉防己各15克，生地黄、黑豆、水牛角、黄芪各30克，红参6克，蜈蚣2条，水煎浓缩至100毫升，每次50毫升，每日2次口服。②产后乳汁不下：祁州漏芦9克，鸡蛋2个，水煎冲蛋服。③乳腺炎：祁州漏芦、白芷、当归、青皮、柴胡各9克，金银花、蒲公英各30克，全瓜蒌15克，橘核12克，甘草6克，水煎服。④痈肿疮疡：祁州漏芦、金银花、蒲公英各15克，连翘9克，黄柏12克，甘草6克，水煎服。⑤产后乳汁不下：祁州漏芦15克，王不留行、炮甲珠各9克，路路通12克，通草6克，水煎服。

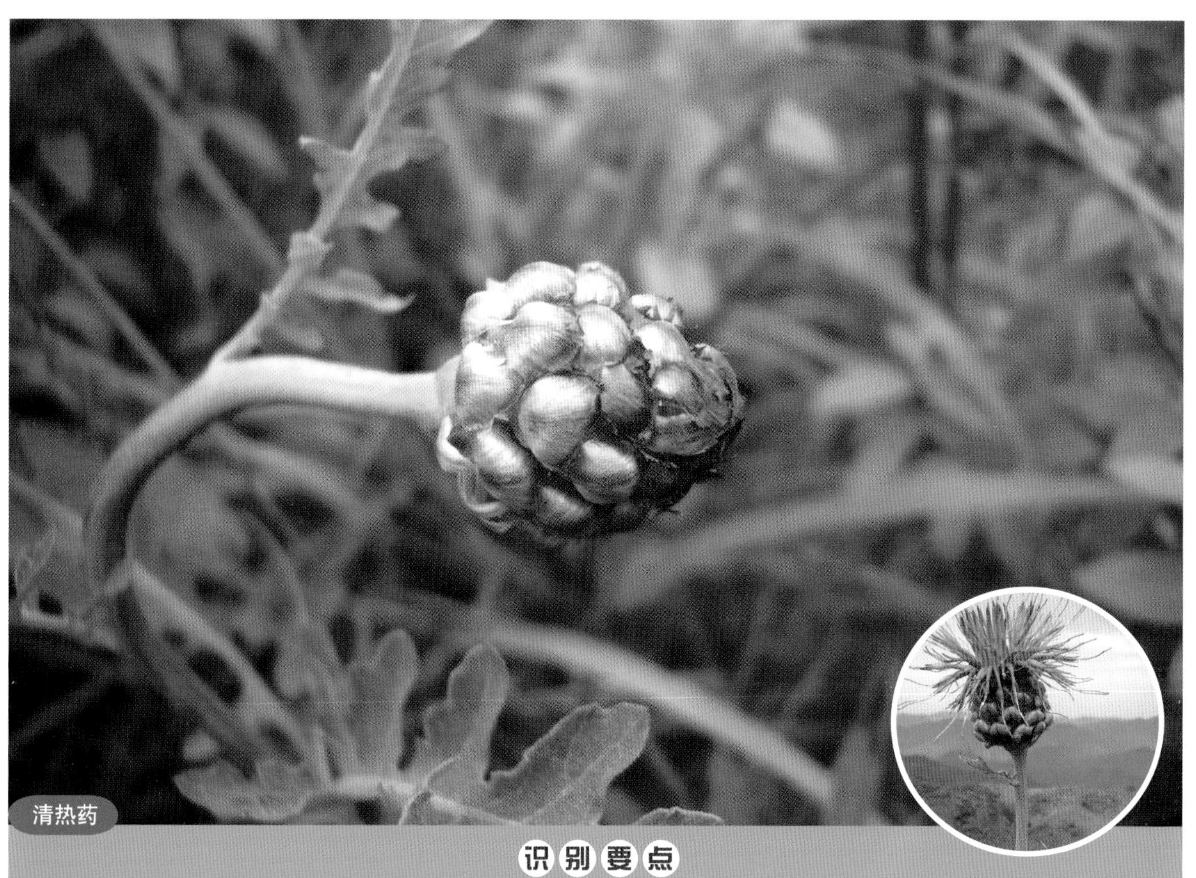

识别要点

①茎生叶互生。叶长椭圆形，羽状全裂至深裂，边缘具不规则浅裂，两面密被白色茸毛。②头状花序，花全为管状花，淡紫色。③瘦果卵形，有四棱，棕褐色，冠毛刚毛状。

水 蓼

别名：蔷、虞蓼、泽蓼、柳蓼、川蓼、辣蓼草、水辣蓼、水红花、胡辣蓼、小叶辣蓼。
来源：为蓼科植物水蓼*Polygonum hydropiper* L. 的全草。

【生境分布】生长于湿地、水边或水中。分布于我国大部。主产于广东、广西、四川等地。

【采收加工】秋季开花时采收，晒干。

【性味功用】辛，平。清热，行滞，祛风，消肿。主治痧秽腹痛，吐泻转筋，泄泻，痢疾，风湿，脚气，痈肿，疥癣，跌打损伤。内服：煎汤，15～30克；或捣汁。外用：煎水浸洗或捣敷。

【精选验方】①蛇咬伤：水蓼茎、叶捣敷。②风寒大热：水蓼、淡竹叶、姜茅草，煎服。③水泻：红辣蓼50克，水煎，每日3次。④痢疾、肠炎：水蓼60克，水煎服，连服3日。⑤小儿疳积：水蓼15～18克，麦芽12克，水煎，早晚饭前2次分服，连服数日。⑥脚痛成疮：水蓼（锉）煮汤，候温，频频淋洗。⑦脚气肿痛成疮：水蓼汁搽洗。

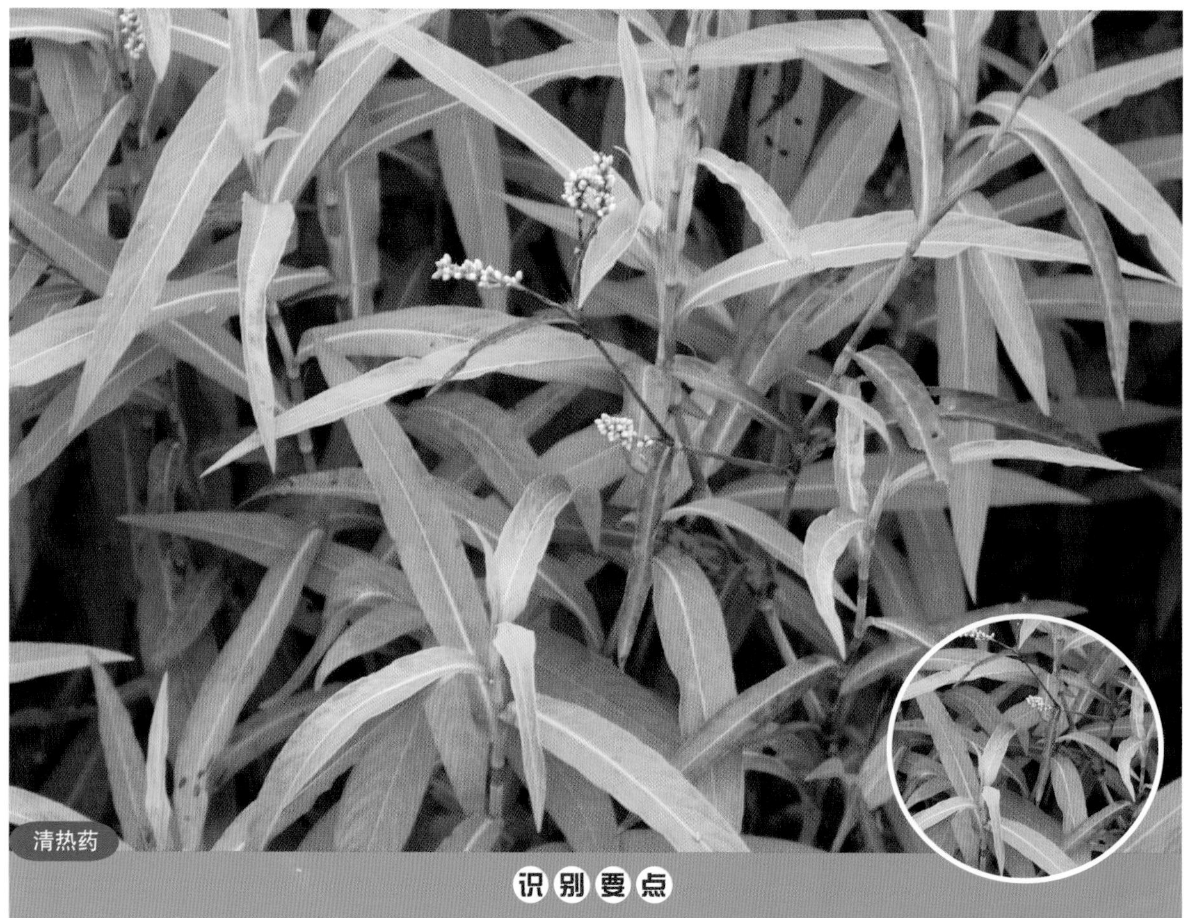

清热药

识别要点

①茎红紫色，无毛，节常膨大，且具须根。②叶互生，披针形或椭圆状披针形，两端渐尖，均有腺状小点。③穗状花序腋生或顶生；苞漏斗状，有疏生小腺点和缘毛；花被卵形或长圆形，淡绿色或淡红色，有腺状小点。

算盘子

别名：黎击子、野南瓜、柿子椒、算盘珠、山橘子、山馒头。
来源：为大戟科植物算盘子*Glochidion puberum* (Linn.)Hutch.**的果实。**

【生境分布】生长于山坡灌丛中。主产于福建、广东、广西、贵州、四川、重庆、湖北、江西、浙江、江苏、安徽、陕西等地。

【采收加工】秋季采摘，拣净杂质，晒干。

【性味功用】苦、凉。有小毒。归肾经。清热除湿，解毒利咽，行气活血。主治痢疾，泄泻，黄疸，疟疾，尿路感染，带下，咽喉肿痛，牙痛，疝痛，产后腹痛。内服：煎汤，9～15克。

【精选验方】①疟疾：算盘子30克，酒水各半煎，于疟发前2～3小时服。②疝气初起：算盘子15克，水煎服。③睾丸炎：鲜算盘子90克，鸡蛋2个，先将药煮成汁，再以药汁煮鸡蛋，每日2次，连服2日。

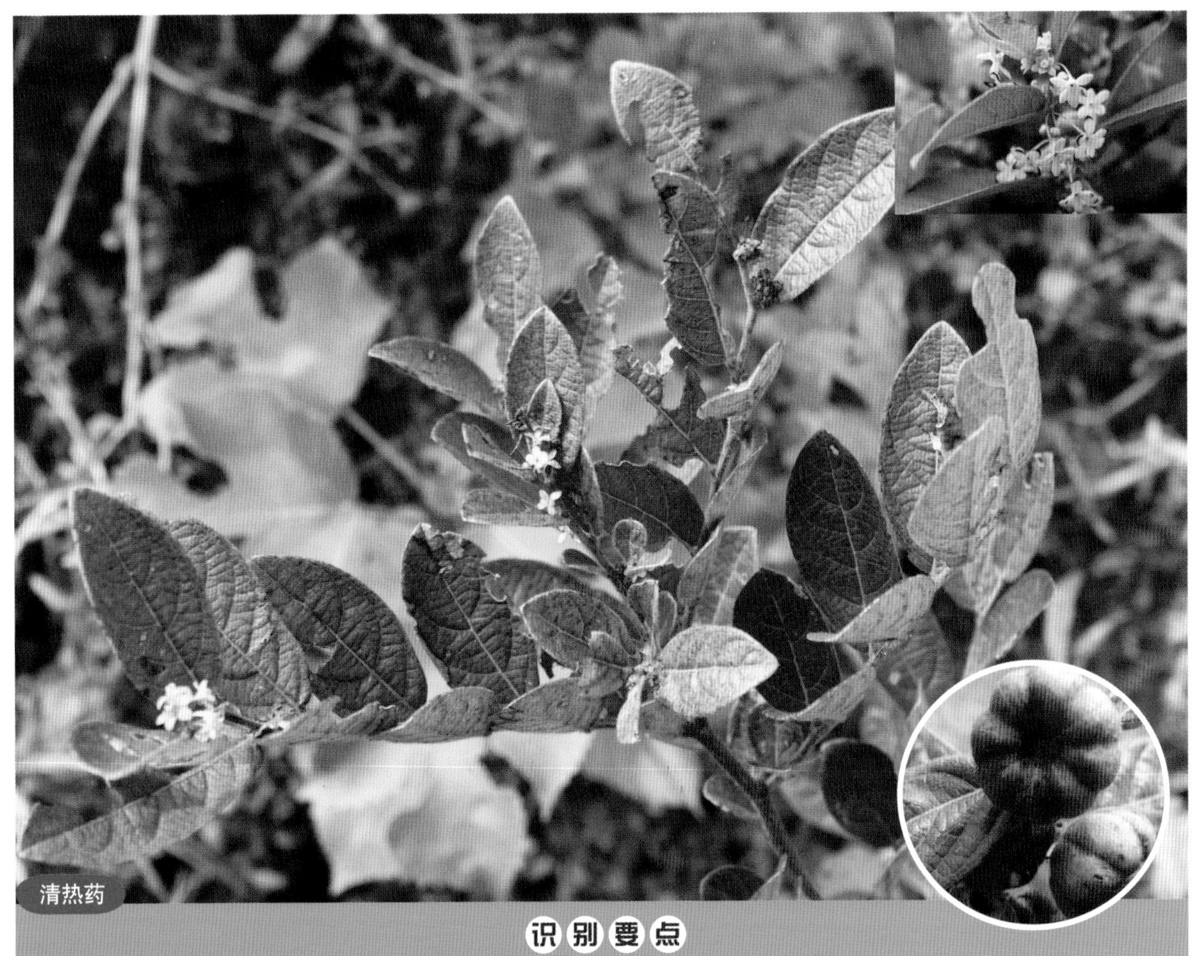

识别要点

①小枝有灰色或棕色短柔毛。②叶互生，长椭圆形或椭圆形，尖头或钝头，基部宽楔形，上面橄榄绿色或粉绿色，下面稍带灰白色。③花小，单性，雌雄同株或异株，无花瓣，1至数朵簇生叶腋，常下垂。④蒴果扁球形，顶上凹陷，外有纵沟。

糯米团

别名：糯米草、糯米藤、糯米条、红石藤、生扯拢、蔓苧麻、乌蛇草、小粘药。
来源：为荨麻科蔓苎麻属植物糯米团*Memorialis hirta* (Blume)Wedd.**的根或茎、叶。**

【生境分布】生于山坡、林下及沟边潮湿处。主产于长江以南。

【采收加工】秋季采根，洗净晒干或碾粉；茎叶随时可采。

【性味功用】淡，平。健脾消食，清热利湿，解毒消肿。主治消化不良，食积胃痛，白带。外用治血管神经性水肿，疔疮疖肿，乳腺炎，跌打肿痛，外伤出血。内服：煎汤，30～60克。外用：适量，捣烂敷患处。

【精选验方】①湿热白带：鲜糯米团全草50～100克，水煎服。②小儿积食胀满：糯米团根50克，煨水服。③血管神经性水肿：糯米团鲜根，加食盐捣烂外敷局部，每4～6小时换药1次。④痈疮脓肿：糯米团适量捣烂，初起者加食盐少许调敷；已成脓者加红糖调敷。⑤下肢慢性溃疡：糯米团、三角泡、桉叶各适量，捣烂敷患处。⑥对口疮：鲜糯米团叶捣烂敷患处。⑦痢疾、痛经：糯米团6～9克，水煎服。

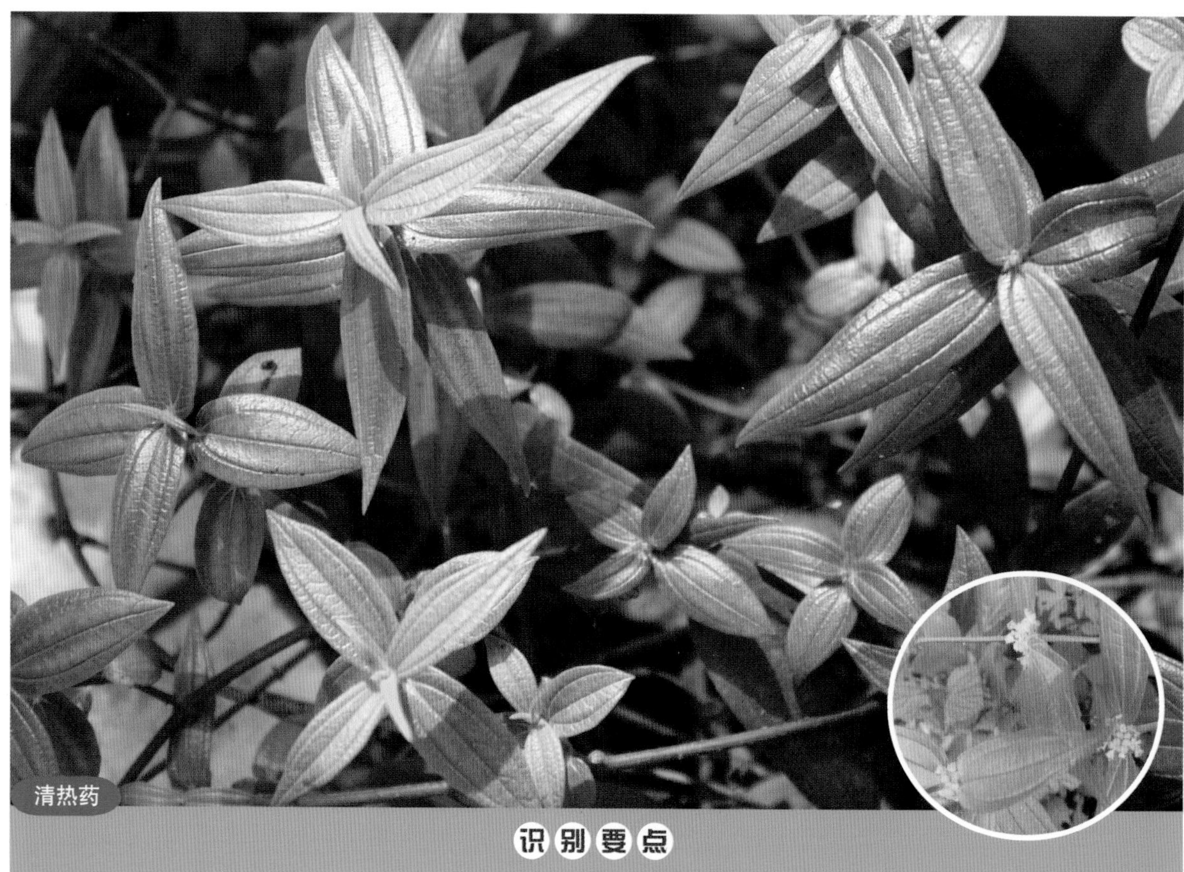

清热药

识别要点

①多年生草本，茎匍匐或倾斜，有柔毛。②叶对生，长卵形或卵状披针形，全缘，表面密生点状钟乳体和散生柔毛，背面叶脉上有柔毛，基脉3出，直达叶尖汇合。③花雌雄同株，形小，淡绿色，簇生于叶腋。

白接骨

别名：玉龙盘、玉按骨、血见愁、接骨草、金不换、糊猻节根、无骨苎麻。
来源：为爵床科植物小阿西达*Asystasiella neesiana* (Wall.)Lindau的根茎或全草。

【生境分布】生长于山区阴地。主产于我国东南至西南部。

【采收加工】夏、秋采全草、根茎。

【性味功用】甘、淡，平。归肺经。止血，去瘀，清热解毒。主治吐血，便血，外伤出血，扭伤，疖肿，咽喉肿痛。内服：煎汤，3～9克，鲜根30～60克；或研末。外用：捣敷或研末撒。

【精选验方】①外伤出血：白接骨捣烂外敷。②创伤出血：白接骨晒干，研末，加少许冰片，撒敷伤口。③断指再植：鲜白接骨全草加盐捣烂外敷，再包扎固定，每日换药1次。④扭伤：白接骨根茎、黄栀子、麦粉各等量，加盐捣烂，包敷伤处。⑤上消化道出血：白接骨研末冲服。⑥疖肿、下肢溃疡：白接骨全草加适量白糖，捣烂外敷。

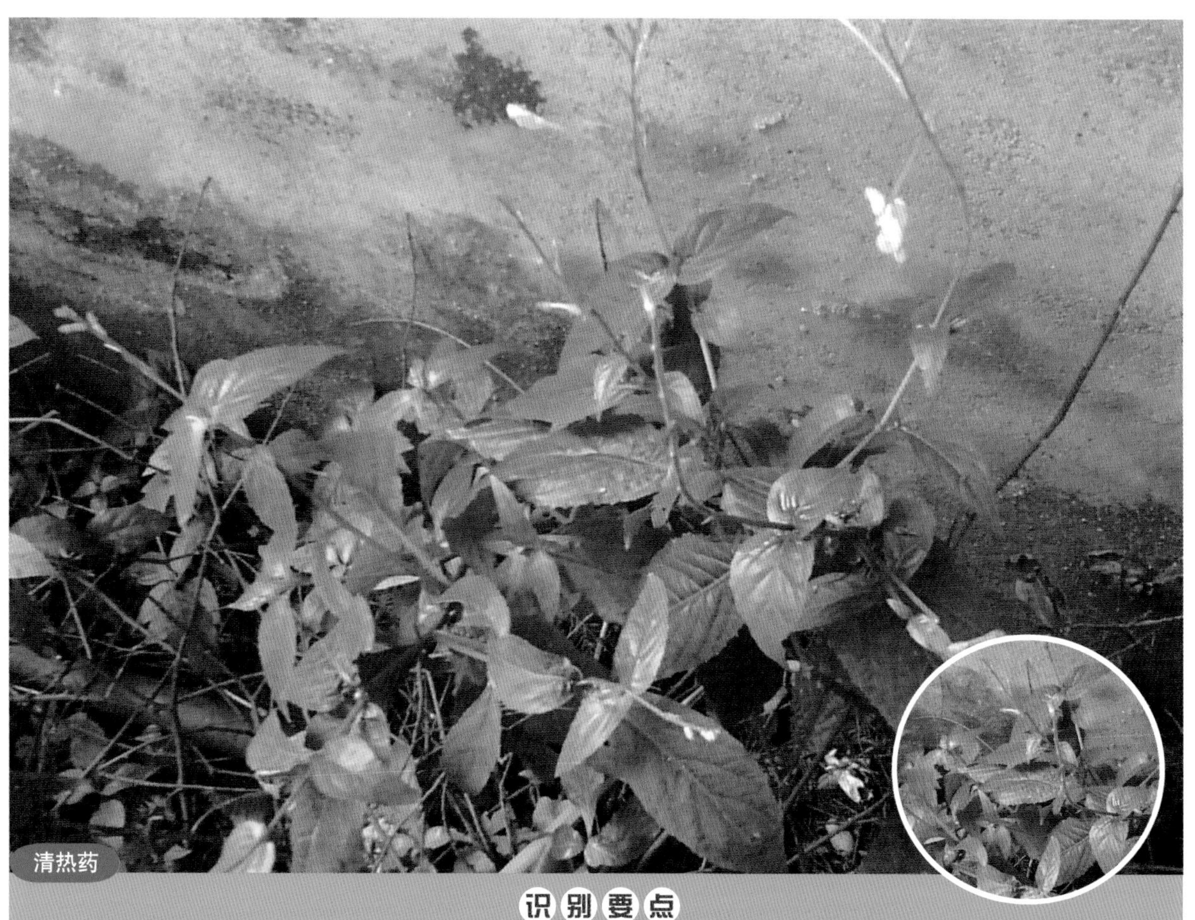

识别要点

①茎方形，具分枝，全体光滑无毛。②叶对生，卵形、披针形至椭圆形，边缘具极不明显的锯齿。③总状花序顶生，苞片披针形；花淡紫红色。

过江藤

别名：苦舌草、水黄芹、蓬莱草、番梨仔草、大二朗箭。
来源：为马鞭草科过江藤属植物过江藤*Phyla nodiflora* (L.)Greene [Lippia nodiflora(L.)Rich.]**的全草。**

【生境分布】生长于山坡、草地、河滩、沟边潮湿地。主产于台湾、福建、江西、湖北、湖南、四川、重庆、广东、贵州、云南等地。

【采收加工】夏秋采收，鲜用或晒干。

【性味功用】微苦、辛，平。清热解毒，散瘀消肿。主治痢疾，急性扁桃体炎，咳嗽咯血，跌打损伤。外用治痈疽疔毒，带状疱疹，慢性湿疹。内服：煎汤，15～30克。外用：鲜品捣烂敷患处。

【精选验方】①疔毒：过江藤捣烂外敷。②黄肿病：过江藤全草和肉炖食。③急性扁桃体炎：过江藤、射干各10克，冰糖炖服。④跌打损伤：过江藤、韩信草各15克，黄疸草、金不换各10克，加酒炖服。⑤咳嗽咯血：过江藤15克，土冬虫、仙鹤草、石蚕草各10克，水煎服。

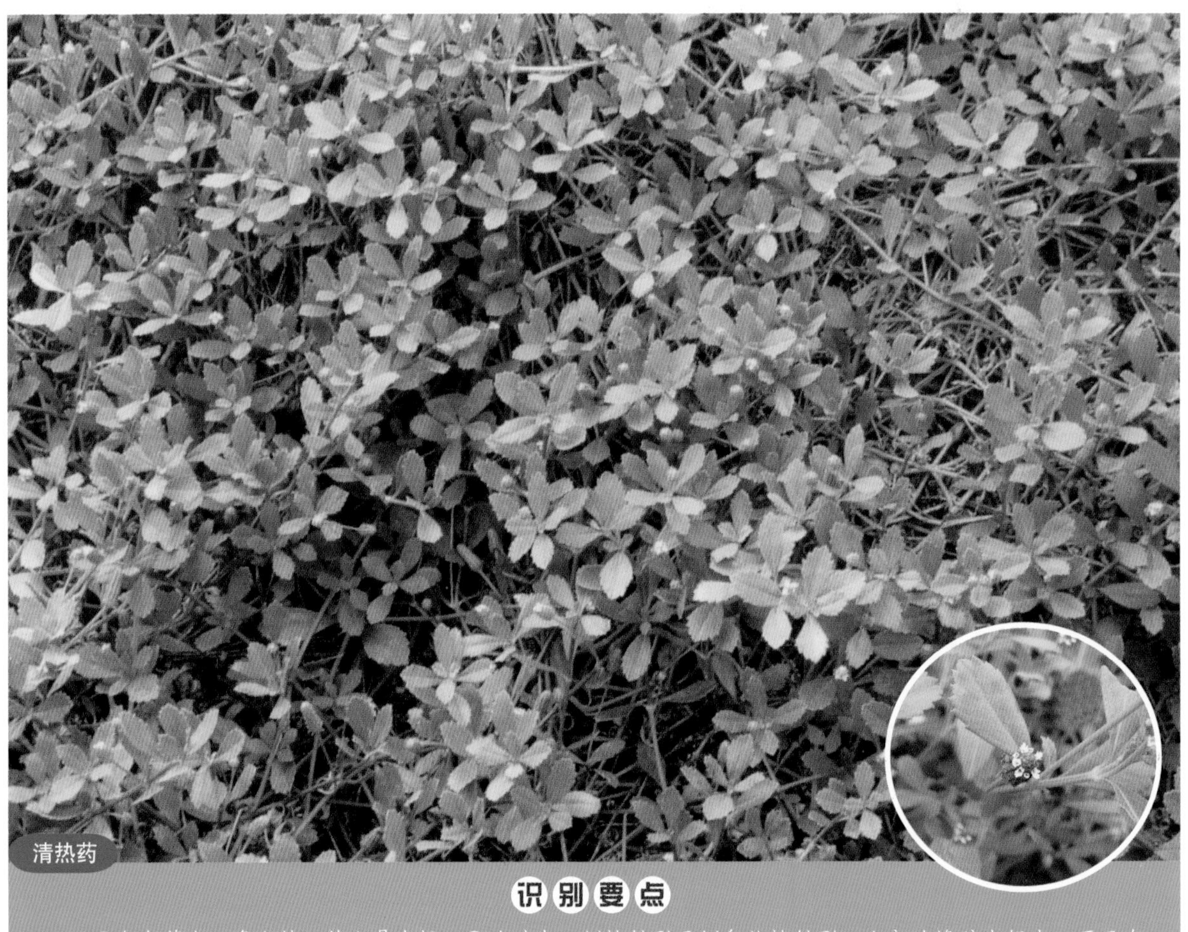

清热药

识别要点

①匍匐草本，多分枝，节上易生根。②叶对生，倒披针形至倒卵状披针形，上部边缘疏生锯齿，两面有毛。③穗状花序腋生，花冠紫红色或白色。

莙荙菜

别名：莙菜、光菜、甜菜、石菜、杓菜、猪嵎菜、牛皮菜。
来源：为藜科植物莙荙菜*Beta vulgari* L. var. cicla L.的茎和叶。

【生境分布】我国南方、西南地区常见栽培。四川以茎叶红色的莙荙菜入药，名红牛皮菜。

【采收加工】大株剥叶，约在定植后40日采收，长有6～7片大叶时，采收外层2～3片大叶，则内叶继续生长，一般每10日左右采收一次。采收宜在露水干后进行，要轻摘勤收，避免雨天采收。

【性味功用】甘，凉。清热解毒，行瘀止血。主治麻疹透发不快，热毒下痢，闭经，尿路感染，痈肿伤折。内服：煎汤，15～30克，鲜者60～120克；或捣汁。外用：捣敷。

【精选验方】①成人及小孩出麻疹应期不透：莙荙菜、芫荽子、樱桃核各9克，煎水服。②吐血：莙荙菜、白及各适量，炖猪条口肉服。

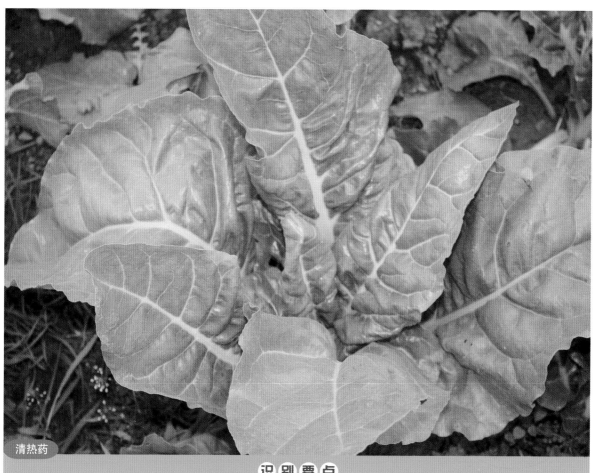

清热药

识别要点

①茎至开花时始抽出。②叶互生，根生叶卵形或矩圆状卵形，边缘波浪形；茎生叶菱形、卵形、倒卵形或矩圆形，较小，最顶端的变为线形的苞片；叶片肉质光滑，淡绿或浓绿色，亦有紫红色者。

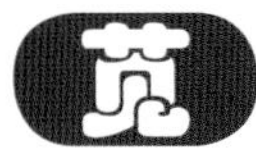

苋

别名：苋菜、人苋、秋红、老来少、青香苋、三色苋、老来变。
来源：为苋科植物苋*Amaranthus tricolor* L.**的茎叶。**

【生境分布】 生长于排水良好的壤土和沙壤土上。全国各地均有栽培。

【采收加工】 春、夏季采收，洗净，鲜用或晒干。

【性味功用】 甘，微寒。归大肠、小肠经。清热解毒，通利二便。主治痢疾，二便不通，虫蛇咬伤，疮毒。内服：煎汤，30～60克；或煮粥。外用：捣敷或煎液熏洗。

【精选验方】 ①产前后赤白痢：苋叶（细锉）一握，粳米50克，上先以水煎苋叶，取汁去滓，下米煮粥，空心食之。②小儿紧唇：苋捣汁洗之。③漆疮瘙痒：苋菜煎汤洗患处。

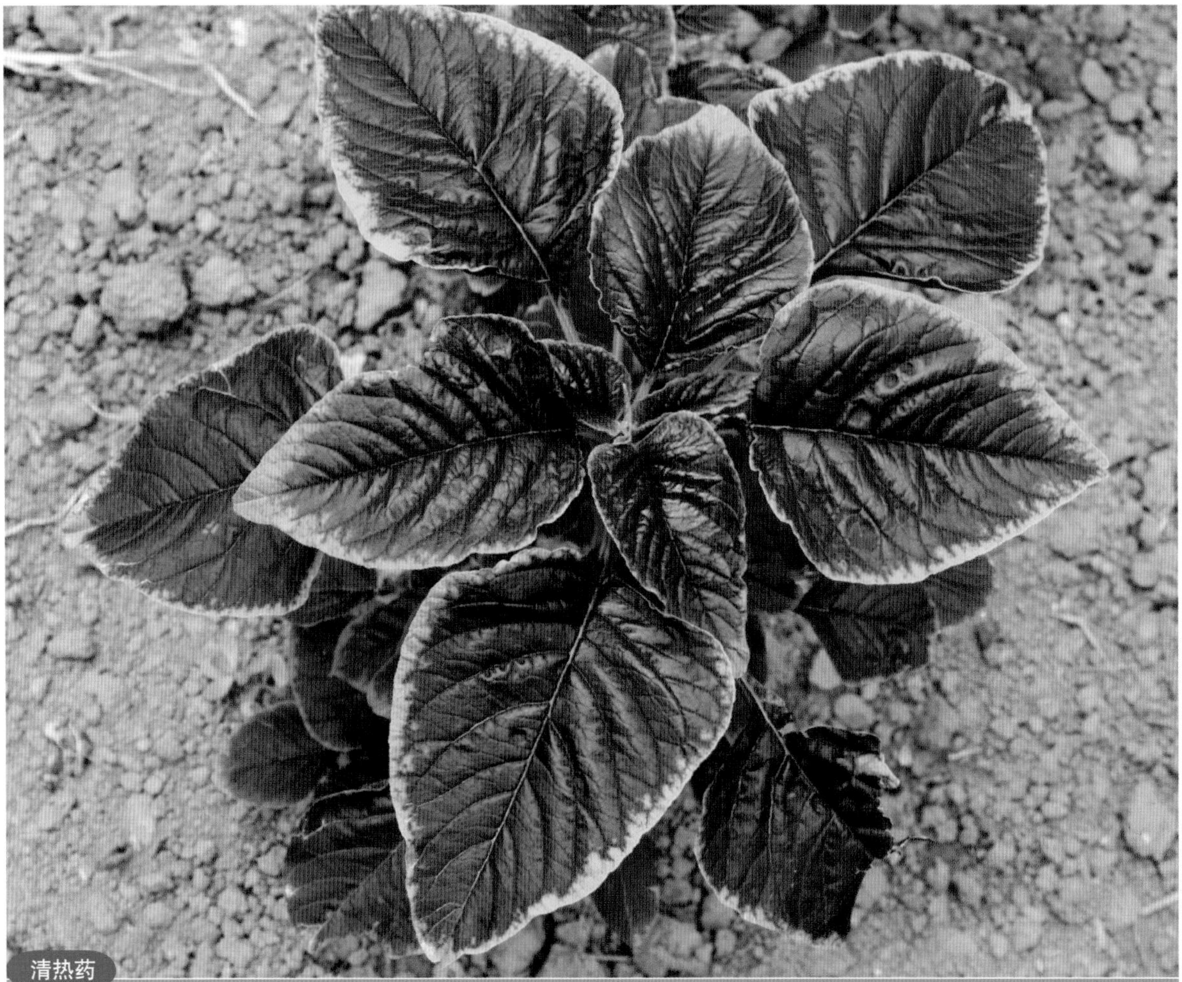

识别要点

①茎直立，粗壮，绿色或红色，分枝较少。②叶互生，卵形、菱状卵形或披针形，绿色或常成红色、紫色或黄色，或部分绿色加杂其他颜色。③花簇腋生，球形，花序在下部者呈球形，上部呈稍断续的穗状花序，花黄绿色，单性，雌雄同株。

苦瓜

别名：癞瓜、红羊、癞葡萄、锦荔枝、红姑娘。
来源：为葫芦科植物苦瓜_Momordie charantia_ L. **的果实。**

【生境分布】 全国各地均有栽培，主产于广东、广西、福建等地。

【采收加工】 秋季采收果实，切片晒干或鲜用。

【性味功用】 苦，寒。归心、脾、肺经。清暑涤热，明目，解毒。主治暑热烦渴，糖尿病，赤眼疼痛，痢疾，疮痈肿毒。内服：煎汤，6～15克，鲜品30～60克；或煅存性研末。外用：鲜品捣敷；或取汁涂。

【精选验方】 ①糖尿病烦热口渴：鲜苦瓜1个，剖开去瓤，切碎，水煎服。②痢疾：鲜苦瓜捣烂绞汁1杯，开水冲服。③眼疼：苦瓜煅为末，灯心草汤送下。④痈肿：鲜苦瓜捣烂敷患处。⑤胃气疼：苦瓜煅为末，开水送下。

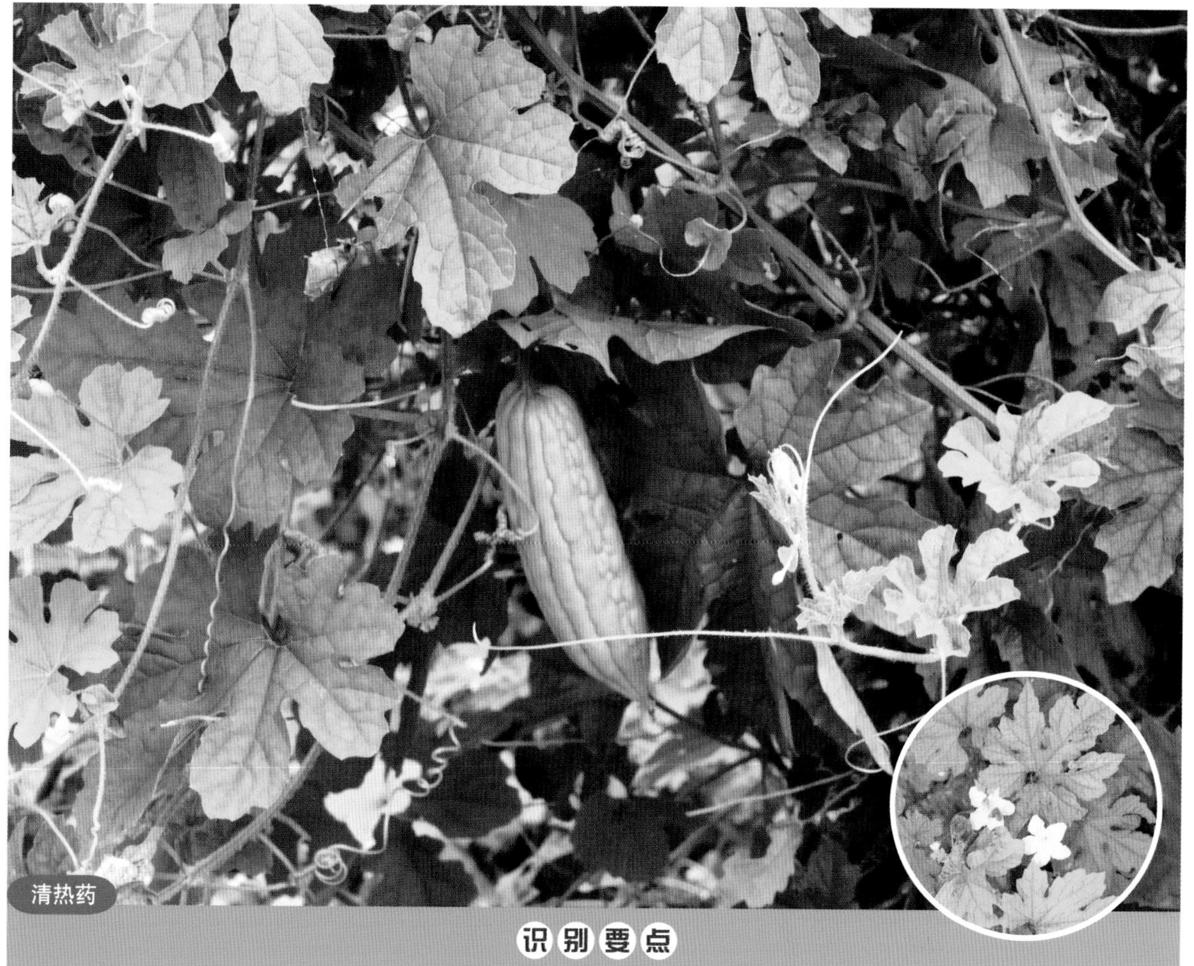

识别要点

①叶大，肾状圆形，通常5～7深裂，裂片卵状椭圆形，基部收缩，边缘具波状齿。②花雌雄同株。雄花单生，全缘；萼钟形，裂片卵状披针形；花冠黄色，裂片卵状椭圆形。雌花单生，基部有苞片。③果实长椭圆形，全体具钝圆不整齐的瘤状突起，成熟时橘黄色，自顶端3瓣开裂。

香蕉

别名：蕉子、蕉果、甘蕉、芎蕉、香牙蕉。
来源：为芭蕉科植物香蕉*Musa paradisiaca* L. var. sapientum O. Kuntze**的果实。**

【生境分布】生长于土层深、土质疏松、排水良好的地里，多为栽培。主产于广西、广东、海南、云南、福建、台湾等地。

【采收加工】果实将成熟时采收，鲜用或晒干。

【性味功用】甘，寒。归肺、脾经。清热，润肺，滑肠，解毒。主治热病烦渴，肺燥咳嗽，便秘，痔疮。内服：生食或炖熟，1～4枚。

【精选验方】①原发性高血压：香蕉、玉米须、西瓜皮各适量，水煎服。②扁平疣：香蕉内皮适量，贴在患处，每日2次。③痔及便后血：香蕉2个，不去皮，炖熟，连皮食之。④手足皲裂：香蕉皮擦患处数日。⑤中耳炎：香蕉茎汁适量，滴耳。

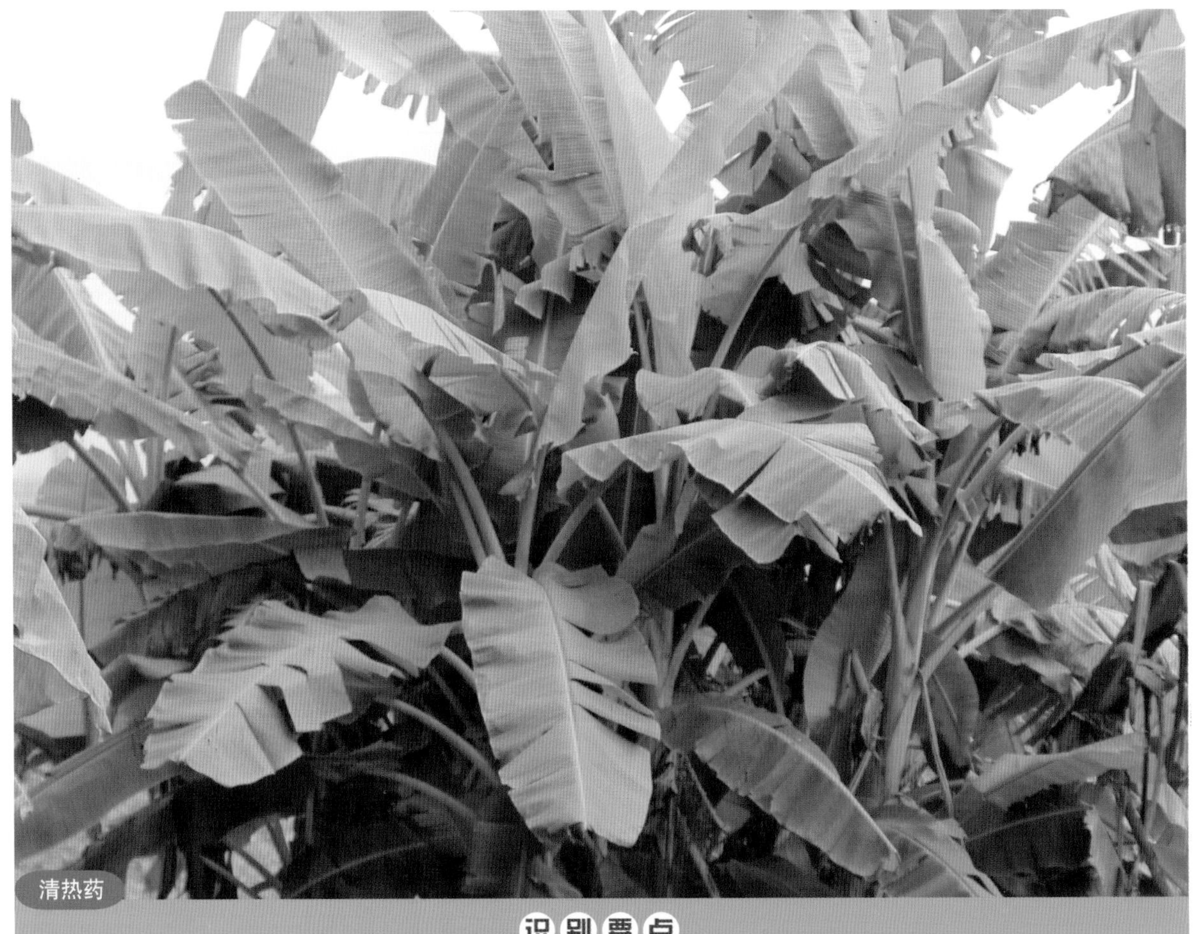

识别要点

①匍匐茎。②叶片长圆形，先端钝圆，基部近圆形，两侧对称，叶面深绿色，无白粉，叶背浅绿色，被白粉。③一般的果丛有果8～10段，有果150～200个；果长圆形，果棱明显皮青绿色，无种子。

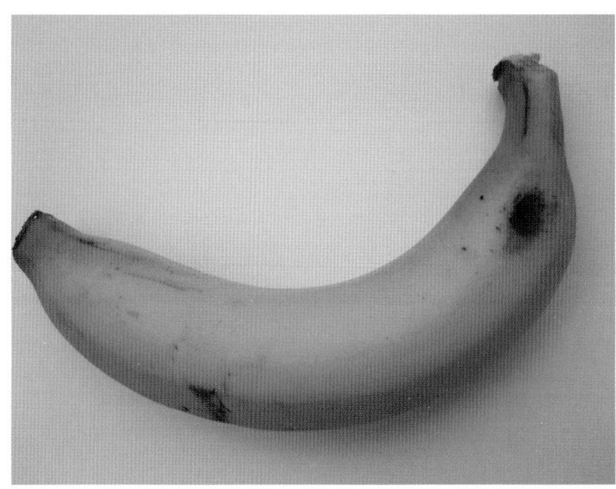

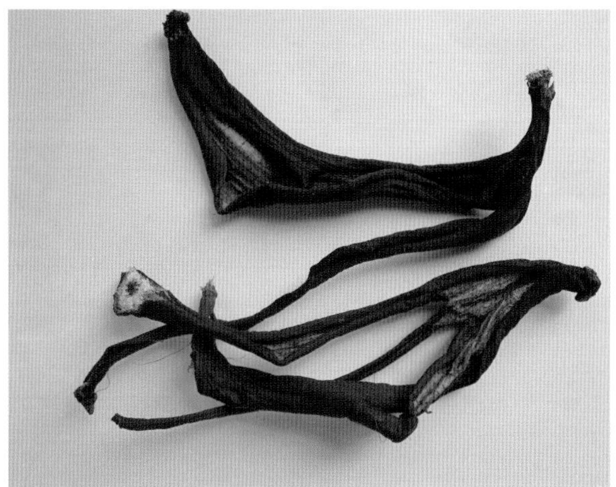

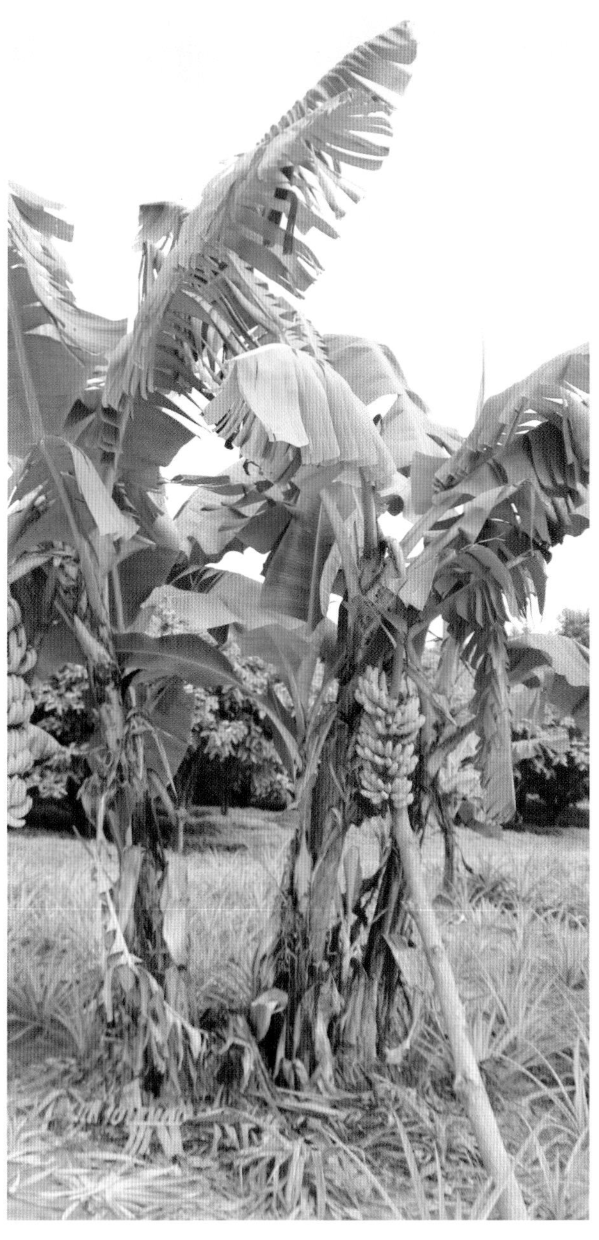

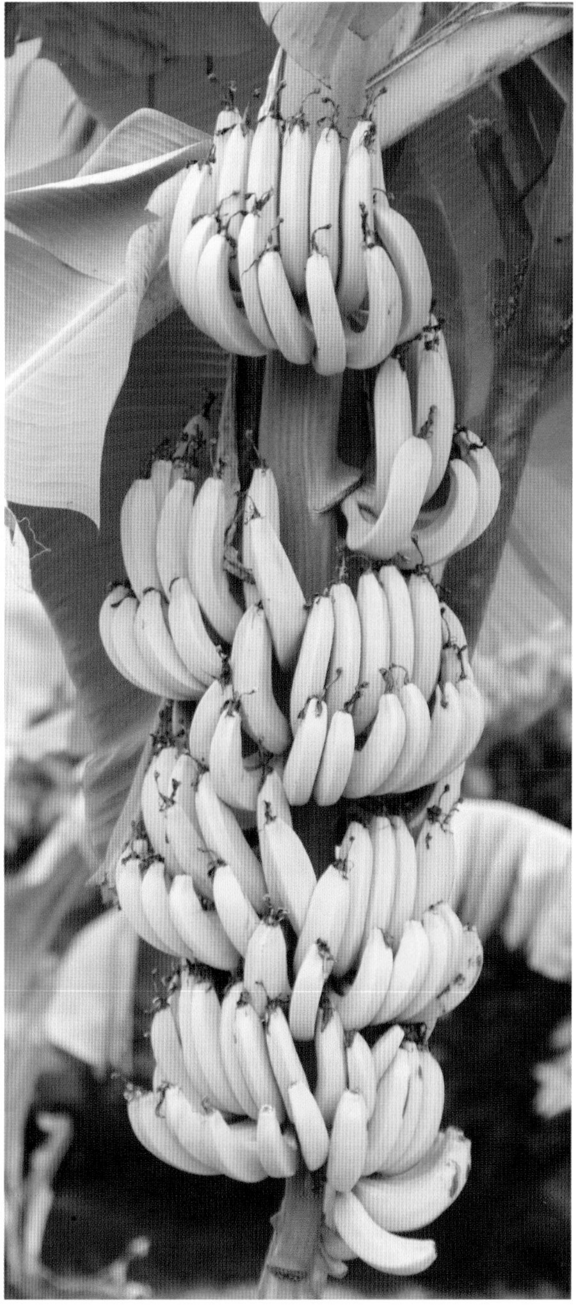

菰

别名：茭白、菰实、茭笋、菰米、茭儿菜。
来源：为禾本科菰属植物菰_Zizania caduciflora_ (Turcz.) Hand.-Mazz.**的根、及果实（菰实、菰米）。**

【生境分布】为湖沼水塘内的栽培作物。分布于全国各地。

【采收加工】夏秋采，分别晒干。

【性味功用】茭白甘，凉；清热除烦，止渴，通乳，利大小便；主治热病烦渴，酒精中毒，二便不利，乳汁不通。菰根甘，寒；清热解毒；主治消渴，烫伤。菰实甘，寒；清热除烦，生津止渴；主治心烦，口渴，大便不通，小便不利。内服：煎汤，茭白15～30克，鲜菰根60～90克，菰实9～15克；或绞汁。外用：烧存性，研末调敷。

【精选验方】①催乳：菰米15～30克，通草9克，以猪脚煮食。②小儿风疮：烧菰蒋节，研末敷。③大便秘结、心胸烦热：菰米30～60克，旱芹菜30克，水煎服。④烫火所灼未成疮者：菰根洗去土，烧灰，鸡子黄和涂之。⑤毒蛇咬伤：菰根灰，取以封之。

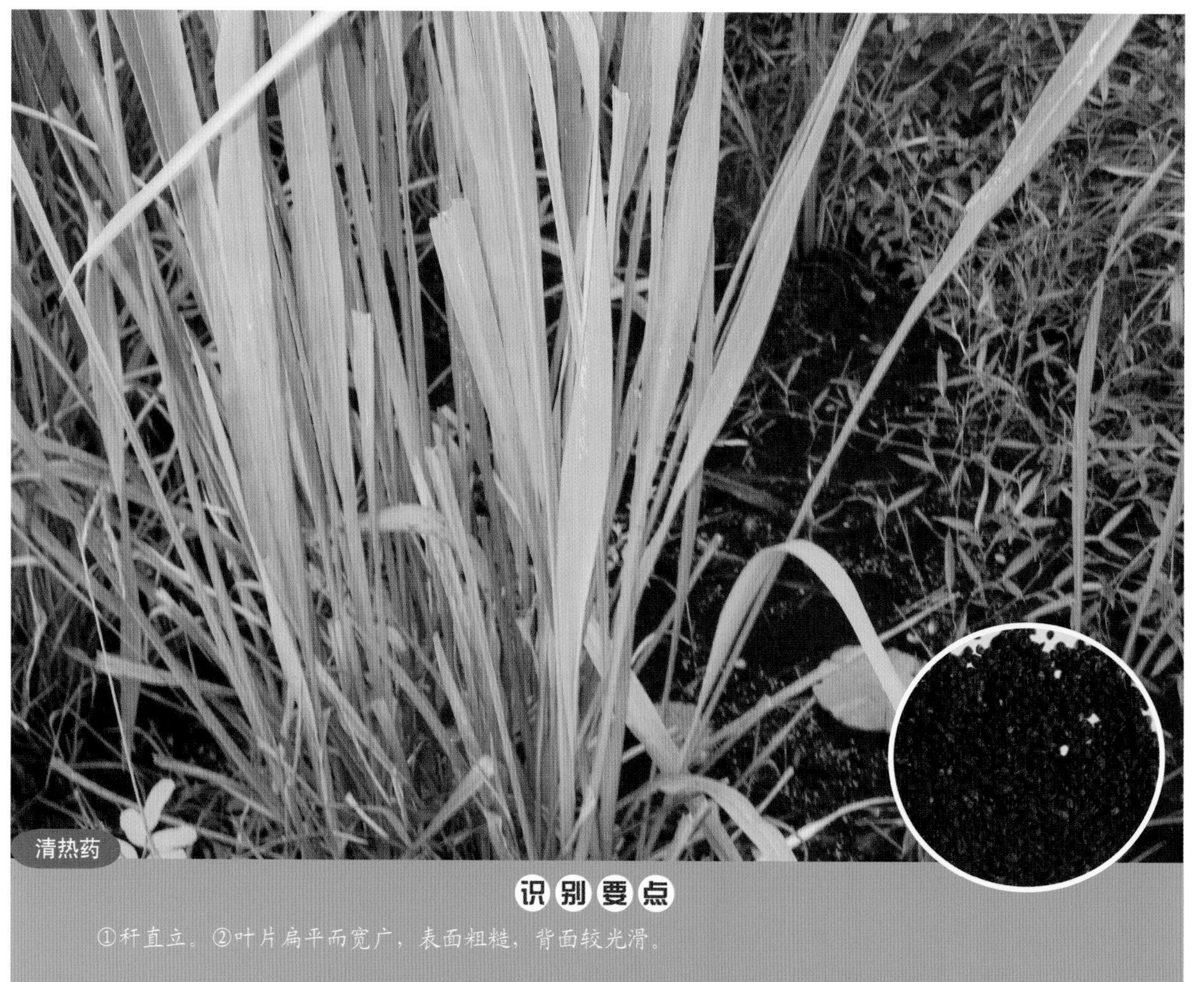

识别要点

①秆直立。②叶片扁平而宽广，表面粗糙，背面较光滑。

景 天

别名：景天、戒火、护火、火焰草、佛指甲。
来源：为景天科植物景天*Sedum erythrostictum* Miq. 的全草。

【生境分布】 生长于山坡草地及沟边，也有栽培。分布于云南、贵州、四川、湖北、陕西、山西等地。

【采收加工】 7～8月间采收，晒干，切段。

【性味功用】 苦，酸，寒。归肝经。清热解毒，止血。主治喉炎，荨麻疹，吐血，小儿丹毒，乳腺炎。外用治疗疮痈肿，跌打损伤，烧烫伤，带状疱疹。内服：15～30克，煎服或捣汁或入散剂。外用：捣汁涂或煎水洗。

【精选验方】 ①疔疮：景天一把，杵烂，调酒敷患处。②热毒丹疮：景天捣汁涂搽，一昼夜宜搽10～20次。③眼生花翳、涩痛：景天捣绞取汁，点眼，每日3～5次。④吐血、咯血：鲜景天叶10多片，冰糖15克，酌冲开水炖服。⑤肺炎：鲜景天叶一握，捣烂绞汁服。⑥足掌硬疔（因足掌踩硬石头受伤而瘀结作痛）：鲜景天叶1片，浸小便5小时后，取出用火熏烧，乘热敷患处。

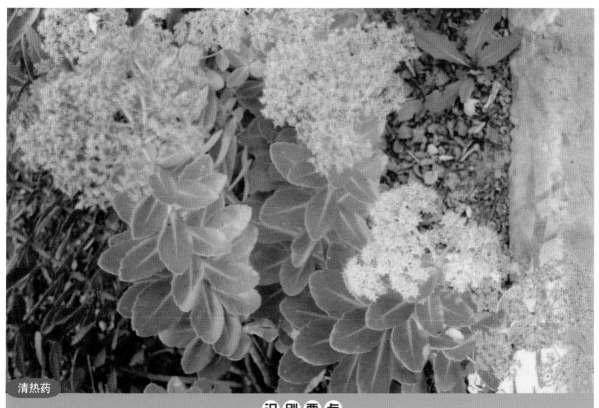

识别要点

①茎直立，不分枝。②叶对生，少有为互生或3叶轮生，矩圆形至卵状矩圆形，边缘有疏锯齿。③伞房花序顶生；花密生，萼片披针形；花瓣白色至浅红色，宽披针形；花药紫色；鳞片矩圆状楔形。

木防己

别名：广防己、土防己、土木香、白木香。
来源：为防己科植物木防己*Cocculus trilobus*(Thunb.)DC.**的根。**

【生境分布】生长于丘陵、山坡、路边、灌丛及疏林中。主产于华东、中南、西南等地。

【采收加工】全年采挖根，洗净，切片，晒干。

【性味功用】辛、苦，寒。祛风止痛，行水清肿，解毒，降血压。主治风湿痹痛，神经痛，肾炎水肿，尿路感染。外用主治跌打损伤，虫蛇咬伤。内服：煎汤，6～12克。

【精选验方】风湿疼痛、手足麻木：木防己根、白茄根、筋骨草各15克，水煎服。

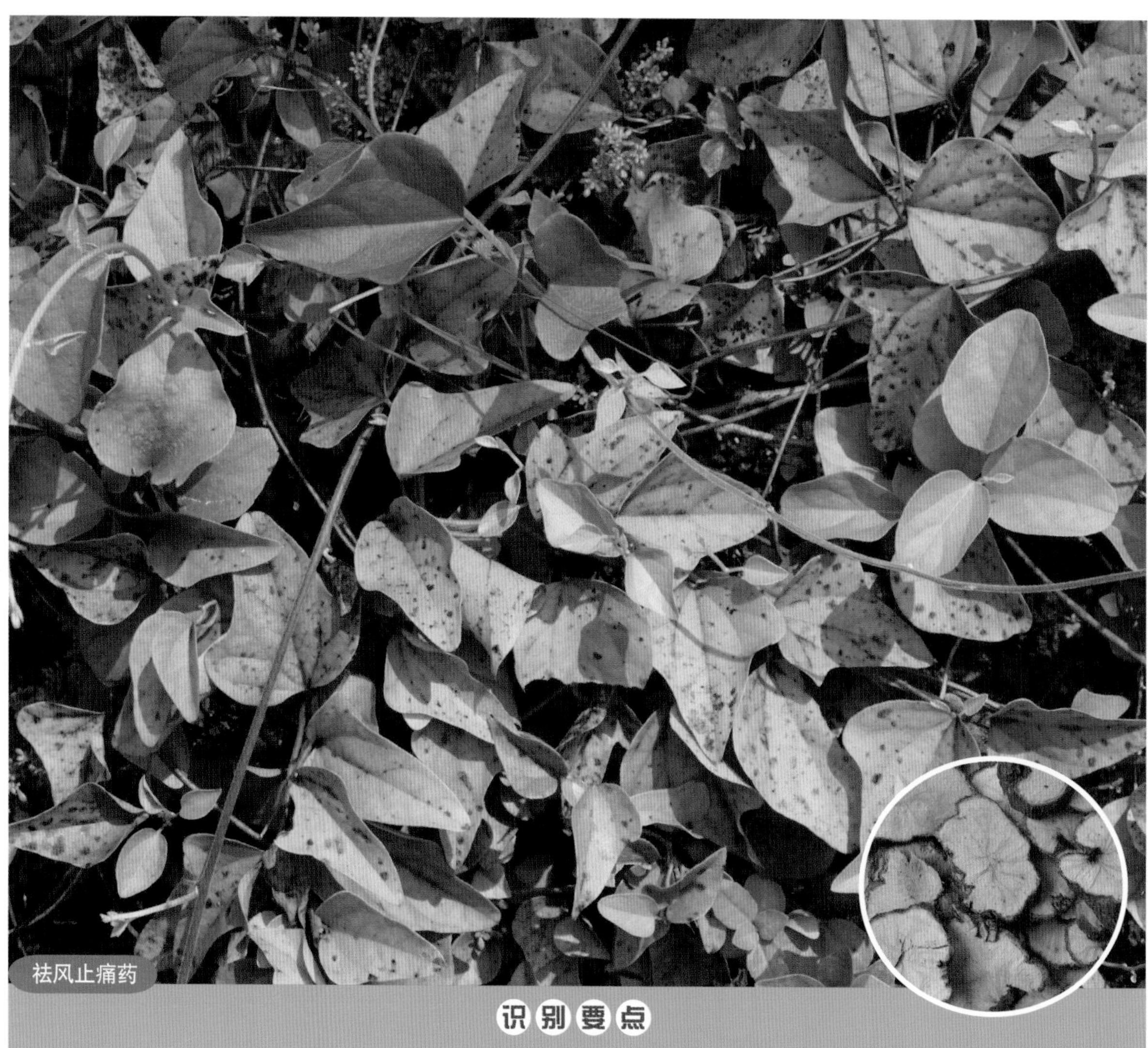

祛风止痛药

识别要点

①小枝有纵线纹和柔毛。②叶互生，卵形或宽卵形或卵状长圆形，两面被短柔毛。③花单性异株。聚伞花序排成圆锥状，花瓣淡黄色。④核果近球形，蓝黑色，有白粉。

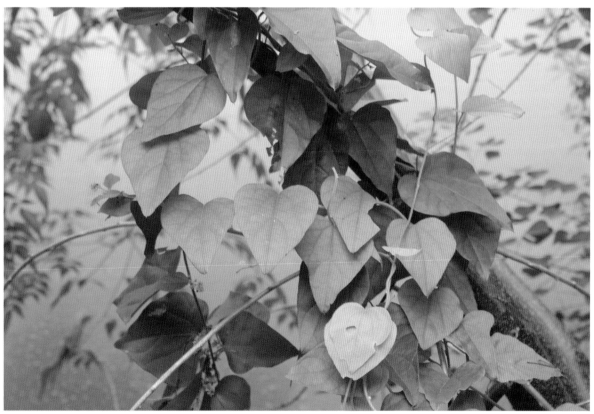

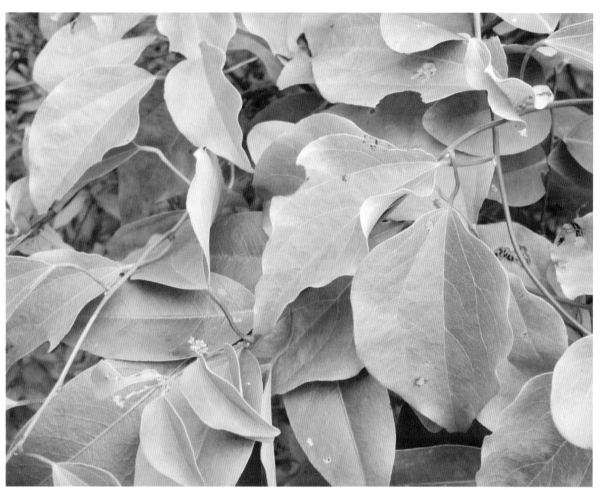

柳叶白前

别名：嗽药、石蓝、草白前、空白前、鹅管白前、竹叶白前。
来源：为萝▮科植物柳叶白前*Cynanchum stauntonii*(Decne.)Schltr. ex Levi.**的干燥根茎及根。**

【生境分布】生长于山谷中阴湿处、江边砂碛之上或溪滩。主产于浙江、安徽、福建、江西、湖北、湖南、广西等地。

【采收加工】秋季采收，去地上部分及泥土，晒干，即为白前；如将节部的根除去而留根茎则为鹅管白前。

【性味功用】辛、苦，微温。归肺经。祛风止痛，降气，消痰，止咳。主治肺气壅实，咳嗽痰多，胸满喘急。内服：煎汤，3～10克。

【精选验方】①跌打胁痛：柳叶白前20克，香附15克，青皮5克，水煎服。②胃脘痛、虚热痛：柳叶白前、重阳木根各10克，水煎服。③疟疾（脾肿大）：鲜柳叶白前25克，水煎服。④小儿疳积：鲜柳叶白前、重阳木或兖州卷柏全草各15克，水煎服。⑤小儿急性上呼吸道感染：鲜柳叶白前、杏仁各12克，银花、玄参各15克，荆芥、薄荷、甘草各6克，水煎服。

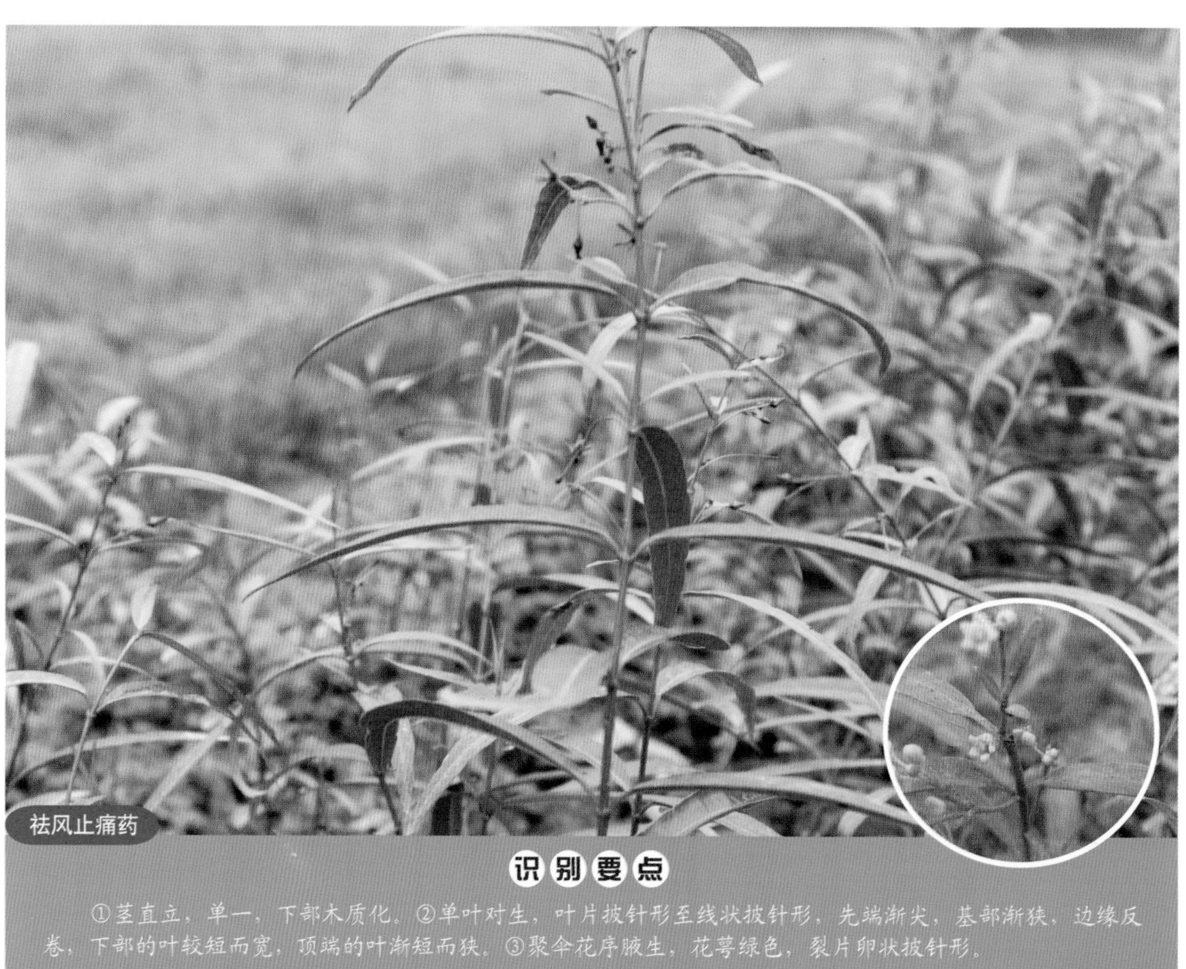

祛风止痛药

识别要点

①茎直立，单一，下部木质化。②单叶对生，叶片披针形至线状披针形，先端渐尖，基部渐狭，边缘反卷，下部的叶较短而宽，顶端的叶渐短而狭。③聚伞花序腋生，花萼绿色，裂片卵状披针形。

独角莲

别名：野半夏、剪刀草、犁头尖、野慈姑、玉如意。
来源：为天南星科植物独角莲*Typhonium giganteum* Engl.的全草。

【生境分布】生长于山野阴湿处。分布于河北、河南、山东、山西、陕西、甘肃、江西、福建等地。辽宁、吉林、湖北、江苏等地有栽培。

【采收加工】9月下旬采挖，大小分开，将大的除净泥土和须根，晒干。

【性味功用】辛、甘，温。有毒。归胃、肝经。逐寒湿，祛风痰，镇痉。主治中风痰壅，口眼歪斜，破伤风。外用主治跌打损伤，淋巴结核。内服：煎汤，3~6克；研末，0.5~1克。外用：捣敷。

【精选验方】①毒蛇咬伤：鲜独角莲全草和水少许，杵烂敷伤处。②淋巴结炎：鲜独角莲全草杵烂，稍加鸡蛋白杵匀，敷患处，每日换1次。③跌打扭伤、青紫肿痛：鲜独角莲全草适量，同酒酿糟或烧酒杵烂，敷伤处，每日换1次。

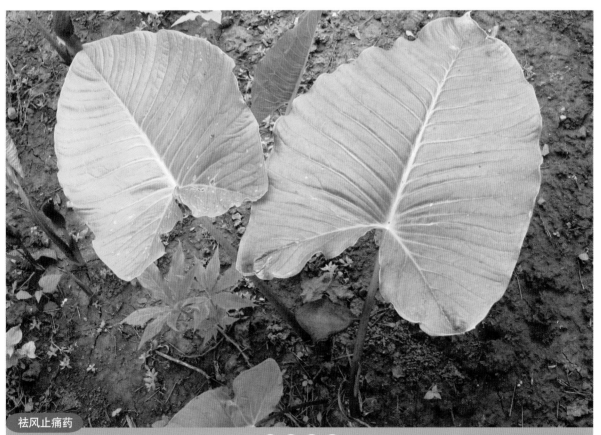

识别要点

①块茎卵圆形或卵状椭圆形，外被黑褐色小鳞片。②叶根生，1~4片，戟状箭形，大小不等，先端渐尖，基部箭形，全缘或略呈波状。

曼陀罗

别名：洋金花、山茄花、虎茄花、胡茄花、酒醉花、曼陀罗花、洋喇叭花。
来源：为茄科植物白曼陀罗*Datura metel* L.的干燥花。

【生境分布】分布于全国大部。主产于江苏、浙江、福建、广东等地。多为栽培，亦有野生。

【采收加工】4～11月花初开时采收，晒干或低温干燥。生用。

【性味功用】辛，温。有毒。归肺、肝经。祛风，止咳平喘，止痛镇静。主治哮喘咳嗽，脘腹冷痛，风湿痹痛，小儿慢惊，外科麻醉。内服：宜入丸、散剂服，0.3～0.6克；亦可作卷烟分次燃吸，每日不超过1.5克。外用：研末调敷。

【精选验方】①哮喘：曼陀罗花40克，火硝3克，川贝母30克，法半夏24克，泽兰18克，款冬花15克，共为细末，装瓶封固，隔水炖1小时，风干，掺烟丝中，点燃后吸之。②阳厥气逆，多怒而狂：曼陀罗花4～5克，朱砂（水飞）15克，为细末，每服0.3～1克，水煎服。③慢性气管炎、支气管哮喘：曼陀罗花卷成纸烟、燃烧吸入，以缓解喘息，最大用量为0.1～0.3克。④胃溃疡：曼陀罗花0.4～0.5克，甘草粉、白及、贝母各9克，炒白芍21克，陈皮12克，煅瓦楞15克，水煎浓缩至100毫升，每次50毫升，每日2次。

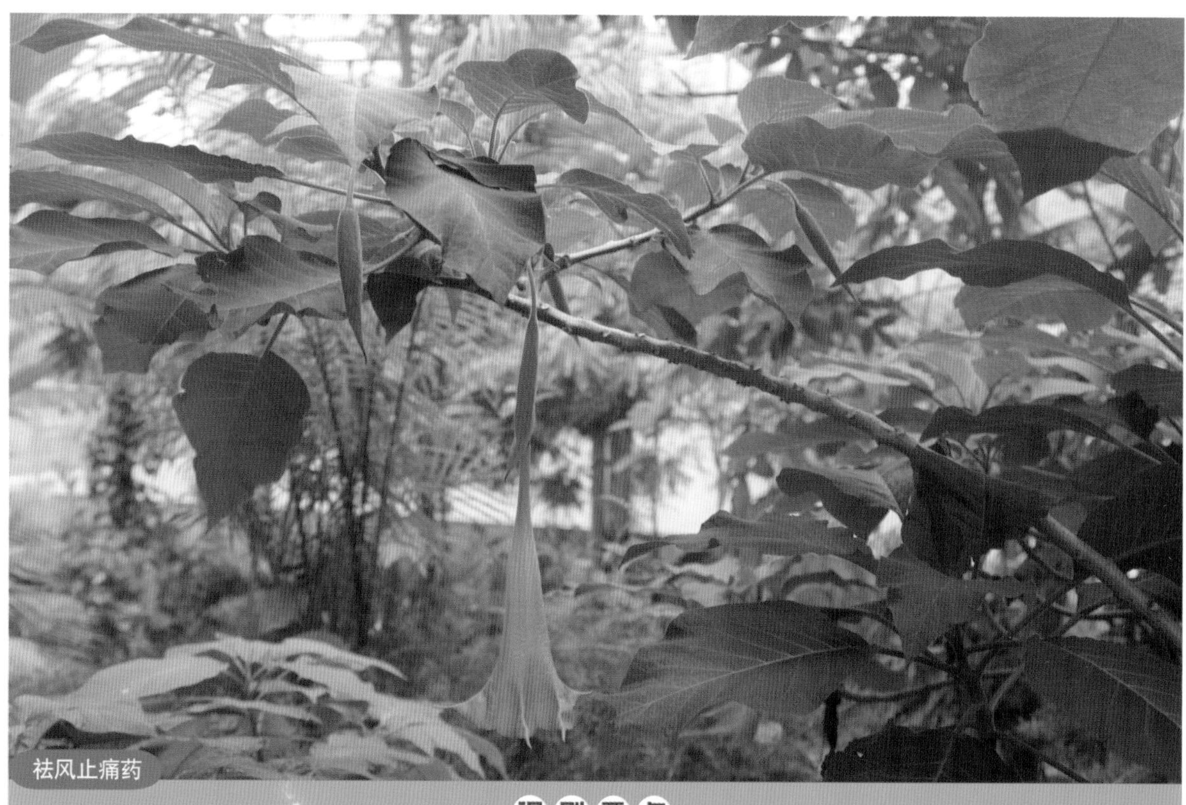

祛风止痛药

识别要点

①茎上部呈二歧分枝。②单叶互生，上部常近对生，叶片卵形至广卵形，先端尖，基部两侧不对称，全缘或有波状短齿。③花单生长于枝的分叉处或叶腋间；花萼筒状，黄绿色，先端5裂，花冠大漏斗状，白色。④蒴果表面具刺，斜上着生，成熟时由顶端裂开。

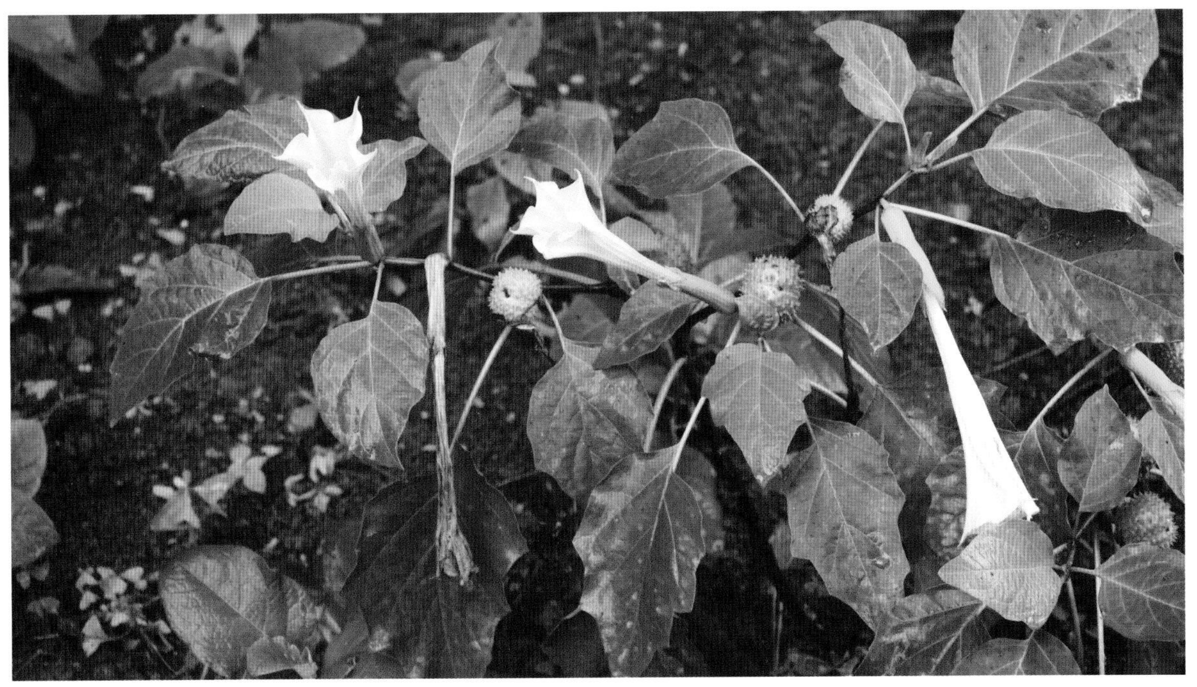

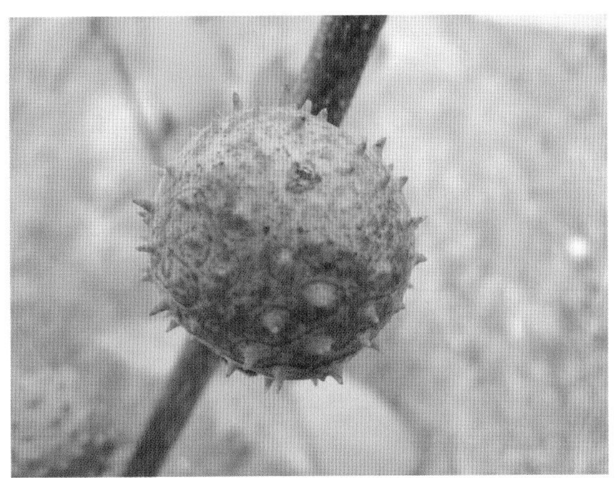

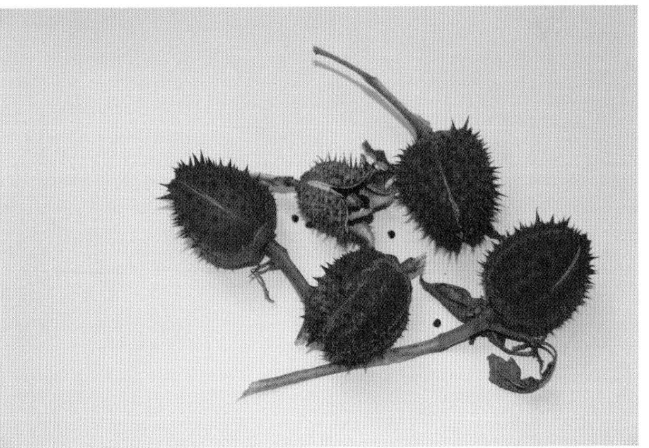

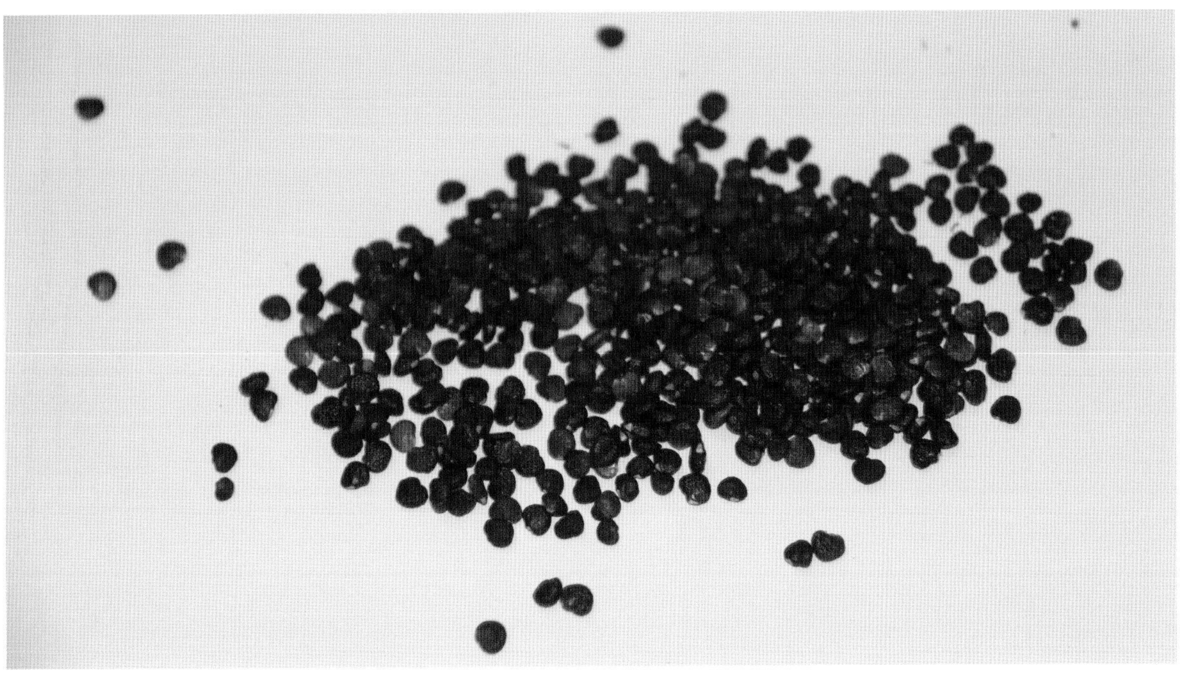

茉莉

别名：白末利、小南强、奈花、鬘华、末梨花。
来源：为木犀科茉莉花属植物茉莉*Jasminum sambac*(L.)Aiton**的根及花。**

【生境分布】生长于通风良好、半阴的环境。主产于长江以南及西部地区。

【采收加工】秋后挖根，切片晒干；夏秋采花，晒干。

【性味功用】花辛、甘，温；归脾、胃经；祛风止痛，理气开郁，和中，辟秽。根苦，温；有毒；麻醉，止痛；主治跌损筋骨，龋齿，头顶痛，失眠。内服：研末，花1.5～3克，根1～1.5克；或煎汤；或磨汁。外用：捣敷，或塞龋洞。

【精选验方】①续筋接骨止痛：茉莉根捣绒，酒炒包患处。②龋齿：茉莉根研末，熟鸡蛋黄调匀，塞龋齿内。③头顶痛：茉莉根、蚤休根各适量，捣烂敷痛处；并先以磁针轻扎头部。④失眠：茉莉根0.9～1.5克，磨水服。

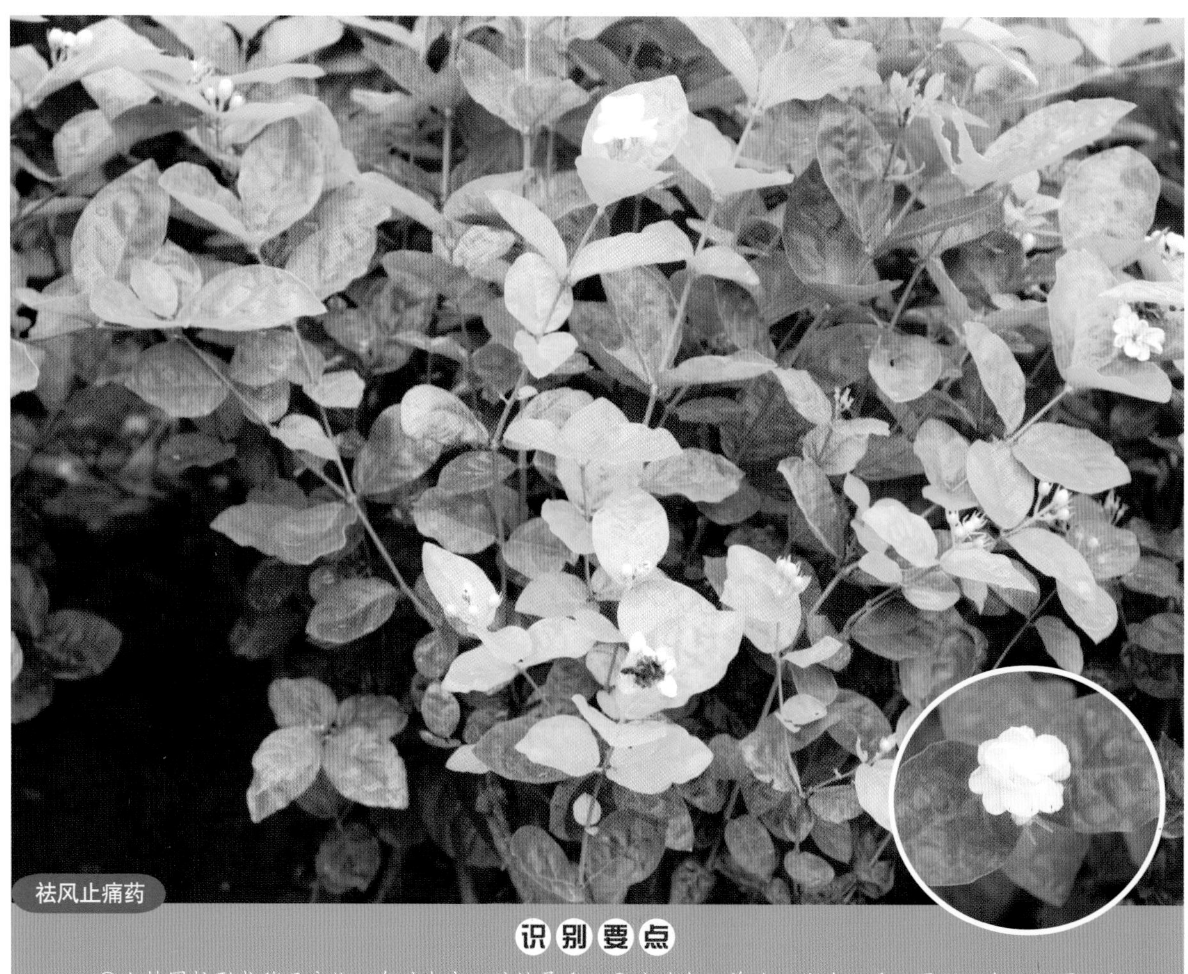

祛风止痛药

识别要点

①小枝圆柱形或稍压扁状，有时中空，疏被柔毛。②叶对生，单叶；叶片纸质，圆形、卵状椭圆形或倒卵形，两端圆或钝。③聚伞花序顶生，通常有花3朵，有时单花或多达5朵；花冠白色。

蓖麻子

别名：蓖麻子、大麻子、蓖麻仁、红大麻子。
来源：为大戟科植物蓖麻*Ricinus communis* L.的干燥成熟种子。

【生境分布】全国大部均有栽培。

【采收加工】秋季果实变棕色、果皮未开裂时分批采摘，晒干，除去果壳，收集种子。

【性味功用】甘、辛、平；有毒。归大肠、肺经。消肿拔毒，泻下通滞。主治痈疮疔疖肿毒，水肿腹满，大便燥结，头风。内服：须炒熟后捣碎用，研末，1.5～5克；或入丸、散。外用：适量，捣敷或研末调敷。

【精选验方】①疔疮脓肿：蓖麻子20多颗，去壳，和少量盐、稀饭捣匀，敷患处，每日2次。②犬咬伤：蓖麻子50粒，去壳，以井水研膏，先以盐水洗咬处，次以蓖麻膏贴。③烫火伤：蓖麻子、蛤粉各等份，研膏，汤损用油调涂，火疮用水调涂。④喉痹：蓖麻子，取肉捶碎，纸卷作筒，烧烟吸之。

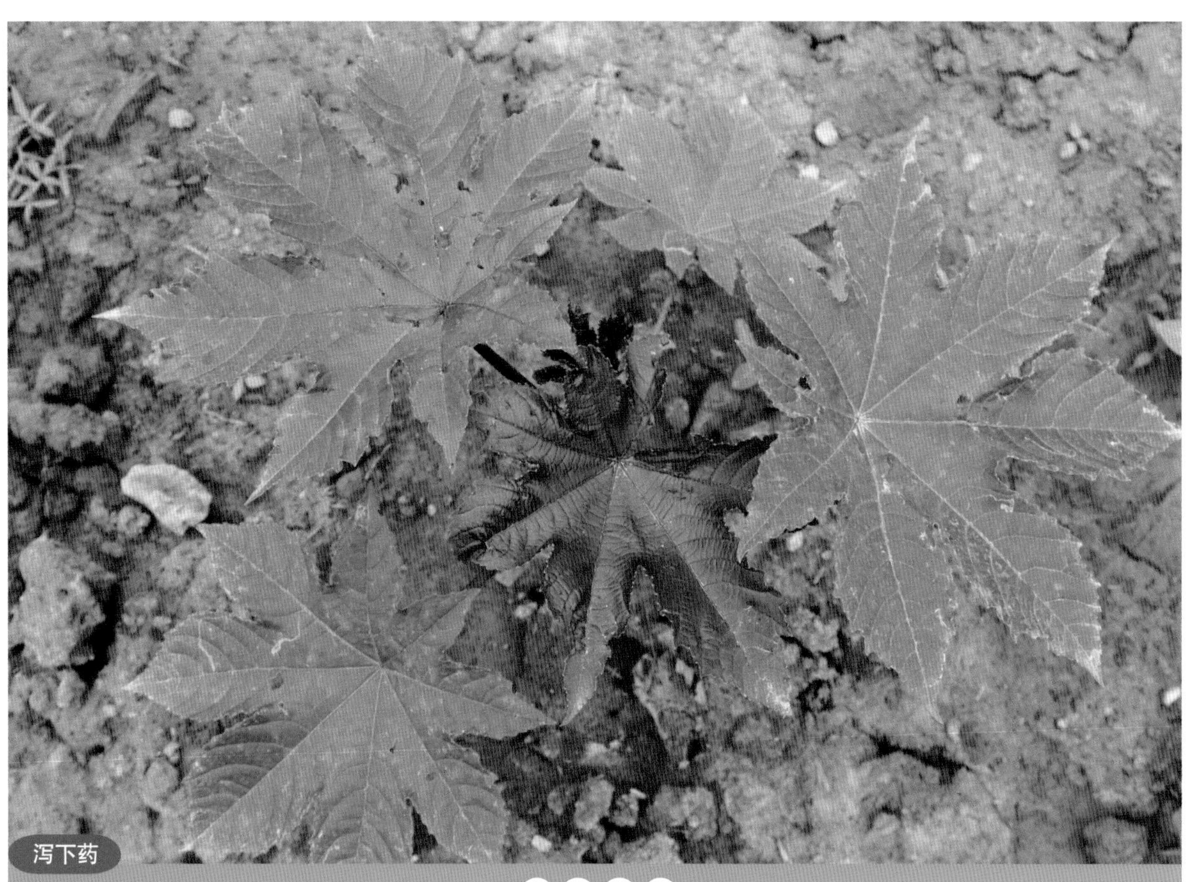

泻下药

识别要点

①茎直立，无毛，绿色或稍紫色，具白粉。②单叶互生，叶片盾状圆形。③花单性，总状或圆锥花序，顶生，下部生雄花，上部生雌花；苞及小苞卵形或三角形；雄花花被3～5，裂片卵状三角形；雌花的苞与雄花的相同，花被同雄花而稍狭。④蒴果球形，有刺，成熟时开裂。

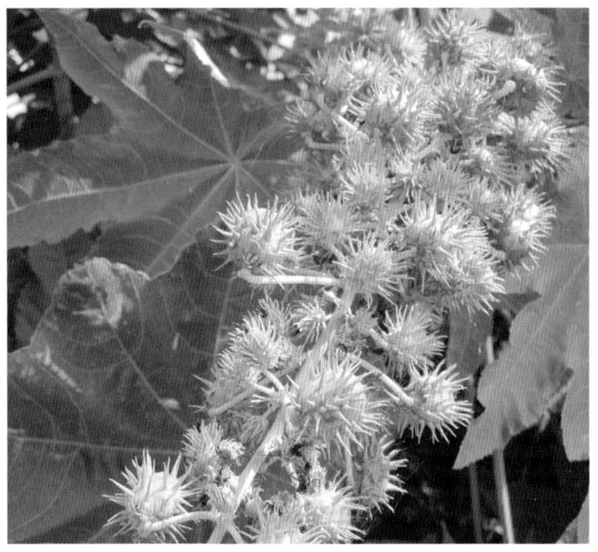

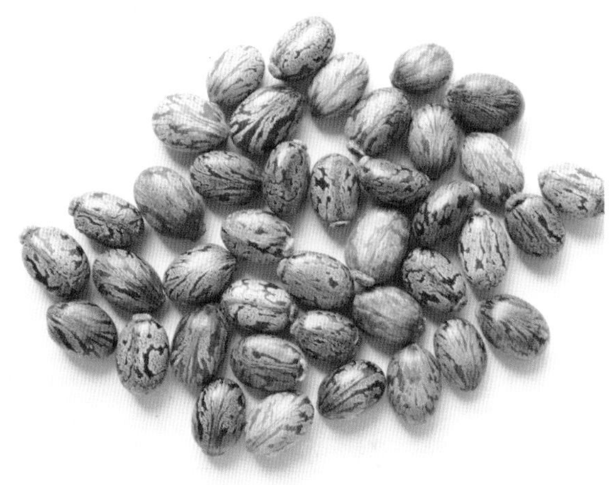

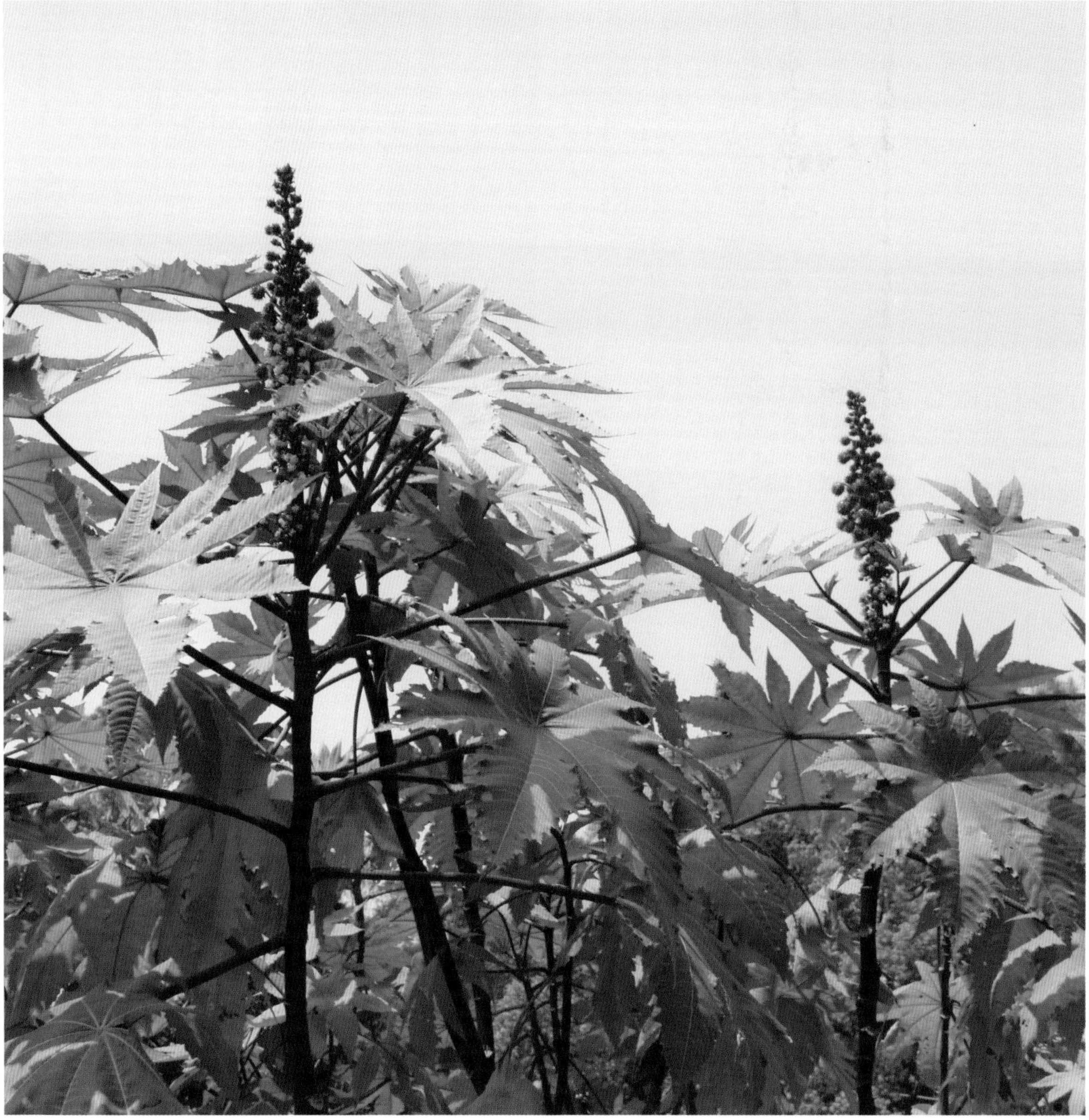

乌桕根皮

别名：木樟树、白蜡树、卷子树、蜡烛树。
来源：为大戟科植物乌桕*Sapium sebiferum*(L.)Roxb.的根皮。

【生境分布】生长于山坡、村边、路旁。主产于华东、中南、西南及甘肃等地。

【采收加工】10月至次年2月挖根，取根皮洗净，晒干。

【性味功用】苦，微温。有毒。归脾、胃、肾、大肠经。泻下逐水，杀虫解毒。主治血吸虫病，肝硬化腹水，大小便不利，毒蛇咬伤。外用治疔疮，鸡眼，乳腺炎，跌打损伤，湿疹，皮炎。内服：煎汤，9～15克；或入丸、散。外用：煎水洗或研末调敷。

【精选验方】①水气虚肿、小便涩：乌桕根皮、槟榔、木通各60克，共研为末，每服6克，米汤送下。②水肿：乌桕根内皮15克，大米30克（炒微黄），黄芪10克，水煎服。

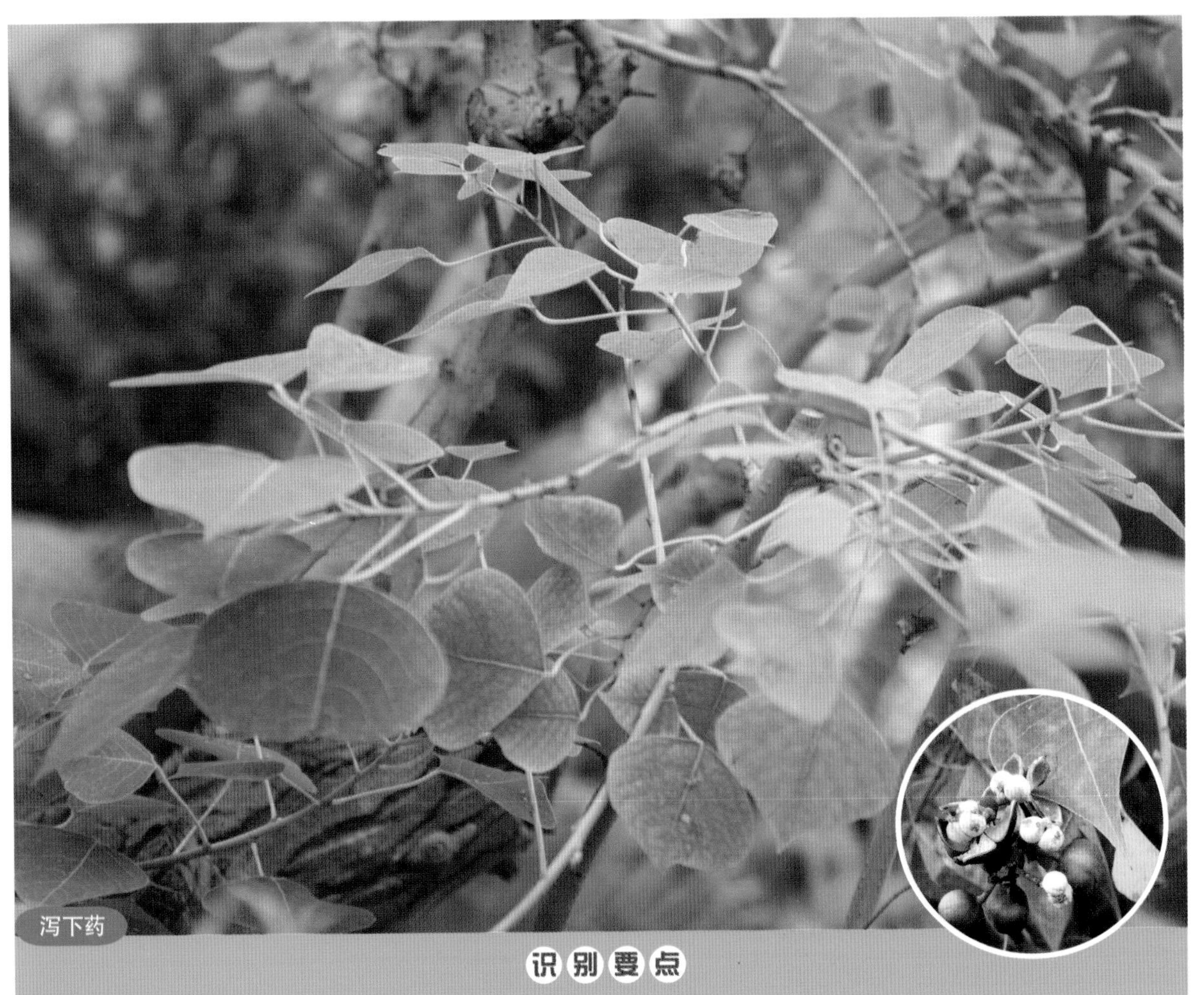

泻下药

识别要点

①叶互生，菱状卵形，下面初时粉白，后渐成黄绿色，秋季变红色；叶柄上端有2腺体。②花单性同株，密集成顶生穗状花序。③蒴果近球形，熟时黑色。种子黑色，外面有白蜡层。

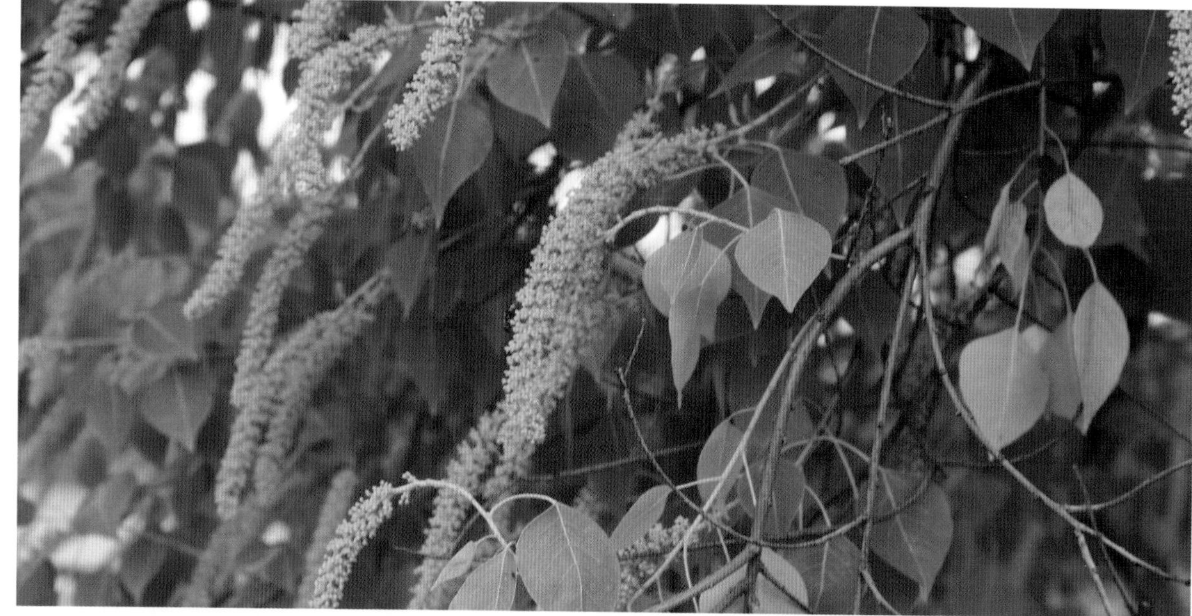

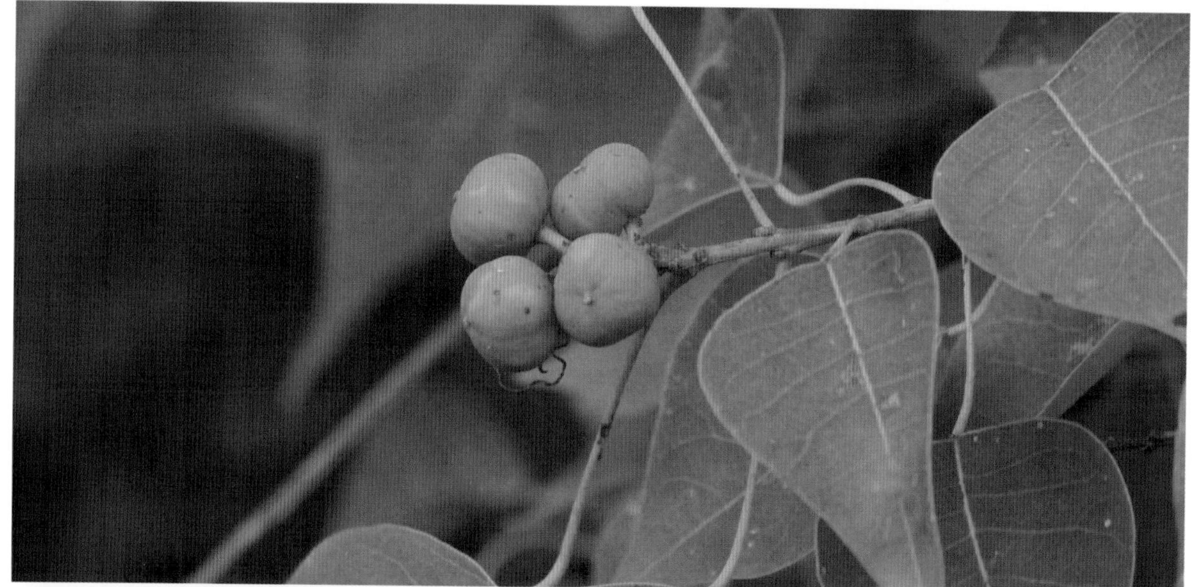

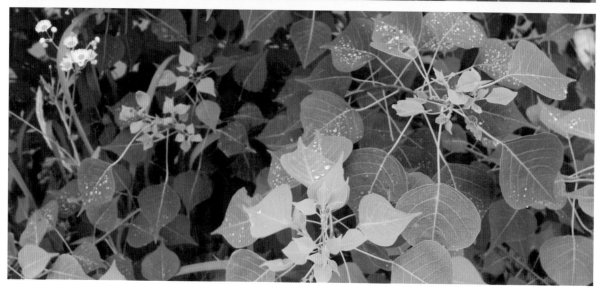

山大黄

别名：台黄、土大黄、唐大黄、苦大黄、酸酸草、黄古卵子。
来源：为蓼科植物华北大黄*Rheum franzenbachii* Munt.的根。

【生境分布】生长于山坡、石隙、草原。主产于东北、华北及湖北等地。

【采收加工】春、秋采挖，切片，晒干。

【性味功用】苦，寒。归胃、大肠经。泻下解毒，凉血行瘀。主治湿热黄疸，痢疾，经闭腹痛，吐血，衄血，跌打瘀痛，痈肿疔毒，口舌糜烂，烧烫伤。内服：煎汤，3～10克；或研末。外用：研末撒；或调敷。

【精选验方】①急性阑尾炎：山大黄、金银花、蒲公英、丹皮、桃仁、川楝子各适量，水煎服。②急性肠梗阻：山大黄、枳壳、厚朴、莱菔子、芒硝、桃仁、赤芍各适量，水煎服。③口疮糜烂：山大黄、枯矾各等份，研末擦，吐涎。④放射性皮肤损伤：山大黄、寒水石、赤石脂各等份加冰片2%，共研末，混合撒患处。

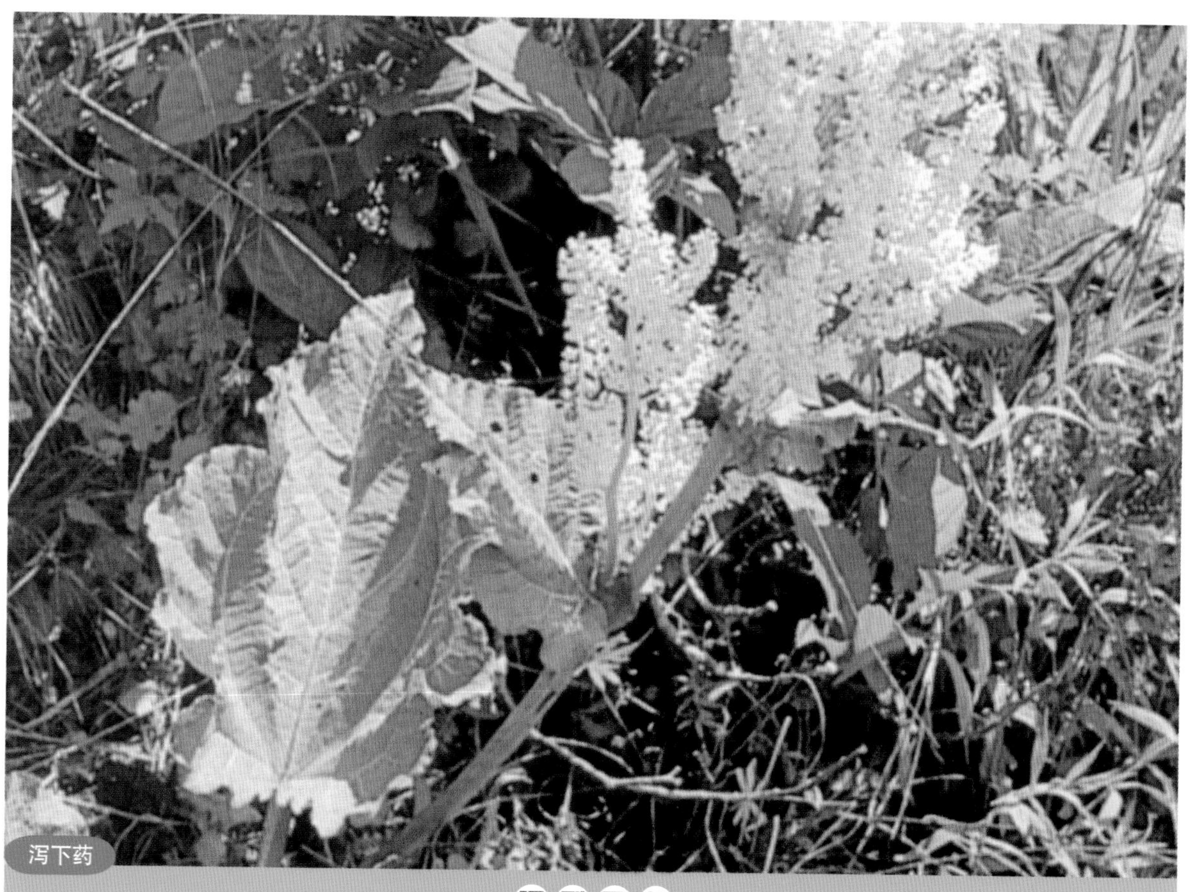

识别要点

①茎粗壮，直立，无毛，常不分枝，中空。②基生叶有长柄；叶片卵形至卵状圆形，先端钝，基部心形，边缘波状，下面稍有毛；茎生叶具短柄或无柄，托叶鞘长卵形，暗褐色，抱茎。③圆锥花序顶生，花小，多数，白绿色；苞小，肉质，内有3～5朵小花。

落葵

别名：繁露、天葵、承露、藤葵、藤儿菜、胡燕脂、软姜菜。
来源：为落葵科落葵属植物落葵*Basella rubra* L. 的叶或全草。

【生境分布】生长于海拔2000米以下地区。我国长江以南各地均有栽培，北方少见。

【采收加工】夏、秋季采收叶或全草，洗净，除去杂质，鲜用或晒干。

【性味功用】甘、酸，寒。泻下，滑肠通便，清热利湿，凉血解毒，活血。主治大便秘结，小便短涩，痢疾，热毒疮疡，跌打损伤。内服：煎汤，10～15克，鲜品30～60克。外用：鲜品捣敷；或捣汁涂。

【精选验方】①大便秘结：鲜落葵叶煮作副食。②小便短涩：鲜落葵每次60克，煎汤代茶频服。③久年下血：落葵、白肉豆根各30克，老母鸡一只（去头、脚、内脏），水适量炖服。④胸膈积热郁闷：鲜落葵60克，浓煎汤加酒温服。⑤手脚关节风疼痛：鲜落葵全茎30克，猪蹄节一具或老母鸡一只（去头、脚、内脏），和水酒适量各半炖服。⑥疔疮：鲜落葵十余片，捣烂涂贴，每日1～2次。⑦阑尾炎：鲜落葵60克，水煎服。⑧外伤出血：鲜落葵叶和冰糖共捣烂敷患处。

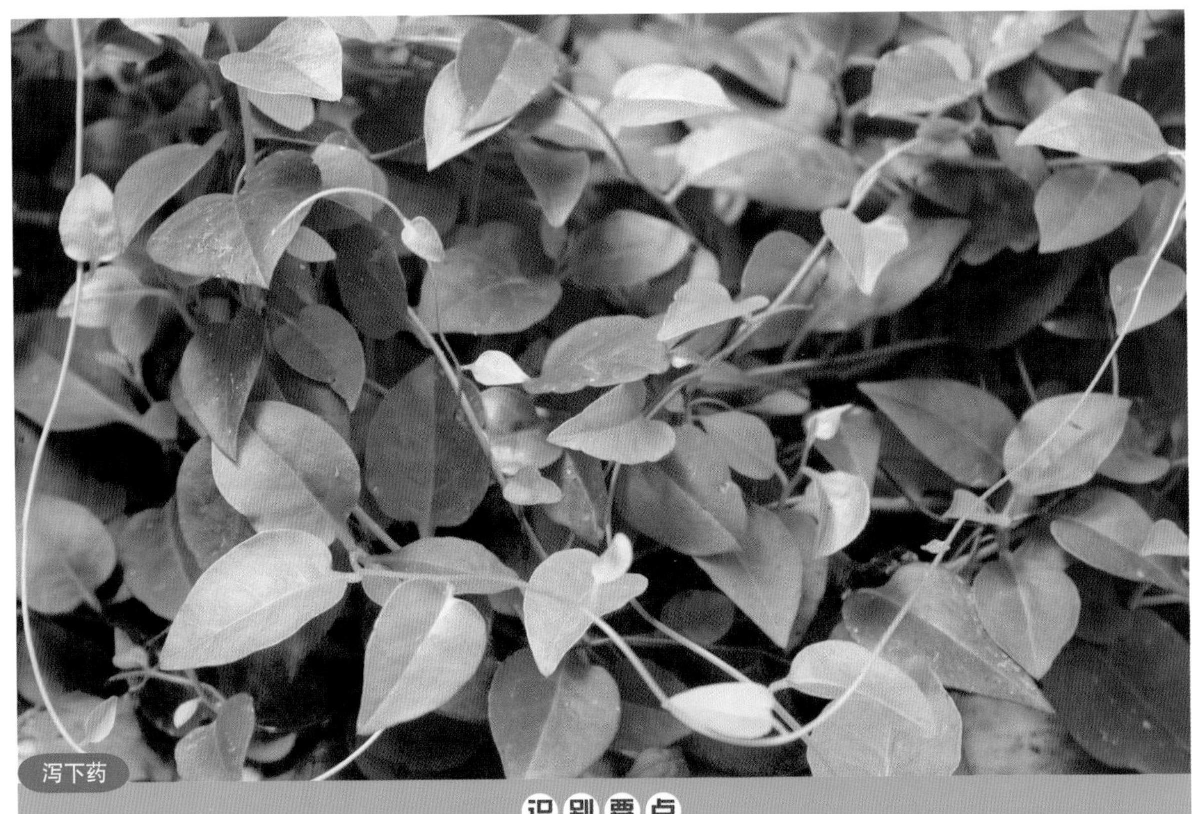

泻下药

识别要点

①茎长达3～4米，分枝明显，绿色或淡紫色。②单叶互生，叶片宽卵形、心形至长椭圆形，全缘。③穗状花序腋生或顶生，小苞片萼状，长圆形；萼片5，淡紫色或淡红色，下部白色，连合成管；无花瓣。④果实卵形或球形，暗紫色。

芫花

别名：芫、去水、败花、毒鱼、杜芫、头痛花、闹鱼花、棉花条。
来源：为瑞香科植物芫花*Daphne genkwa* Sieb. et Zucc.的干燥花蕾。

【生境分布】生长于路旁、山坡，或栽培于庭园。主产于河南、山东、江苏、安徽、四川等地。

【采收加工】春末初夏采收将开放的花蕾，晒干。

【性味功用】辛、苦，温。有毒。归肺、肾、大肠经。泻水逐饮，祛痰止咳，解毒杀虫。主治水肿胀满，二便不利，痰饮喘咳，秃疮顽癣。内服：宜醋制或与大枣同用，以减轻对胃肠道的刺激。煎汤，1.5～3克；研末，0.5～1克。外用：煎汤洗或研末调敷。

【精选验方】①牙痛难忍：芫花末擦牙令热，痛定后，以温水漱口。②痈肿初起：芫花末和胶涂搽。③水肿胀满：芫花、枳壳各等份，先以醋把芫花煮烂，再加枳壳煮烂，一起捣匀做丸子，如梧子大，每次30丸，白汤送下。④狂躁型精神病：芫花及叶2.5克，逐渐增量3克、6克、9克，研末1次冲服，隔日1剂，连服3～5剂，必要时可连服10余剂。

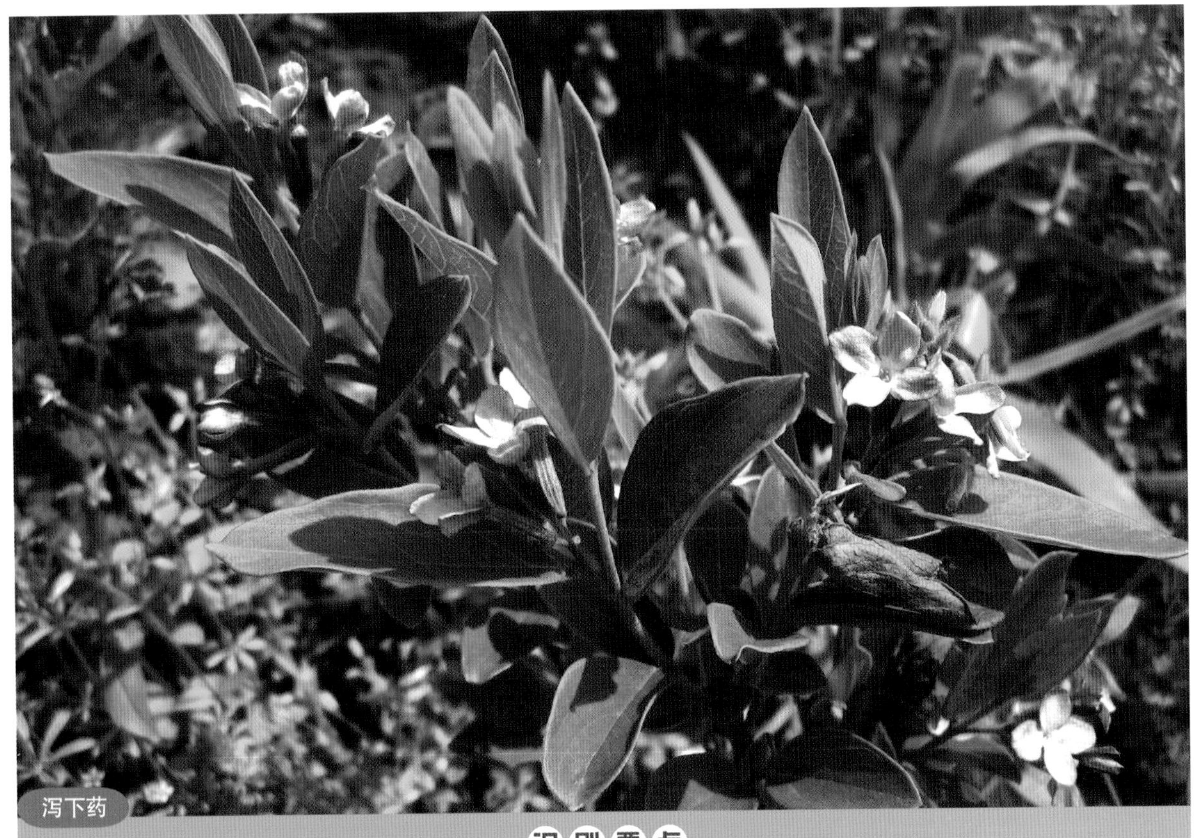

泻下药

识别要点

①茎细长而直立，幼时有绢状短柔毛。②叶通常对生，偶为互生，椭圆形至长椭圆形，略为革质，全缘，先端尖，幼时两面疏生绢状细柔毛，脉上较密。③花先于叶开放，淡紫色，通常出于枝顶叶腋，3～7朵簇生；无花瓣。

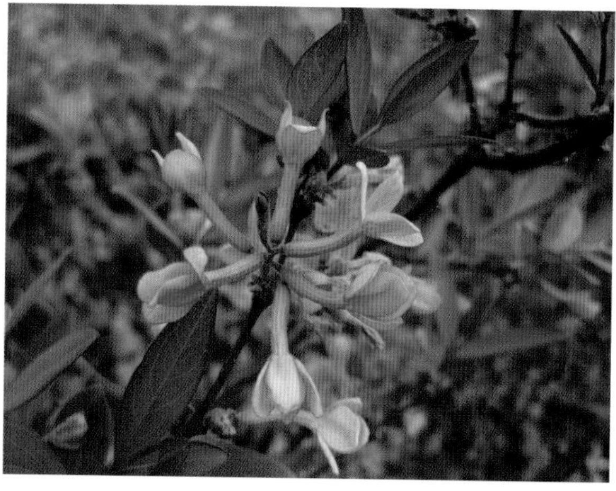
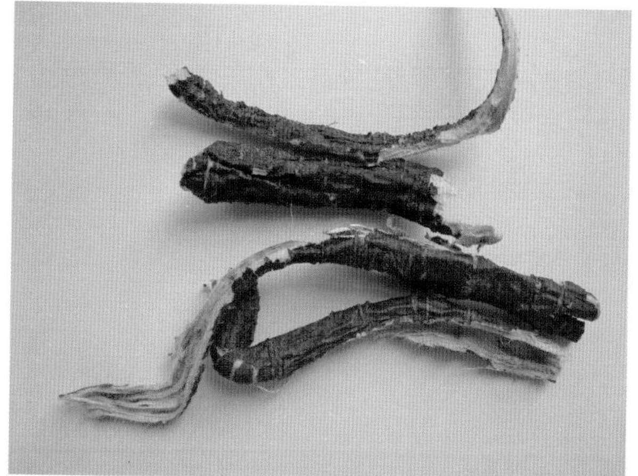
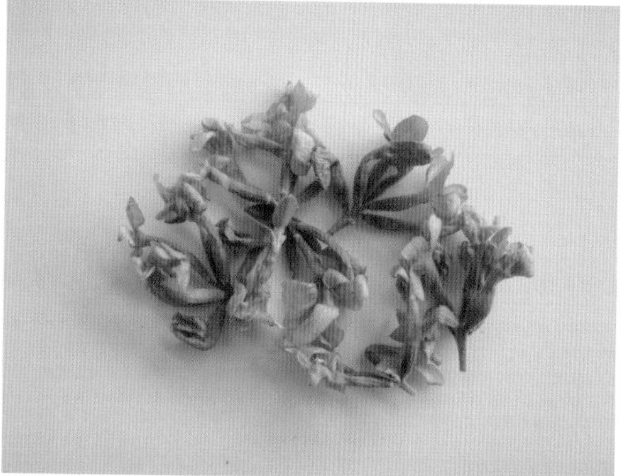
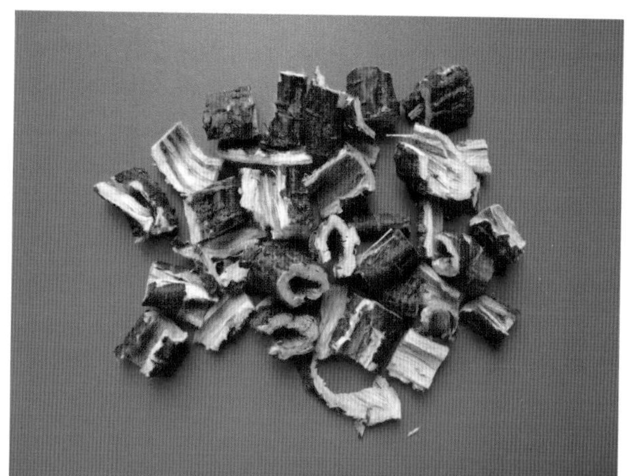
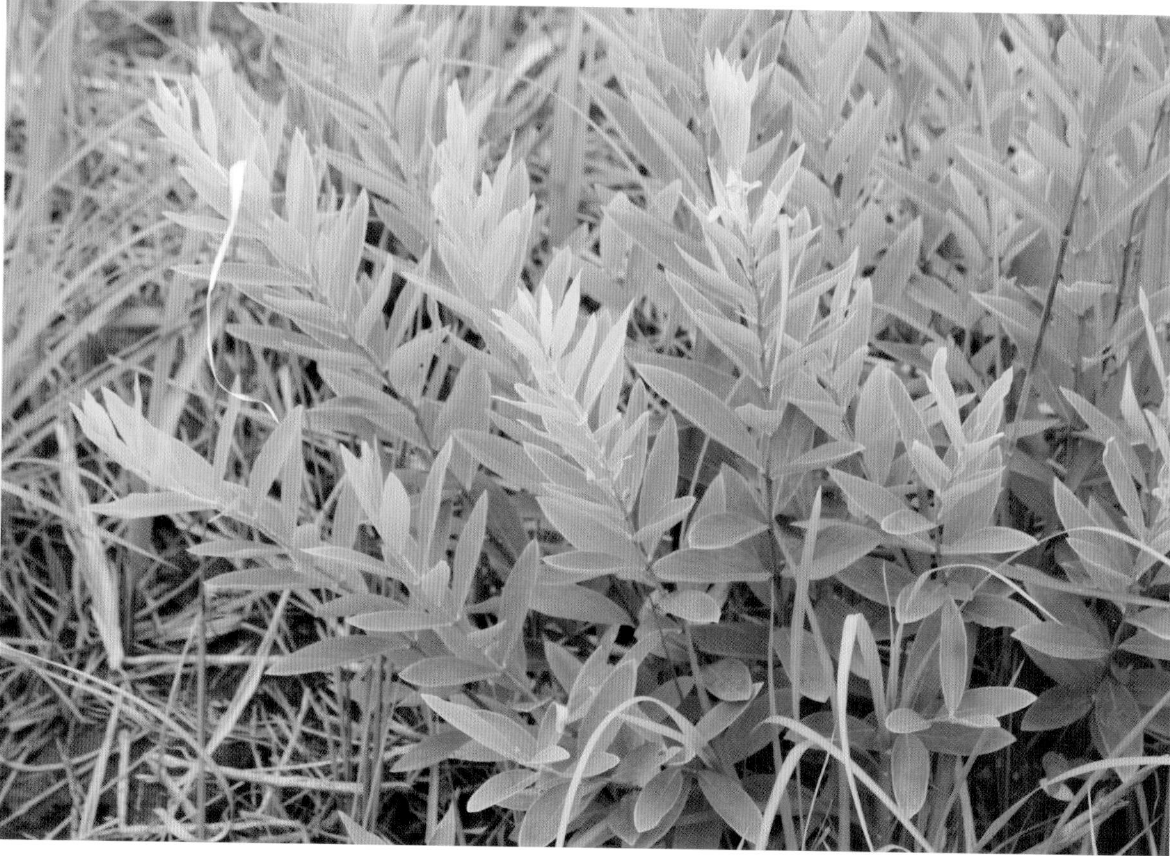

京大戟

别名：龙虎草、将军草、九头狮子。
来源：为大戟科多年生草本植物大戟*Euphorbia pekinensis* Rupr**的根。**

【生境分布】生长于山坡林下或路旁。有栽培。主产于江苏、四川、重庆、江西、广西等地。

【采收加工】秋、冬二季采挖，晒干，生用或醋蒸后用。

【性味功用】苦、辛，寒。有毒。归肺、肾、大肠经。泻水逐饮，消肿散结。主治水肿胀满，胸腹积水，痰饮积聚，气逆喘咳，二便不利。内服：煎汤，1.5～3克；或入丸、散服，每次1克。外用：生用。

【精选验方】①脚气攻注，心腹胀硬，小便赤涩：京大戟、芫花、苦葶苈各15克，巴豆、续随子各0.3克，上为末，蜜丸如梧子大，每次10丸，灯心汤送服。②水肿：京大戟、苍术各60克，沉香15克，陈米糊丸，每次9克，酒送服。

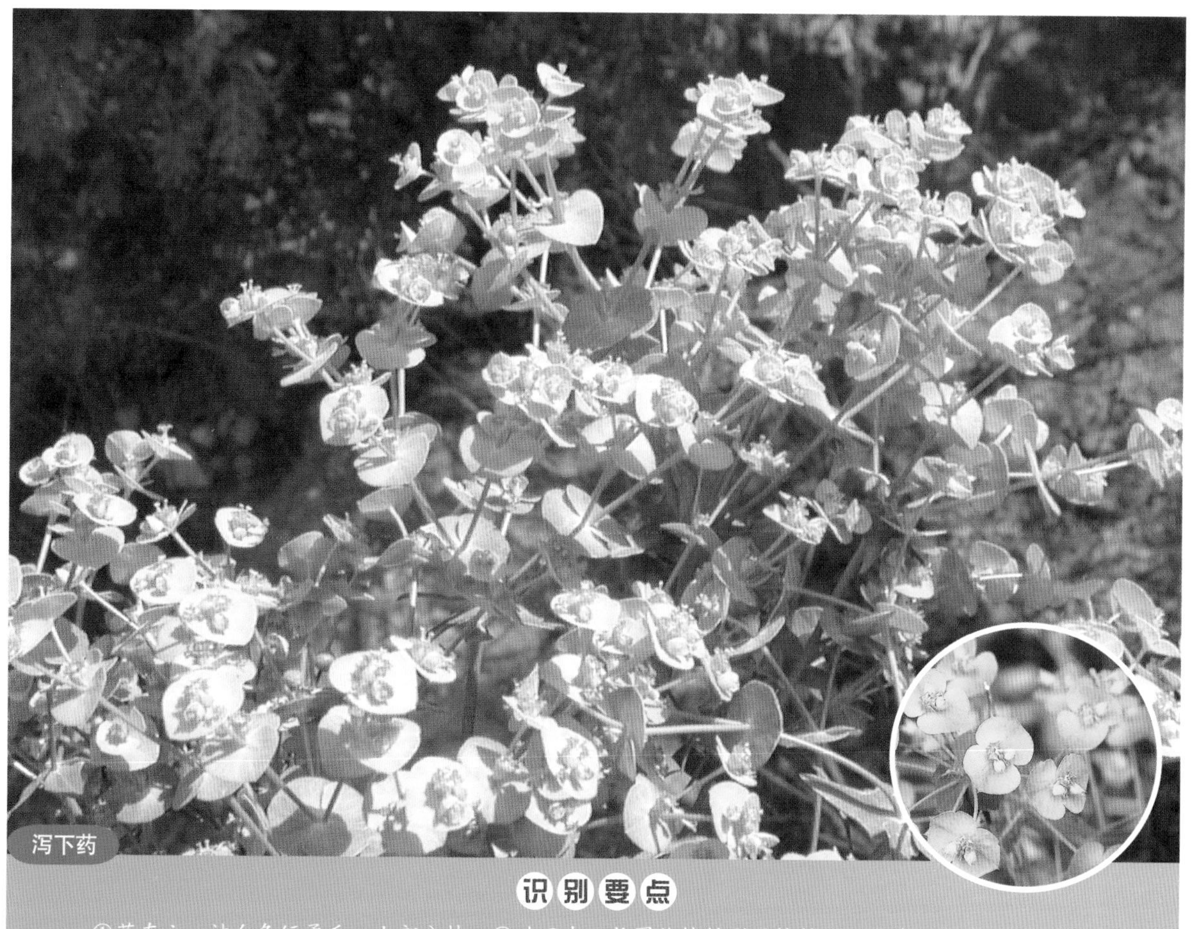

识别要点

①茎直立，被白色短柔毛，上部分枝。②叶互生，长圆状披针形至披针形，全缘。③花杯状，聚伞形花序顶生或腋生。

七叶莲

别名：手树、七加皮、汉桃叶、七叶藤、小叶鸭脚木。
来源：为五加科鹅掌柴属植物鹅掌藤*Scheffleva arboricola* Hayata的根或茎叶。

【生境分布】生长于山谷或阴湿的疏林中。主产于贵州、广东、广西、浙江、福建、台湾等地。

【采收加工】全年均可采收，洗净，晒干。

【性味功用】辛、微苦，温。祛风湿，活血消肿。主治风湿痹痛，头痛，牙痛，脘腹疼痛，痛经，产后腹痛，跌打肿痛，骨折，疮肿。内服：煎汤，9～15克；或泡酒。外用：煎汤洗；或鲜品捣敷。

【精选验方】①风湿关节痛：七叶莲、红龙船花叶、大风艾各适量，共捣烂，用酒炒热后，敷患处，用布包扎。②跌打损伤：七叶莲、酒糟各适量，共捣烂，用芭蕉叶包好煨暖，敷患处。③外伤出血：七叶莲适量，捣烂敷患处。

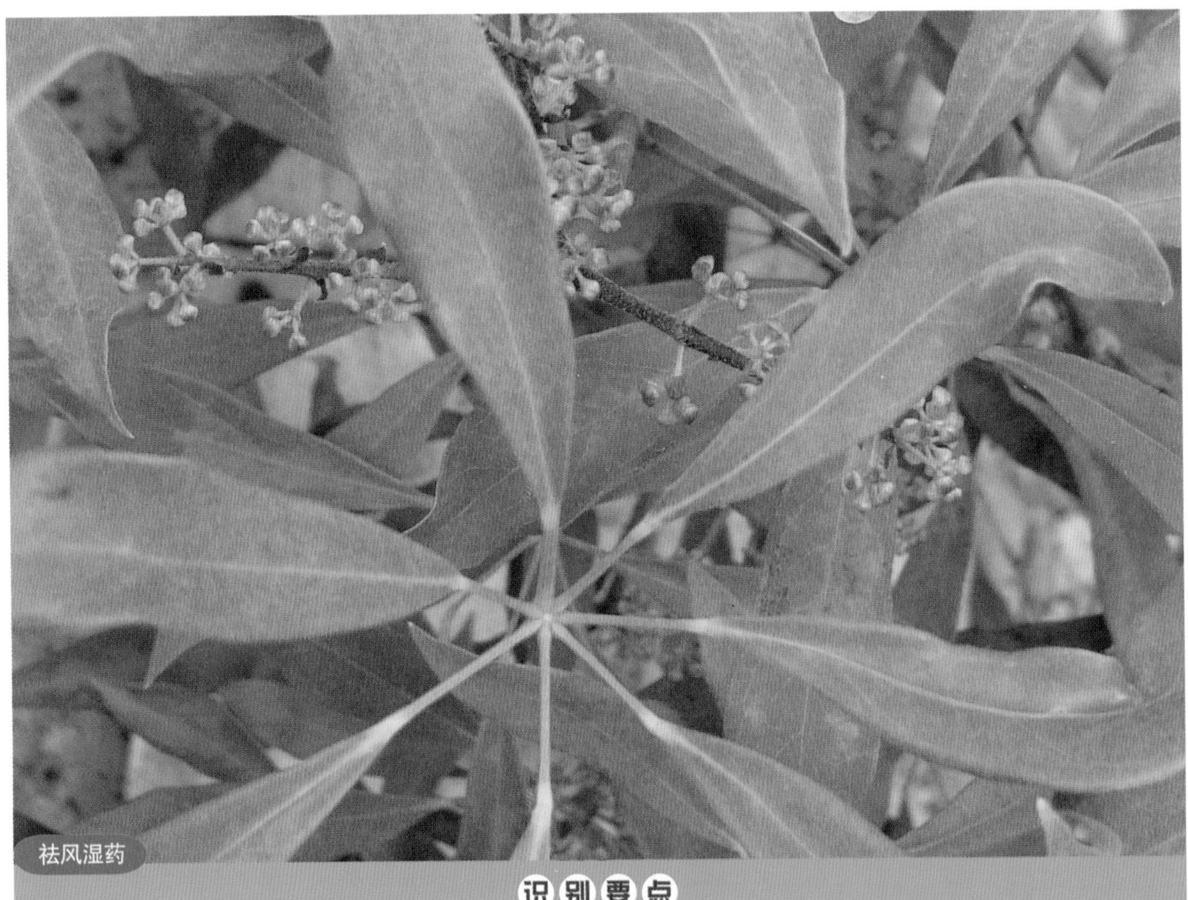

祛风湿药

识别要点

①茎绿色，有细纵纹，光滑无毛。②掌状复叶，互生；小叶通常7枚，长卵圆形，全缘，革质，上面绿色，光泽，下面淡绿色。③伞形花序，集合成圆锥花丛，顶生；花青白色，花萼5齿裂；花瓣分离，卵形。

臭牡丹

别名：臭树、臭草、大红袍、逢仙草、臭八宝、臭灯桐。
来源：为马鞭草科赪桐属植物臭牡丹*Clerodendrom bungei* Steud.**的茎、叶。**

【生境分布】生长于湿润的林边、山沟及屋旁；亦有栽培。主产于河北、河南、陕西、浙江、安徽、江西、湖北、湖南、四川、重庆、福建、云南、贵州、广东等地。

【采收加工】夏季采集茎叶，鲜用或切段晒干。

【性味功用】辛、苦，平。归心、肝、脾经。解毒消肿，祛风湿，降血压。主治痈疽，疔疮，发背，乳腺炎，痔疮，湿疹，丹毒，风湿痹痛，高血压。内服：煎汤，10～15克，鲜品30～60克；或捣汁；或入丸剂。外用：煎水熏洗；或捣敷；或研末调敷。

【精选验方】①疔疮：臭牡丹、苍耳各一大握，捣烂，新汲水调服。②一切痈疽：臭牡丹枝叶捣烂敷患处。③痈肿发背：臭牡丹叶晒干，研极细末，蜂蜜调敷，未成脓者能内消，若溃后局部红热不退，疮口作痛者，用蜂蜜或麻油调敷，至红退痛止为度（阴疽忌用）。④脱肛：臭牡丹叶适量，煎汤熏洗。⑤关节炎：臭牡丹鲜叶，绞汁，冲黄酒服，每日2次，每次1杯，连服20日，如有好转，再续服至痊愈。

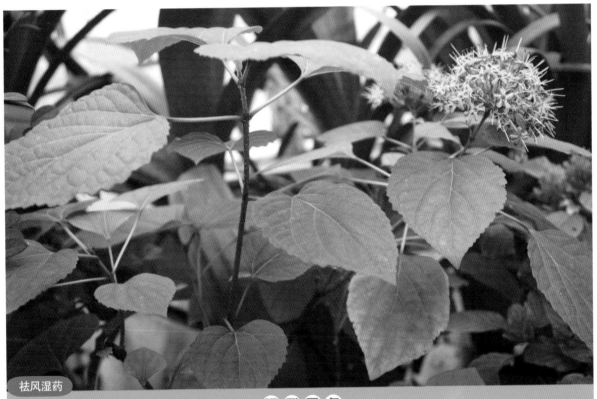

祛风湿药

识别要点

①叶对生，广卵形，先端尖，基部心形，或近于截形，边缘有锯齿而稍带波状，上面深绿色而粗糙，具密集短毛，下面淡绿色而近于光滑。②花蔷薇红色，有芳香，为顶生密集的头状聚伞花序，花萼细小，漏斗形，先端5裂，裂片三角状卵形。

梧桐叶

别名：桐叶。
来源：为梧桐科植物梧桐*Firmiana plantanifolia*(L. f.)Marsili的叶。

【生境分布】多为人工栽培。主产于全国大部。

【采收加工】夏、秋季采集。随采随用，或晒干。

【性味功用】苦，寒。归肺、肝经。祛风除湿，解毒消肿，降血压。主治风湿痹痛，跌打损伤，痈疮肿毒，痔疮，小儿疳积，泻痢，高血压。内服：煎汤，10～30克。外用：鲜叶敷贴；或煎水洗；或研末调敷。

【精选验方】①背痈：梧桐鲜叶，洗净，用银针密刺细孔，并用醋浸，整叶敷贴患部。②发背欲死：梧桐叶，焙成灰，绢罗，蜜调敷，干即换。③臁疮：梧桐鲜叶，洗净，用银针密刺细孔，再用米汤或开水冲泡，全叶敷患处，每日2次。④刀伤出血：梧桐叶研成细末，外敷伤口。

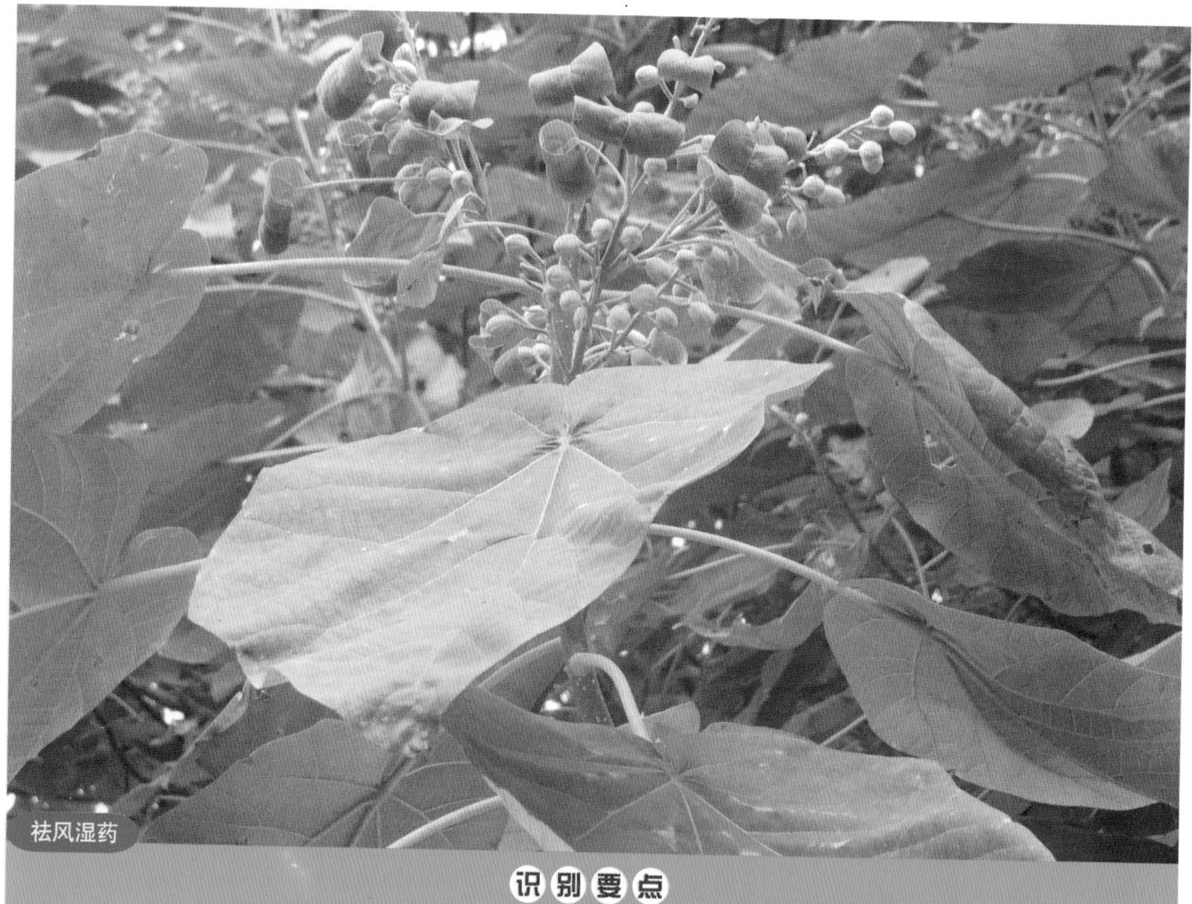

识别要点

①单叶互生，叶片心形，掌状3～5裂，裂片三角形，先端渐尖，基部心形，两面无毛或略被短柔毛。②圆锥花序顶生，花单性或杂性，淡黄绿色，无花瓣。

常春藤

别名：土鼓藤、三角风、钻天风、散骨风、枫荷梨藤。
来源：为五加科植物常春藤*Hedera nepalensis* K. Koch var. sinensis(Tobl.)Rehd.**的茎藤。**

【生境分布】野生于山野，多攀援于大树或岩石上，庭园常有栽培。主产于华北、华东、华南及西南各地。

【采收加工】秋季采收。

【性味功用】辛、苦，温。归肝、脾经。祛风，利湿，平肝，解毒。主治风湿性关节炎，肝炎，头晕，口眼㖞斜、衄血，目翳，痈疽肿毒。内服：煎汤，3～9克；或浸酒或捣汁。外用：煎水洗；或捣敷。

【精选验方】①肝炎：常春藤、败酱草各适量，水煎服。②产后感风头痛：常春藤9克，黄酒炒，加红枣7个，水煎，饭后服。③关节风痛及腰部酸痛：常春藤茎及根9～12克，黄酒、水各半煎服；并用水煎汁洗患处。④皮肤痒：常春藤全草500克，熬水沐浴，每3日1次，经常洗用。⑤脱肛：常春藤6～9克，水煎熏洗。

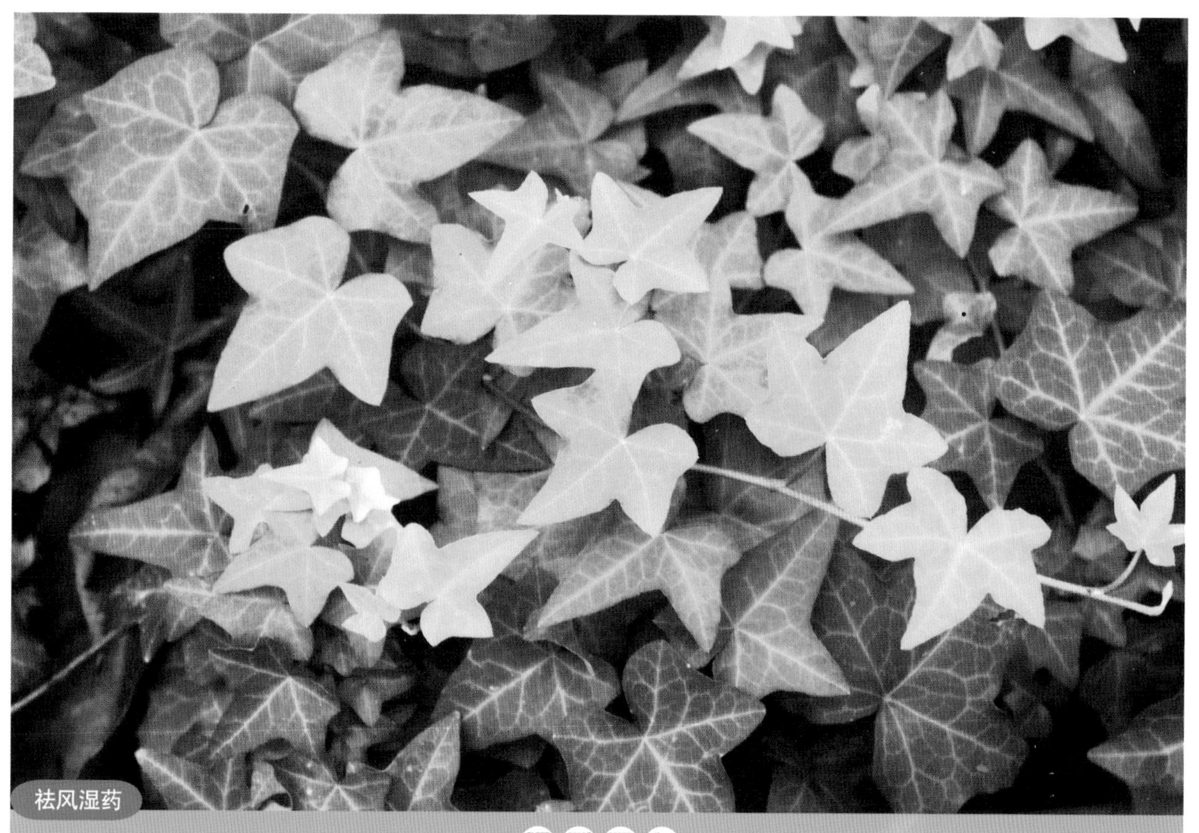

识别要点

①茎枝有气生根，幼枝被鳞片状柔毛。②叶互生，革质；营养枝上的叶三角状卵形或近戟形，先端渐尖，基部楔形，全缘或3浅裂；花枝上的叶椭圆状卵形或椭圆状披针形，先端长尖，基部楔形，全缘。

马鞍藤

别名：鲎藤、沙藤、海薯、马蹄草、海薯藤、马六藤、走马风、白花藤、沙灯心。
来源：为双子叶植物旋花科植物鲎藤*Ipomoea pescaprae*(L.) Sweet 的全草。

【生境分布】生长于山坡、田岸或沟边。主产于浙江、福建、台湾、广东、海南、广西等地。

【采收加工】全年或夏、秋采收，除去杂质，切段或片，晒干。

【性味功用】辛、苦，微寒。归肝、脾经。祛风除湿，消痈散结。主治风湿痹痛，痈肿，疔毒，乳痈，痔漏。内服：煎汤，10～30克，鲜品30～60克。外用：捣敷；或烧存性，研末调敷。

【精选验方】①关节炎：鲜马鞍藤45克，酌加酒水各半煎服。②痈疽疔疮：马鞍藤一握，红糖（或冬蜜）适量，捣烂外敷。③痈疽疔疮，无名肿毒：鲜马鞍藤30～60克，洗净，煎汤调红糖内服。④痔疮漏血：马鞍藤30克，猪大肠500克，炖服。

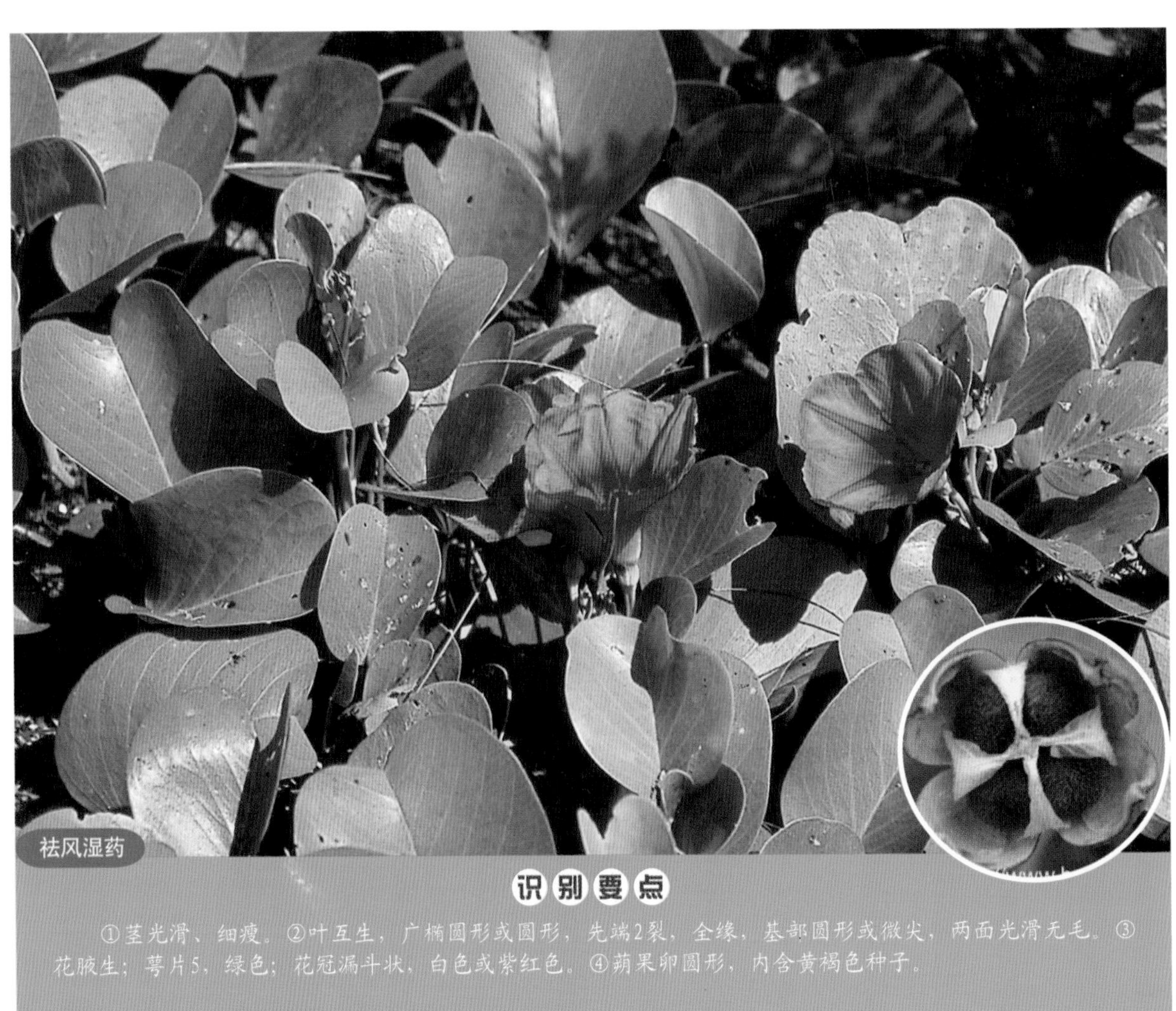

祛风湿药

识别要点

①茎光滑、细瘦。②叶互生，广椭圆形或圆形，先端2裂，全缘，基部圆形或微尖，两面光滑无毛。③花腋生；萼片5，绿色；花冠漏斗状，白色或紫红色。④蒴果卵圆形，内含黄褐色种子。

龙须藤

别名：轮环藤、牵藤暗消。
来源：为防己科植物铁藤*Bauhinia championi*(Benth.)Benth.的根或叶。

【生境分布】生长于林中，常攀援于乔木上。主产于海南、广西及云南等地。

【采收加工】根全年可采，除去须根，洗净、切段，鲜用或晒干。叶春、夏季采，洗净，鲜用或晒干。

【性味功用】苦，寒。归肺经。清热解毒，利水通淋，祛风湿。主治咽喉肿痛，白喉，尿热，尿路结石，牙痛，胃痛，风湿痹痛，痈肿疮毒，虫蛇咬伤。内服：煎汤，9～15克。外用：捣敷。

【精选验方】①慢性损伤性腰腿痛：龙须藤、杜仲藤、五指毛桃、半枫荷、牛大力各15克，九层塔、威灵仙各9克，每日1剂，水煎冲酒，分2次服。②风湿关节痛：龙须藤茎、骨碎补、南天竹各15克，酒水各半煎服。③胃十二指肠溃疡：龙须藤茎15克，两面针6克，水煎服。④痢疾：龙须藤15克，山芝麻30克，算盘子9克，水煎服。⑤骨折：龙须藤根皮4份，鲜桃树根皮2份，鲜竹叶椒叶、鲜鹅不食草各1份，共捣烂，酒调敷患处。

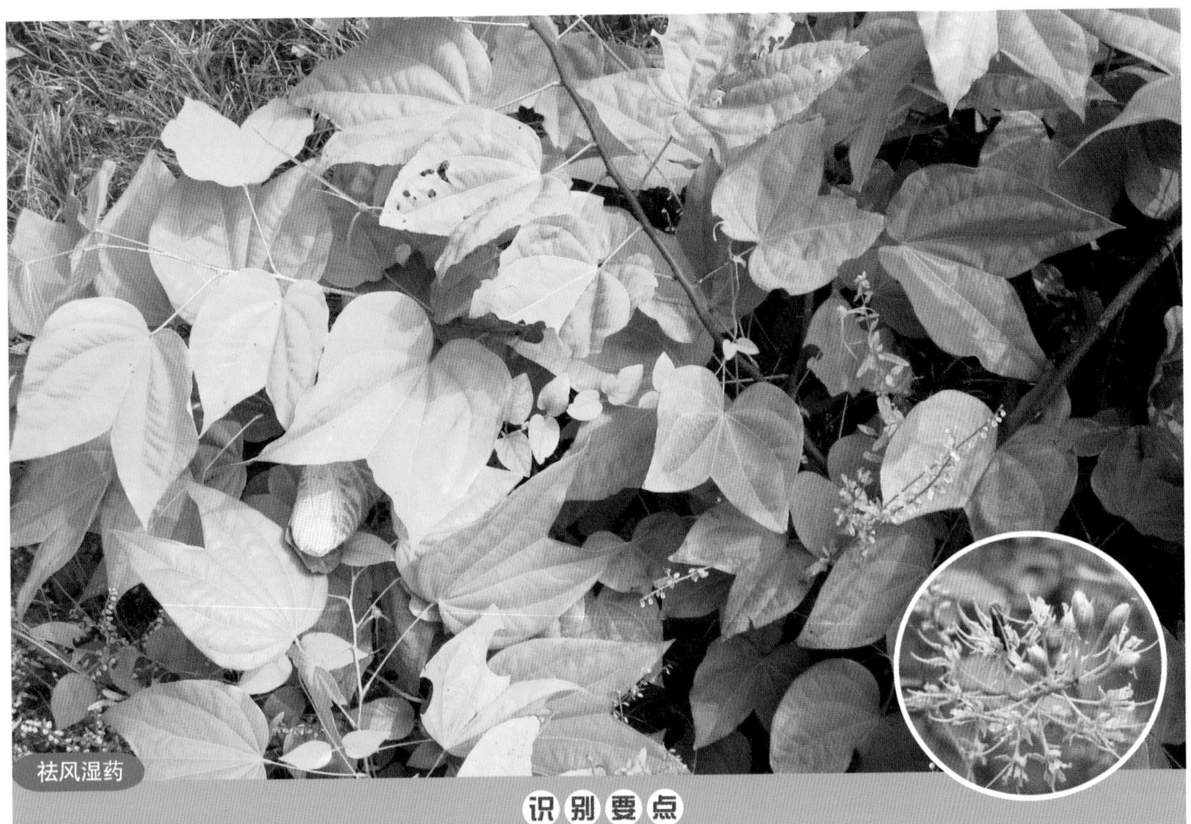

识别要点

①小枝有纵纹，被短硬毛。②叶螺旋状着生；叶片阔心形或三角状阔卵形，全缘，呈“燕尾”状，上面光亮无毛，下面被柔毛或硬毛。

石楠叶

别名：风药、栾茶、石南叶、石楠藤、红树叶、石岩树叶。
来源：为蔷薇科植物石楠*Photinia serrulata* Lindl.**的叶。**

【生境分布】生长于常生阔叶林中或林缘及林区路旁等处。野生或栽培。主产于安徽、江苏、浙江、广东、广西、四川、云南、甘肃等地。

【采收加工】全年可采收，晒干。

【性味功用】辛、苦，平。有小毒。归肝、肾经。祛风湿，通经络，益肾气。主治风湿痹痛，腰背酸痛，足膝无力，偏头痛。内服：煎汤，10～15克。

【精选验方】①神经性头痛：石楠叶、川芎、白芷各10克，天麻、女贞子各6克，水煎服。②风湿性关节炎：石楠叶、枸杞子各15克，牛膝、木瓜、杜仲、防风各10克，天麻6克，当归12克，五加皮、续断各9克，水煎服。

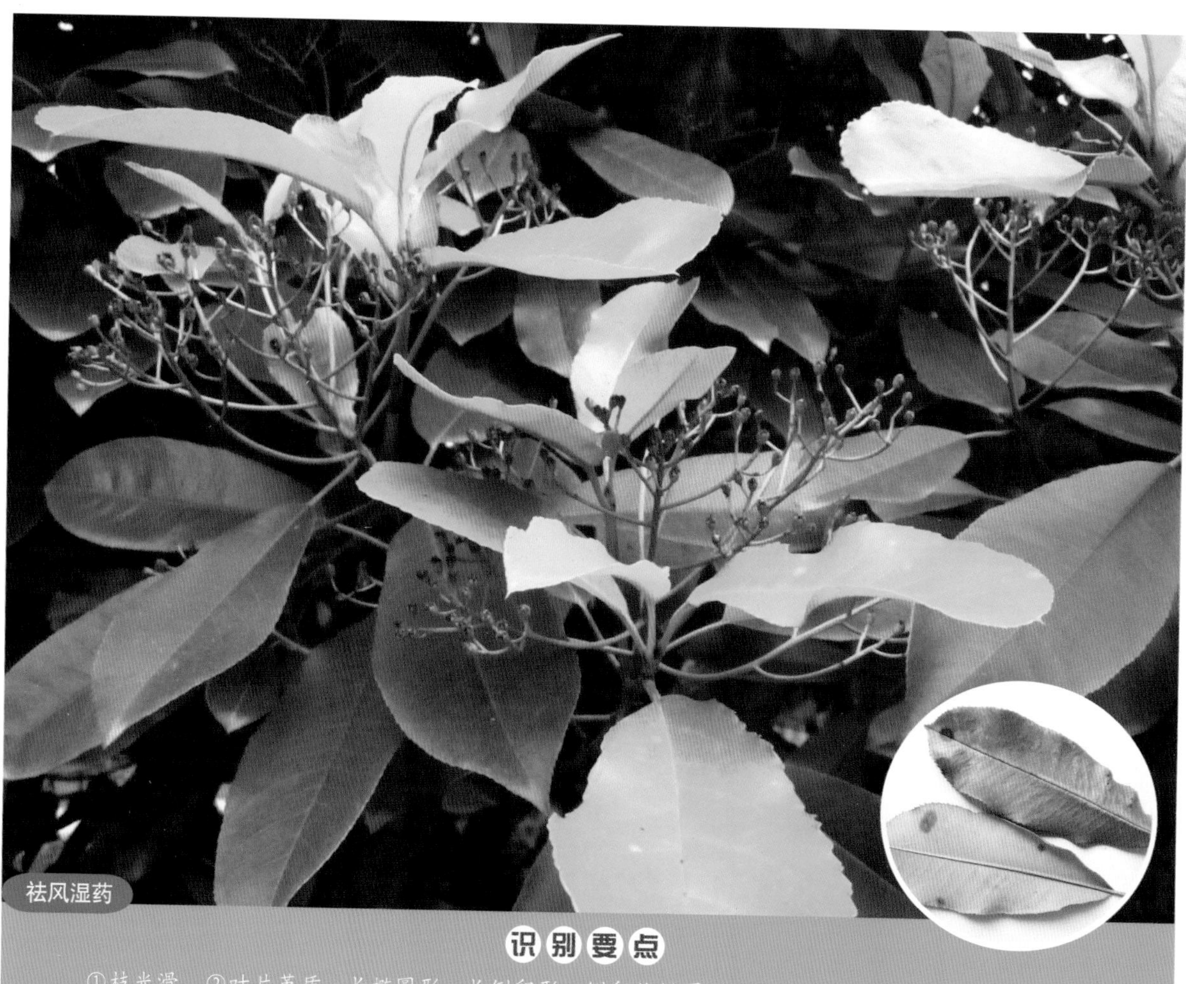

祛风湿药

识别要点

①枝光滑。②叶片革质，长椭圆形、长倒卵形、倒卵状椭圆形，边缘疏生有腺细锯齿，近基部全缘。③复伞房花序多而密；花序梗和花柄无皮孔；花白色；花瓣近圆形。

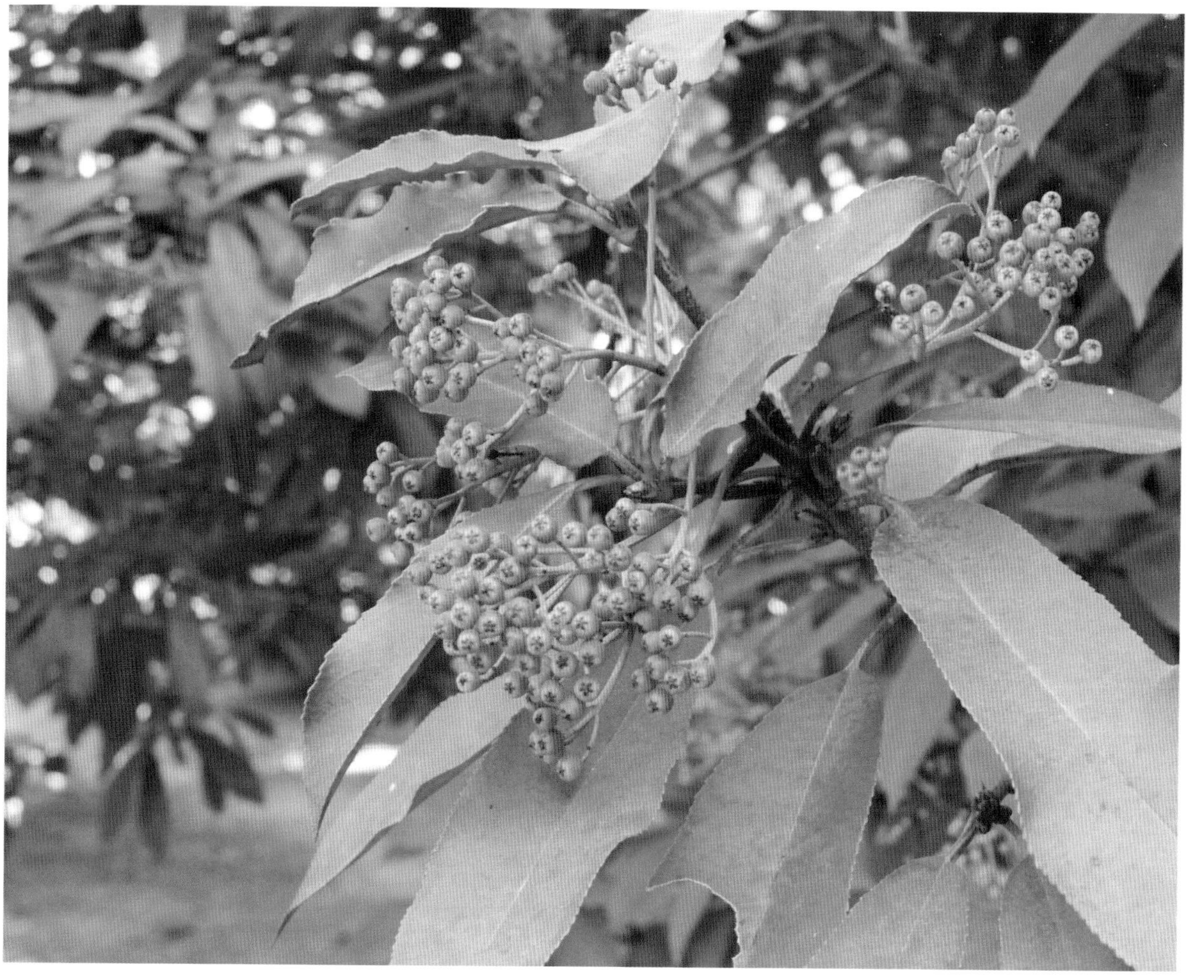

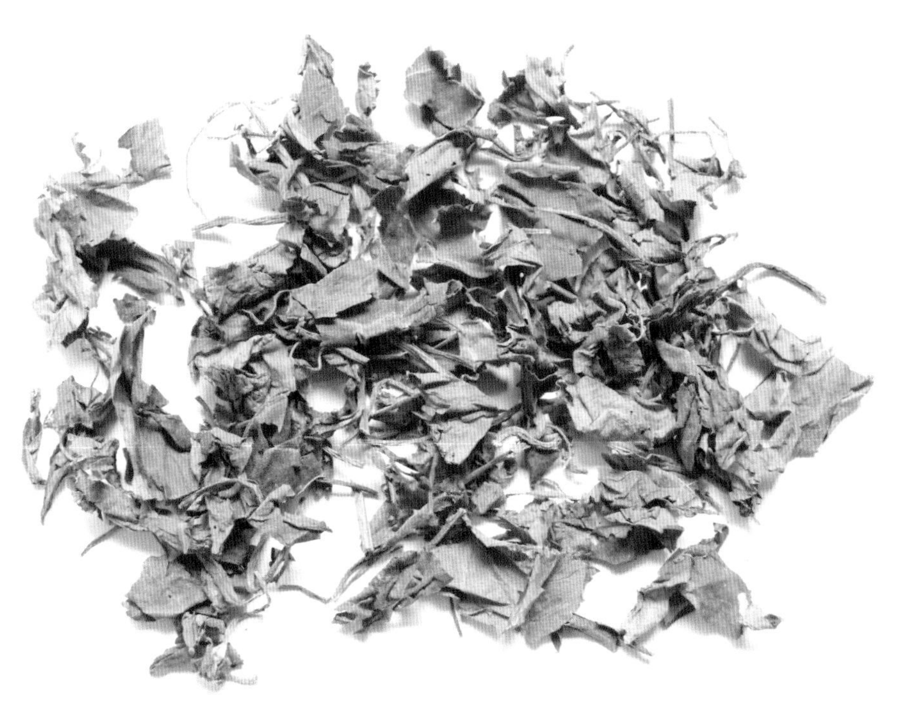

南蛇藤

别名：过山枫、老牛筋、挂廓鞭、穿山龙、香龙草、老龙皮、过山龙、大南蛇、黄果藤。
来源：为卫矛科植物南蛇藤*Celastrus orbicllcatus* Thunb. **的藤茎。**

【生境分布】生长于丘陵、山沟及山坡灌丛中。分布于全国大部。

【采收加工】春、秋季采收，鲜用或切段晒干。

【性味功用】苦、辛，微温。归肝、膀胱经。祛风除湿，通经止痛，活血解毒。主治风湿关节痛，四肢麻木，瘫痪，头痛，牙痛，疝气，痛经，闭经，小儿惊风，跌打扭伤，痢疾，痧症，带状疱疹。内服：煎汤，9～15克；或浸酒。

【精选验方】①风湿性筋骨痛、腰痛、关节痛：南蛇藤、凌霄花各120克，八角枫根60克，白酒250毫升，浸7天，每日临睡前服15克。②筋骨痛：南蛇藤15～30克，水煎服。③小儿惊风：南蛇藤9克，大青根4.5克，水煎服。④一切痧症：南蛇藤15克，水煎对酒服。⑤痢疾：南蛇藤15克，水煎服。⑥肠风、痔漏，脱肛：南蛇藤、槐米，煮猪大肠食。

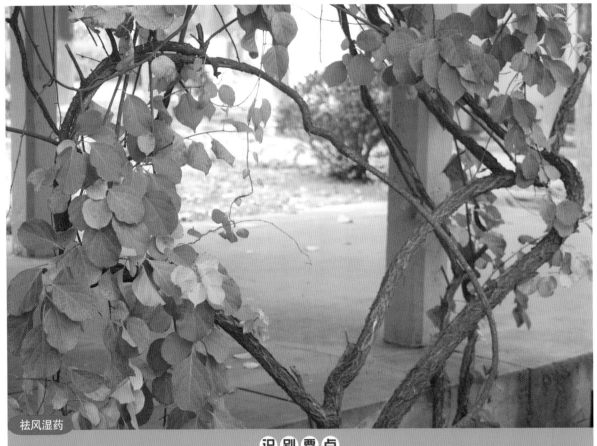

祛风湿药

识别要点

①小枝圆柱形，灰褐色或暗褐色，有多数皮孔。②单叶互生，近圆形、宽倒卵形或长椭圆状倒卵形，边缘具钝锯齿。

楤木

别名：刺龙包、鸟不宿、雀不站、刺老包。
来源：为五加科楤木属植物楤木*Aralia chinensis* L.的根皮和茎皮。

【生境分布】生长于林内、林缘或灌丛中。分布于黄河以南至两广北部、西南、东南各地。

【采收加工】全年可采，切段，晒干。

【性味功用】甘、微苦，平。祛风除湿，利尿消肿，活血止痛。主治肝炎，淋巴结肿大，尿路感染，肾炎水肿，糖尿病，白带，胃痛，风湿关节痛，腰腿痛，跌打损伤。内服：煎汤，9～30克。

【精选验方】①关节风气痛：楤木根白皮15克，加水1碗，黄酒半碗，煎成1碗，早晚各服1剂，连服数日，痛止后再服3日。②腰椎挫伤：鲜楤木根皮30～60克，猪蹄1只，水炖，服汤食肉。另用楤木根适量，煎水外擦。③尿路感染：楤木根30克，煮水服。④虚肿：楤木根皮30克，炖肉，不放盐食。⑤胃痛、胃溃疡、糖尿病：楤木根皮9～15克，水煎，连服数日。⑥遗精：楤木根皮30克，水煎去渣，加猪瘦肉炖服。

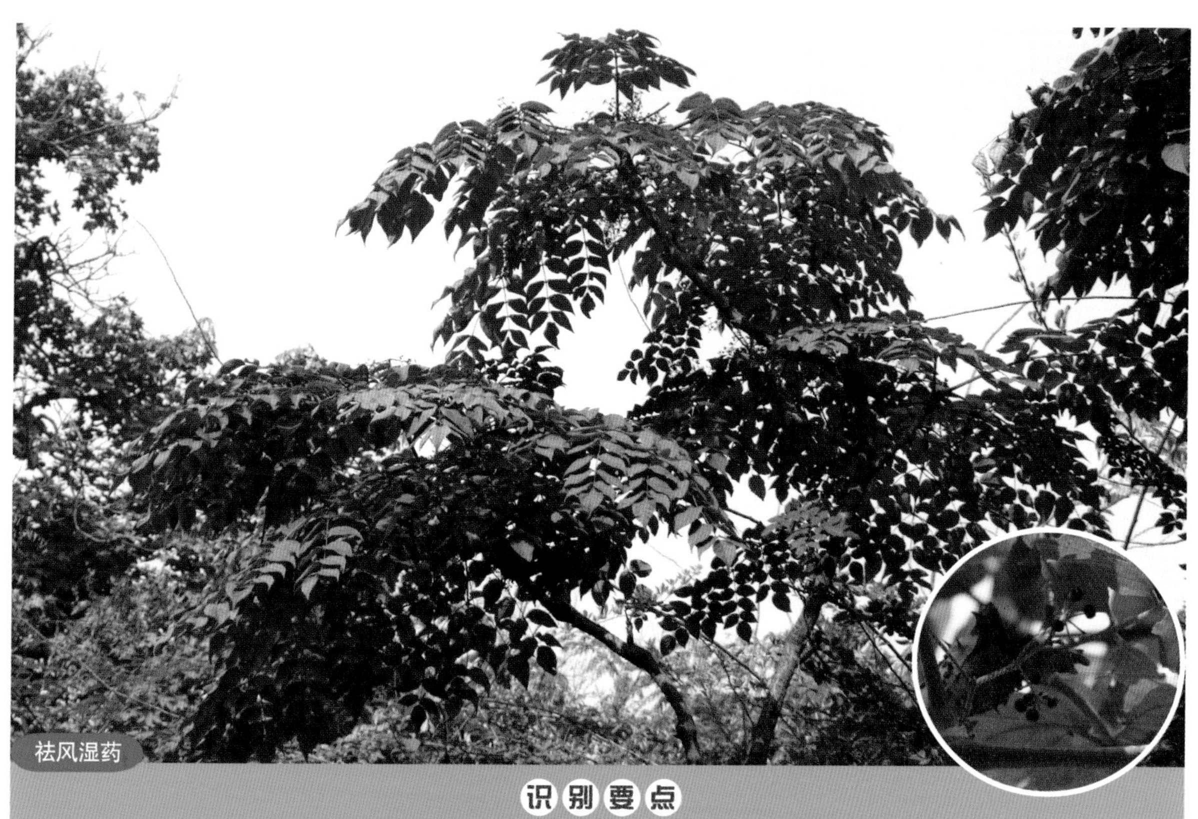

祛风湿药

识别要点

①树皮灰色，小枝疏生小皮刺。②2～3回羽状复叶，厚纸质至薄革质，卵形、宽卵形或长卵形，边缘具细锯齿或不整齐的重锯齿。③果实球形，熟时黑色。

扁担藤

别名：扁藤、大芦藤、腰带藤、铁带藤、羊带风、扁骨风、过江扁龙。
来源：为葡萄科崖爬藤属植物扁担藤*Tetrastigma planicaule* (Hook. f.)Gagnep.**的全株。**

【生境分布】生长于高山密林下，常缠绕它树上。分布我国南部各地。

【采收加工】全年可采，洗净切片晒干。

【性味功用】辛、涩，温。祛风除湿，舒筋活络。主治风湿骨痛，腰肌劳损，跌打损伤，半身不遂。内服：煎汤，30～45克；或浸酒服。

【精选验方】①产后风湿痛：扁担藤、麻骨风、血藤、铜钻、钻骨、空桐树、走马胎各10克，上山虎、下山虎各9克，猪骨头250克，共炖服，每日1剂。②风湿性腰腿痛：扁担藤15～30克，水煎服，或酒水煎服。③骨节痛：扁担藤30～45克，水煎服。④肌肉风 湿痛：扁担藤适量，浸酒服，每日1次，另取药酒搽患处。

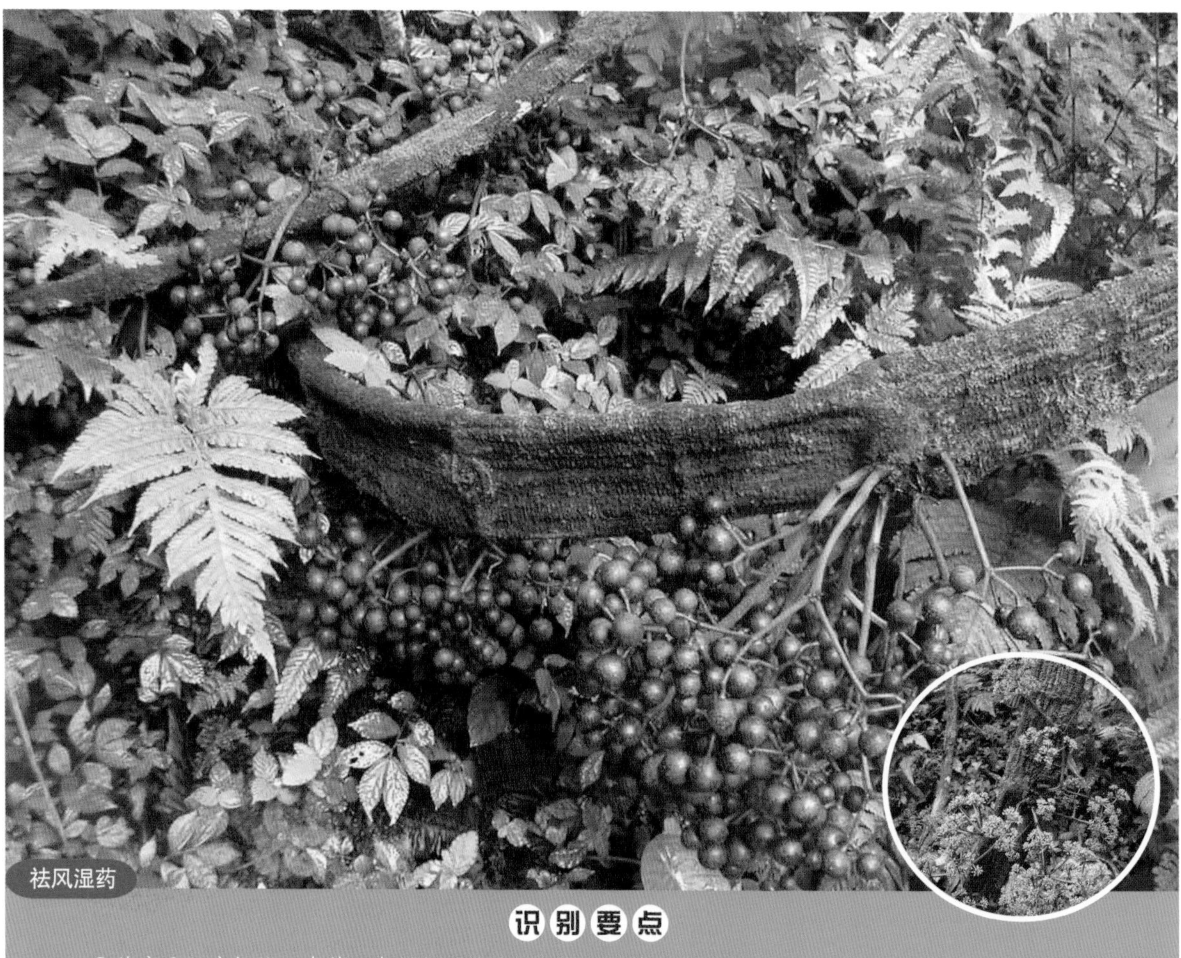

识别要点

①茎扁平，扁担状，有节；卷须长而缠绕状，与叶对生。②叶互生，具长柄，为掌状5小叶。③伞房状聚伞花序腋生；花淡绿色；花瓣宽卵状三角形，早落。④浆果肉质，卵圆形如雀卵大，熟时黄色。

三加皮

别名：白竻根、刺三甲、风党竻、刺三加、三甲皮、三五加、鹅掌竻、三叶五加。
来源：为五加科植物白簕*Acanthopanax trifoliatus* (L.)Merr.[Zanthaxylum trifoliatum L.]**的根或根皮。**

【生境分布】生长于海拔3200米以下的山坡路旁、林缘或灌丛中。主产于中南至西南各地。

【采收加工】9～10月间挖取，鲜用，或趁鲜时剥取根皮，晒干。

【性味功用】苦、辛，凉。清热解毒，祛风利湿，活血舒筋。主治感冒发热，咽痛，头痛，咳嗽胸痛，胃痛，痢疾，黄疸，带下，风湿痹痛，腰腿酸痛，筋骨拘挛麻木，跌打骨折，腮腺炎，乳痈，疮疡肿毒，虫蛇咬伤。内服：煎汤，15～30克，大剂量可用至60克；或浸酒。外用：研末调敷，捣敷或煎水洗。

【精选验方】①劳损：三加皮、丹皮各6克，大血藤、三百棒各15克，五加皮、朱砂莲、隔山撬、赤芍各10克，泡酒，每日早晚各空腹服一小杯（10毫升）。②腰痛：三加皮、杜仲（炒）各等份，研末，用酒制糊为丸，每次15克，温酒送下。

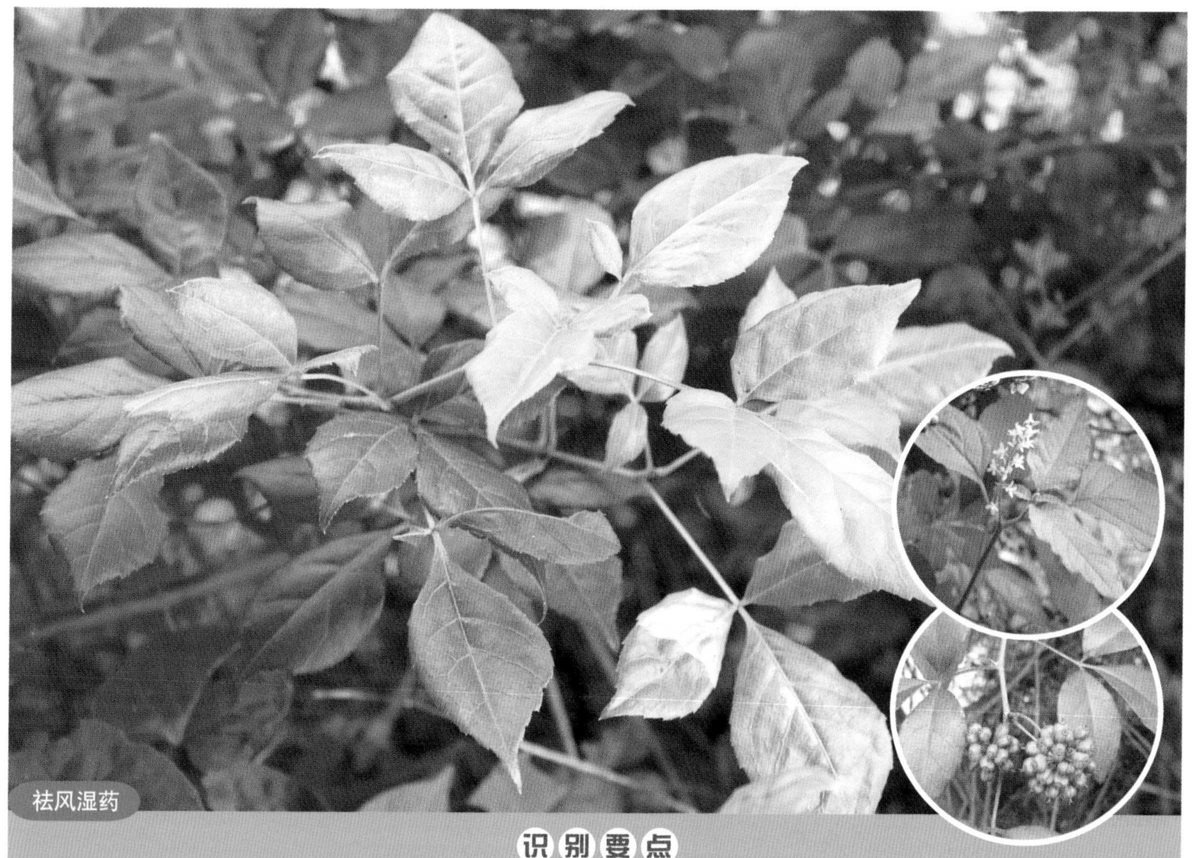

识别要点

①枝细弱铺散，老枝灰白色，新枝棕黄色、疏生向下的针刺。②叶互生，有3小叶，稀4～5；叶片椭圆状卵形至椭圆状长圆形，边缘有细锯齿或疏钝齿。③伞形花序3～10组成顶生的伞形花序或圆锥花序；花黄绿色。④核果浆果状，扁球形，成熟果黑色。

臭茉莉

别名：蜻蜓叶、老虎草、小将军、大髻婆、过墙风、绣球花、冬地梅、臭矢茉莉。
来源：为马鞭草科赪桐属植物臭茉莉*Clerodendron fragrans* Vent.的根和叶。

【生境分布】野生或栽培于庭园。主产于安徽、湖南、四川、重庆、云南、贵州、广西、广东、福建、台湾等地。

【采收加工】全年可采，洗净切片，晒干或鲜用。叶多鲜用，随时采。

【性味功用】苦、辛，温。归心、脾、肾经。祛风湿，强筋骨，活血消肿。主治风温痹痛，脚气水肿，跌打扭伤，血瘀肿痛，痔疮脱肛。内服：煎汤，15～30克；或入丸。外用：煎水洗；或取根皮捣敷。

【精选验方】①风湿性关节炎，腰腿痛，瘫痪，脚气水肿：臭茉莉干根30～60克，水煎服。②风湿骨痛、脚气水肿、白带、支气管炎：臭茉莉15～30克，水煎服。③脚气、脚痛：臭茉莉根炖鸡食，服2～3次。④痔疮、脱肛：臭茉莉干根适量，煎水坐浴。⑤皮肤瘙痒、疥疮：臭茉莉鲜叶适量，煎水洗患处。

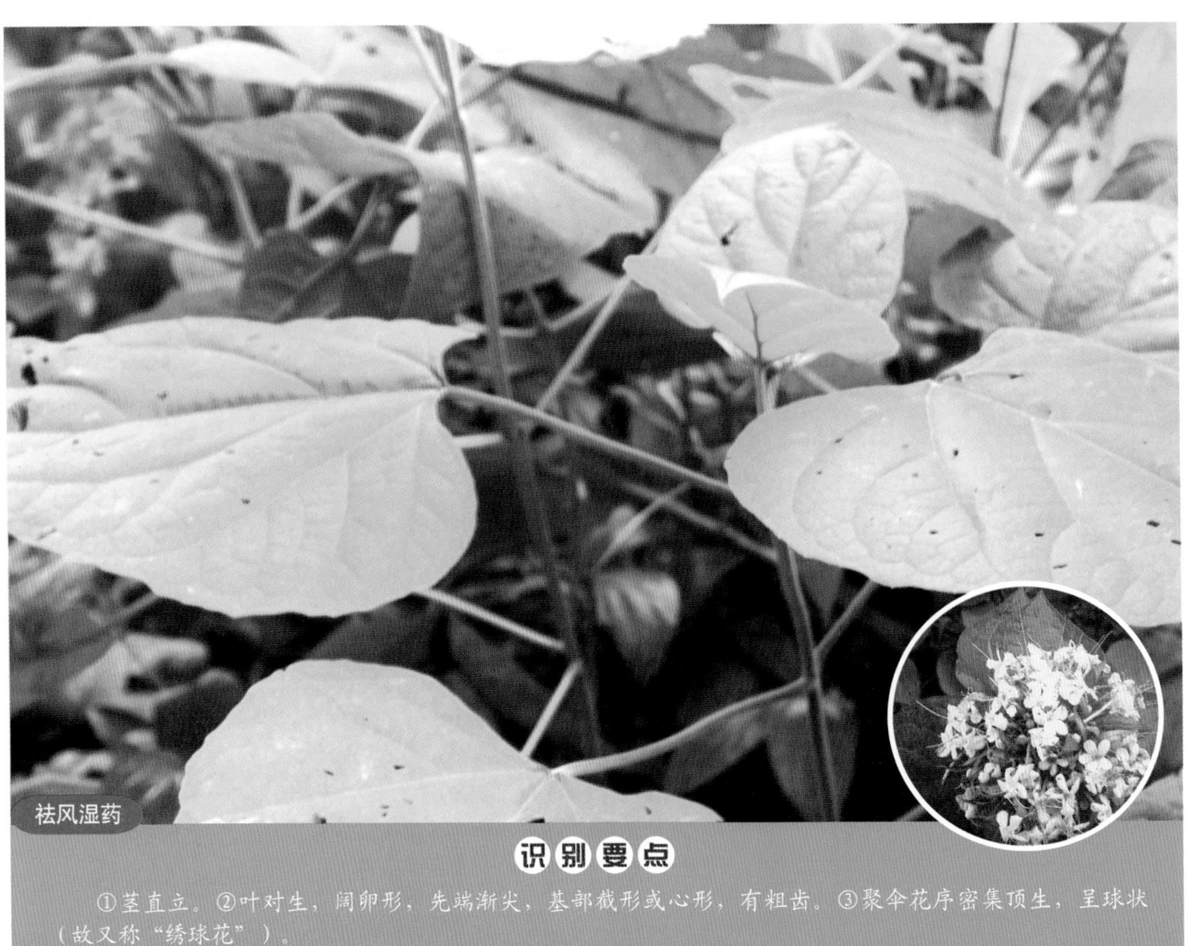

祛风湿药

识别要点

①茎直立。②叶对生，阔卵形，先端渐尖，基部截形或心形，有粗齿。③聚伞花序密集顶生，呈球状（故又称“绣球花”）。

薜荔藤

别名：薜、牡赞、木莲、木莲藤、墙壁藤、有蜂藤、小薜荔、抱树莲。
来源：为桑科植物薜荔*Ficus pumila* Linn.的茎、叶。

【生境分布】 生长于旷野树上或村边残垣破壁上或石灰岩山坡上。主产于华东、中南、西南等地。

【采收加工】 全年均可采取其带叶的茎枝，鲜用或晒干。

【性味功用】 酸，凉。祛风除湿，活血通络，解毒消肿。主治风湿痹痛，坐骨神经痛，泻痢，尿路感染，水肿，疟疾，闭经，产后瘀血腹痛，咽喉肿痛，睾丸炎，漆疮，痈疮肿毒，跌打损伤。内服：煎汤，9～15克，鲜品60～90克；捣汁、浸酒或研末。外用：捣汁涂或煎水熏洗。

【精选验方】 ①风湿痛，手脚关节不利：薜荔藤9～15克，煎服。②疮疖痈肿：薜荔藤30克，煎服；另用鲜叶捣烂敷患处。③先兆流产：薜荔鲜枝叶（不结果的幼枝）30克，荷叶蒂7个，苎麻根3克，水煎去滓，加鸡蛋3个，同煮服。④痈肿：鲜薜荔叶、鲜爵床各等量，酒水煎服；另用鲜叶捣烂敷患处。⑤尿血、小便不利、尿痛：薜荔藤30克，甘草3克，煎服。⑥病后虚弱：薜荔藤90克，煮猪肉食。⑦小儿瘦弱：薜荔藤60克，蒸鸡食。

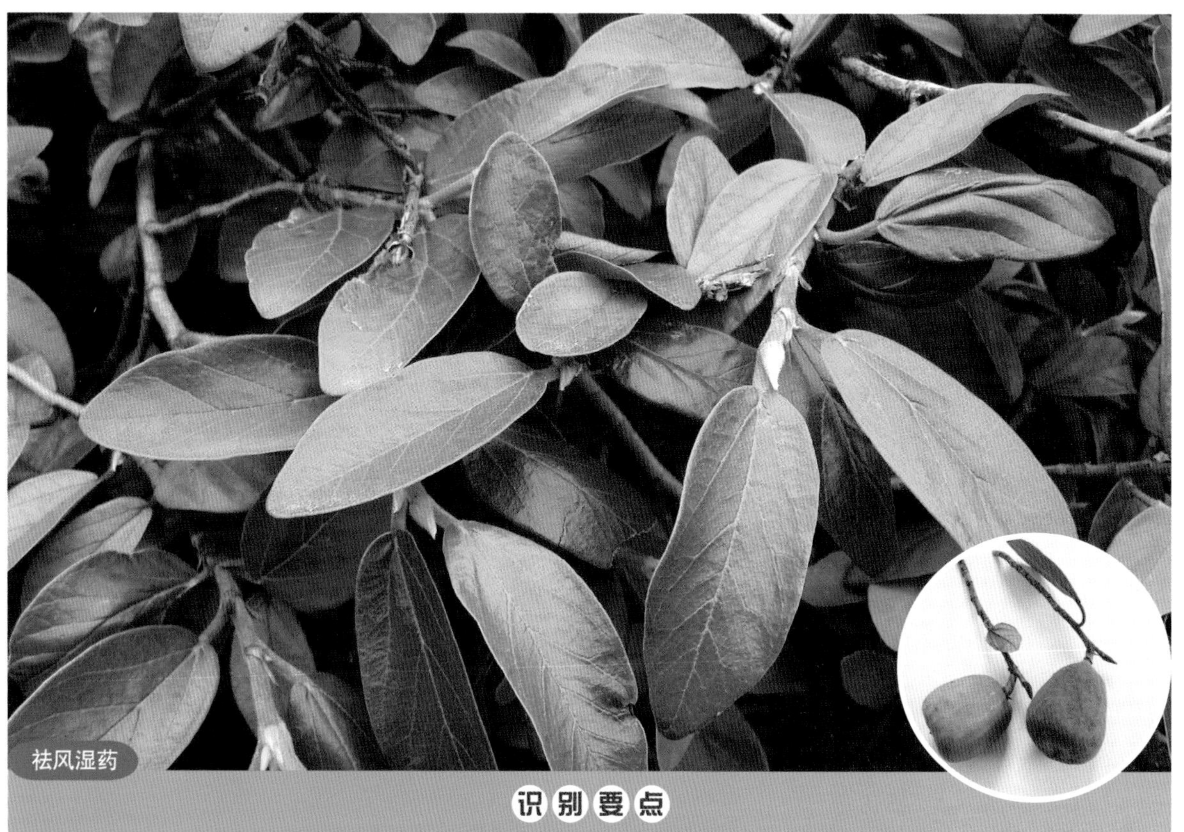

识别要点

①茎灰褐色，多分枝。②不育幼枝的叶小，互生，卵形，基部偏斜；至成长后，枝硬而直立，叶大而厚；叶片卵状椭圆形，全缘。③隐头花序；花单性，小花多数，着生在肉质花托的内壁上。④瘦果细小，棕褐色，果皮薄膜质，表面富黏液。

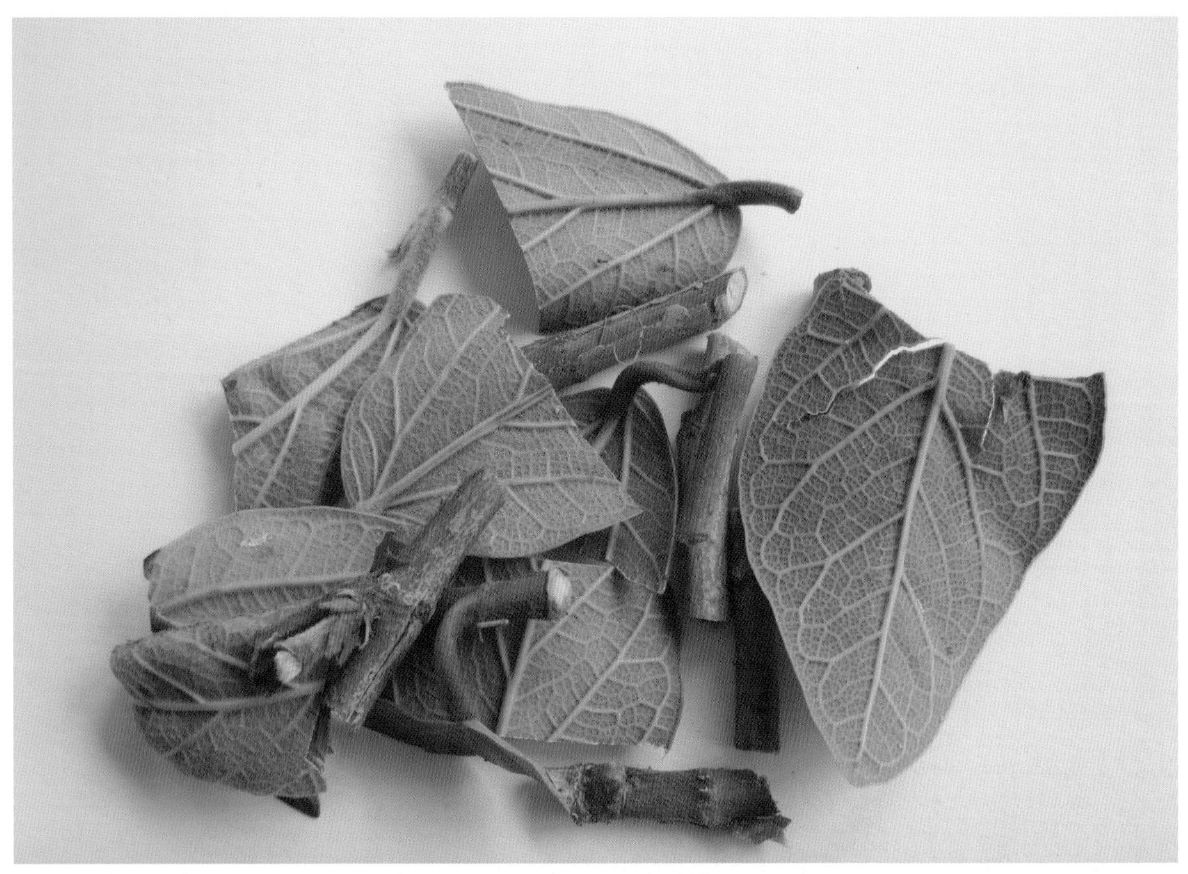

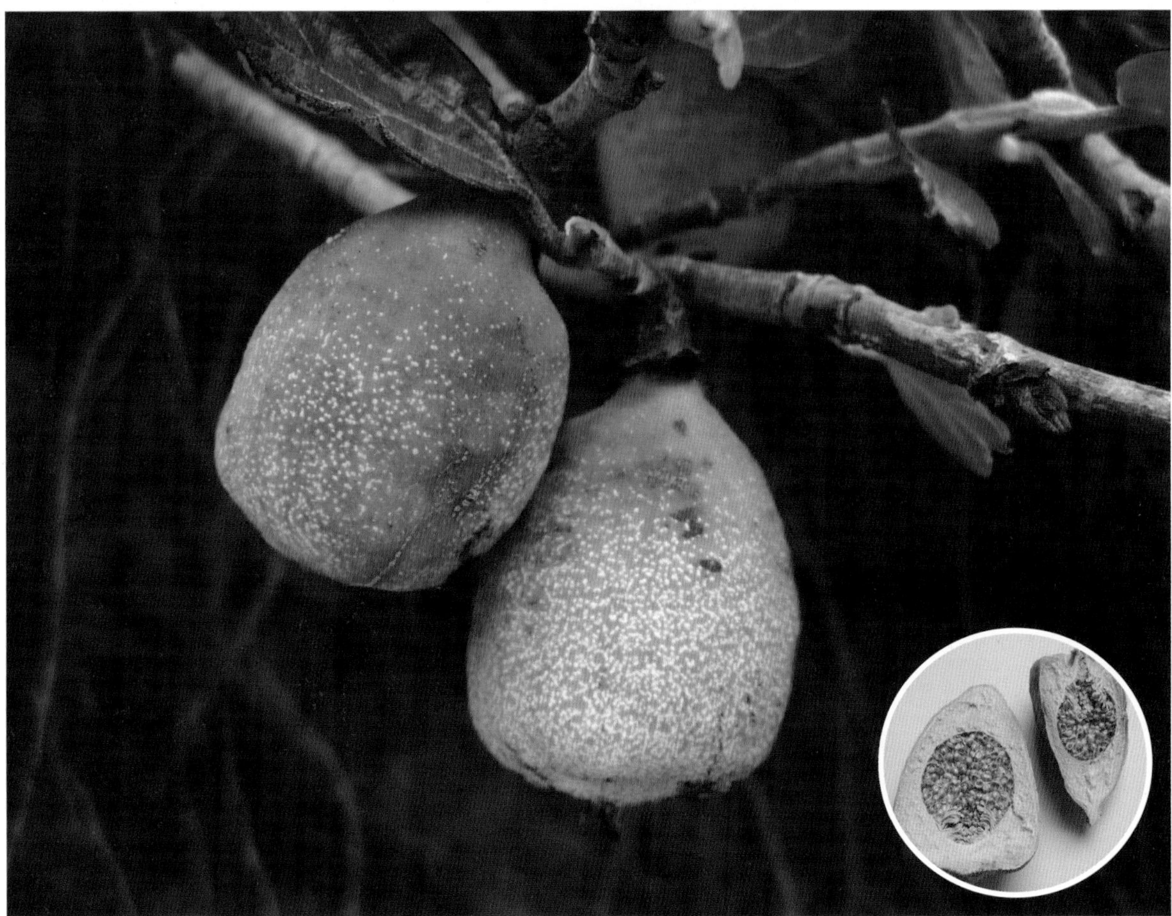

丝棉木

别名：鸡血兰、白桃树、野杜仲、白樟树、南仲根。
来源：为卫矛科植物丝棉木*Euonymus bungeanus* Maxim. 的根和树皮。

【生境分布】生长于山坡林缘、山麓、山溪路旁。分布于全国大部。

【采收加工】在秋季采种，搓去假种皮，洗净晒干。

【性味功用】苦、辛，凉。归肝、脾、肾经。祛风除湿，活血通络，解毒止血。主治风湿性关节炎，腰痛，跌打伤肿，血栓闭塞性脉管炎，肺脓肿，衄血，疖疮肿毒。内服：煎汤，30～60克；或浸酒，或入散剂。外用：捣敷或煎汤熏洗。

【精选验方】①痔疮：丝棉木根、桂圆肉各60克，水煎服。②膝关节酸痛：丝棉木根90～120克，加红牛膝60～90克，钻地枫30～60克，水煎，冲黄酒、红糖，分早晚2次空腹服。③腰痛：丝棉木树皮12～30克，水煎服。④衄血：丝棉木果实及根各6克，水煎服。⑤血栓闭塞性脉管炎：丝棉木根60克，土牛膝15克，水煎服，每日1剂。

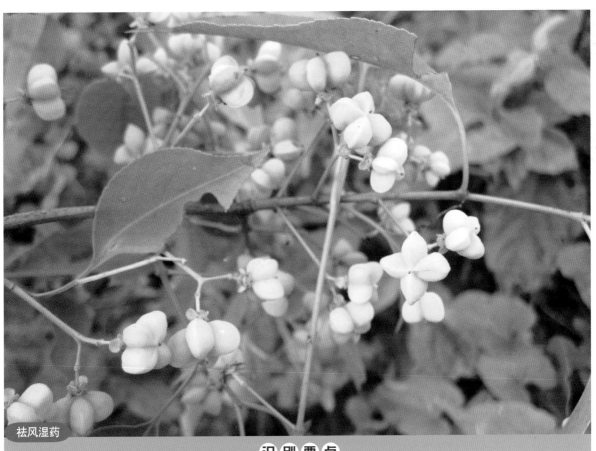

祛风湿药

识别要点

①小枝细长，略呈四棱形，幼枝疏生柔毛。②单叶对生，坚纸质，椭圆状卵形至卵形，先端长渐尖，边缘有细锯齿，基部宽楔形或近圆形。③蒴果粉红色，深裂成尖锐的四棱，成熟时4瓣裂。

荭 草

别名：游龙、茏古、红草、天蓼、辣蓼、家蓼、水红花、丹药头。
来源：为蓼科植物红蓼*Polygonum orientale* L.的全草或带根全草。

【生境分布】生长于路边和水边湿地。分布于全国大部，也有栽培。

【采收加工】晚秋霜后，连根挖取，洗净，根、茎切成小段，晒干；叶置通风处阴干，贮放干燥处。

【性味功用】辛、平。有小毒。归肝、脾经。祛风除湿，清热解毒，活血，截疟。主治风湿痹痛，痢疾，腹泻，吐泻转筋，水肿，脚气，痈疮疔疖，蛇虫咬伤，小儿疳积疝气，跌打损伤，疟疾。内服：煎汤，9～15克；浸酒或研末。外用：研末或捣敷；或煎汁洗。

【精选验方】①风湿性关节炎：荭草全草30克，水煎服。②生肌肉：荭草根煎汤淋洗，仍以其叶晒干研末，撒疮上，每日1次。

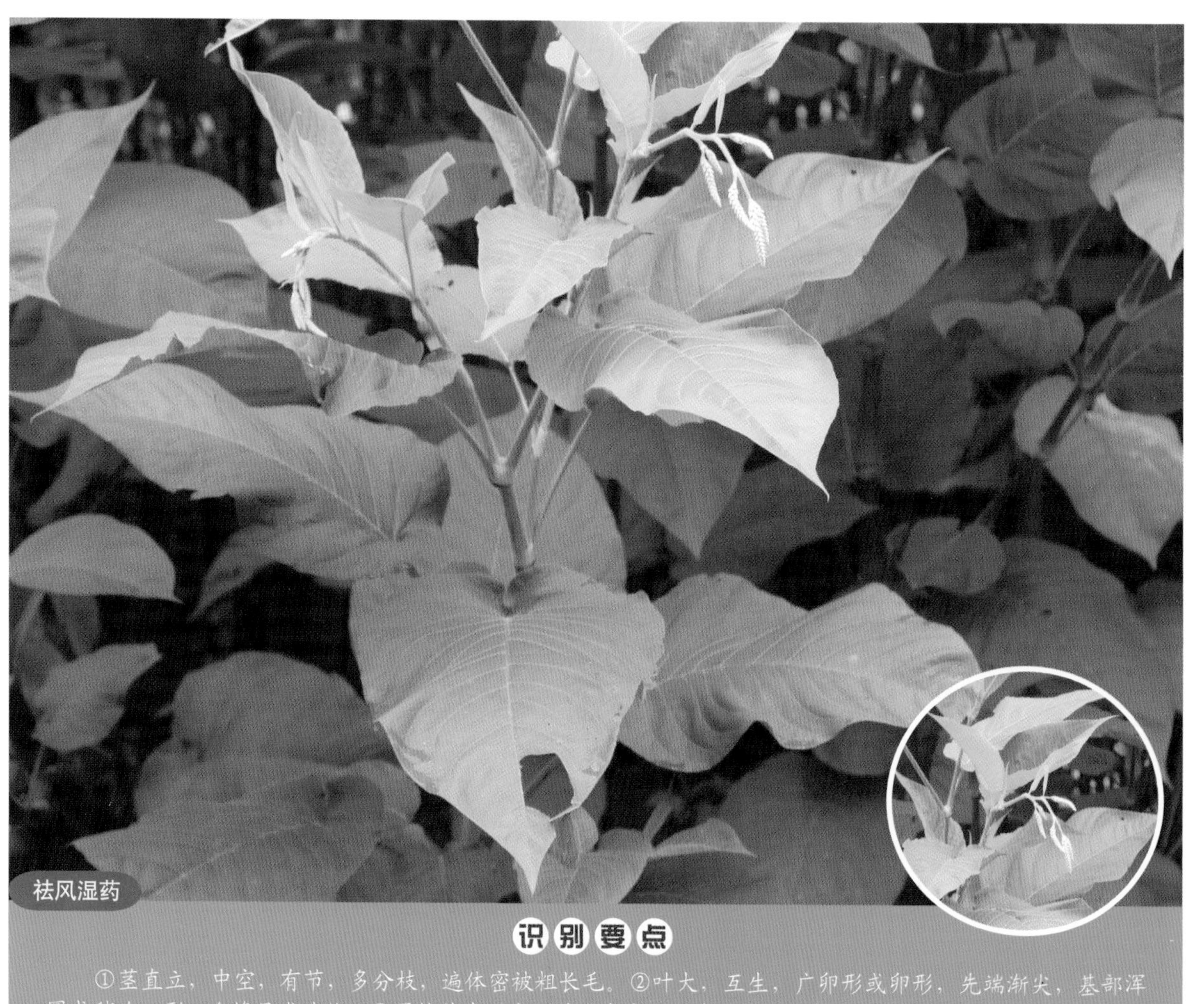

识别要点

①茎直立，中空，有节，多分枝，遍体密被粗长毛。②叶大，互生，广卵形或卵形，先端渐尖，基部浑圆或稍为心形，全缘呈浅波状。③圆锥花序顶生，花白色或粉红色，花被5裂，椭圆形，无毛。

金丝桃

别名：土连翘、小狗木、五心花、金丝莲、狗胡花、金丝海棠、金丝蝴蝶、木本黄开口。
来源：为藤黄科金丝桃属植物金丝桃$Hypericum\ chinense$ L.**的根或叶。**

【生境分布】生长于山麓、路边及沟旁，现广泛栽培于庭园。主产于河北、陕西、山东、江苏、安徽、江西、福建、台湾、河南、湖北、湖南、广东、广西、四川、重庆、贵州等地。

【采收加工】夏、秋采叶鲜用。根全年可采，鲜用或晒干切片，研末。

【性味功用】苦，凉。归心、肝经。清热解毒，散瘀止痛，祛风湿。主治肝炎，肝脾肿大，急性咽喉炎，结膜炎，疮疖肿毒，蛇咬及蜂螫伤，跌打损伤，风寒性腰痛。内服：煎汤，15～30克。外用：鲜根或鲜叶适量，捣敷。

【精选验方】①风湿性腰痛：金丝桃根30克，鸡蛋2个，水煎2小时，吃蛋喝汤，每日2次。②蝮蛇、银环蛇咬伤：鲜金丝桃根加盐适量，捣烂，外敷伤处，每日1次。③疖肿：鲜金丝桃叶加盐适量，捣烂，外敷患处。④漆疮、蜂螫伤：金丝桃根磨粉，用麻油残烧酒调敷局部。

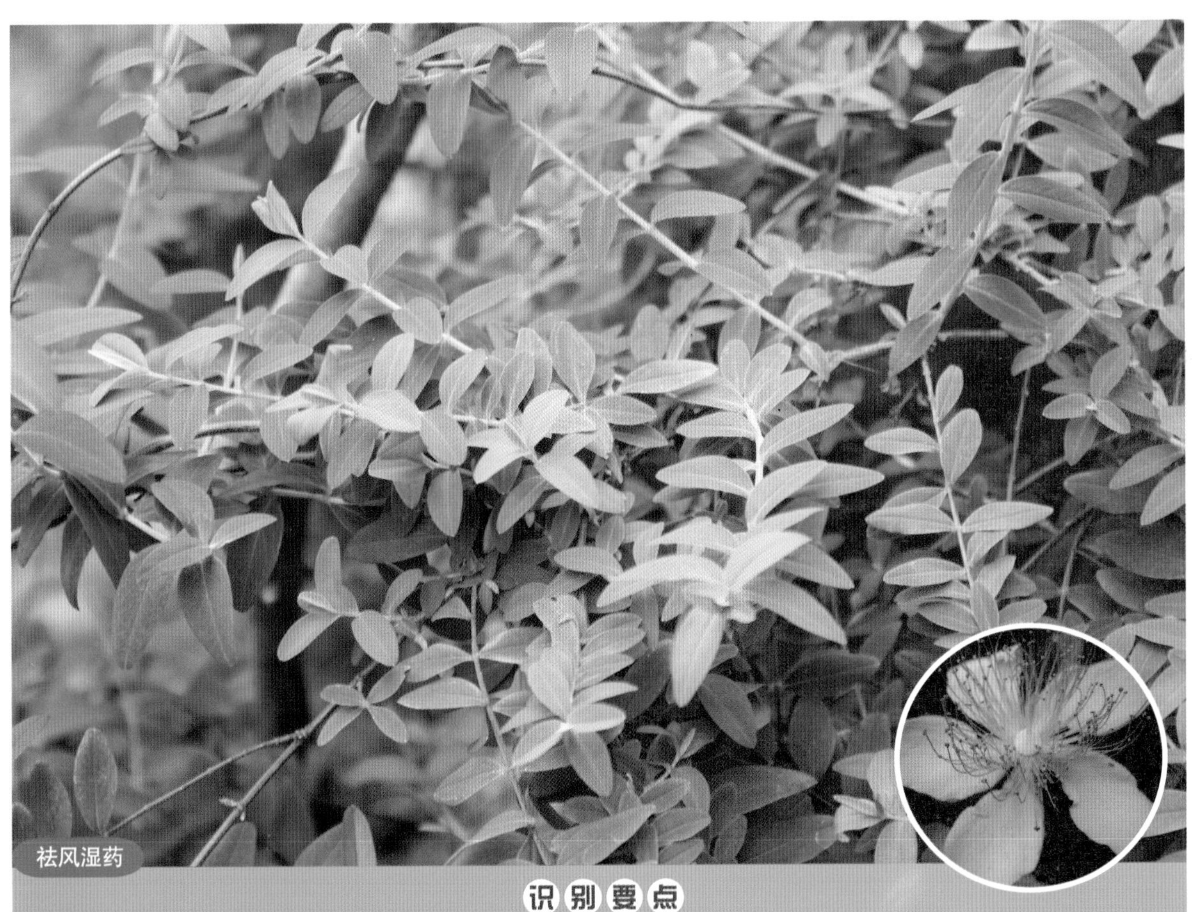

识别要点

①小枝圆柱形，秃净。②叶对生，无柄，纸质，长椭圆形，先端钝尖，基部楔形，抱茎，全缘，上面绿色光滑，下面略现灰绿色。③聚伞花序顶生；花鲜黄色；萼片卵状长椭圆形；花瓣阔倒卵形。

穿山龙

别名：穿地龙、地龙骨、穿龙骨、金刚骨、野山药、鸡骨头、山常山、穿山薯蓣。
来源：为薯蓣科植物穿龙薯蓣*Dioscorea nipponica* Makino的根茎。

【生境分布】生长于山坡林边、灌丛中，或沟边。分布于全国大部。

【采收加工】秋季采收，切段或切片，晒干，生用。

【性味功用】苦，微寒。归肝、肺经。祛除风湿，活血通络，止痛消肿。主治风湿痹痛，肌肤麻木，关节屈伸不利，跌打损伤，淤血阻滞，热痰咳嗽。内服：煎汤，15～30克；或入丸、散，4.5～9克。体虚者慎用。

【精选验方】①风湿性腰腿痛，风湿性关节炎：穿山龙30克，骨碎补、淫羊藿、土茯苓各9克，水煎服。②大骨节病，腰腿疼痛：穿山龙60克，白酒500毫升，浸泡7日，即可服用，每次30克，每日2次。③劳损：穿山龙15克，水煎冲红糖、黄酒，每日早、晚分服。

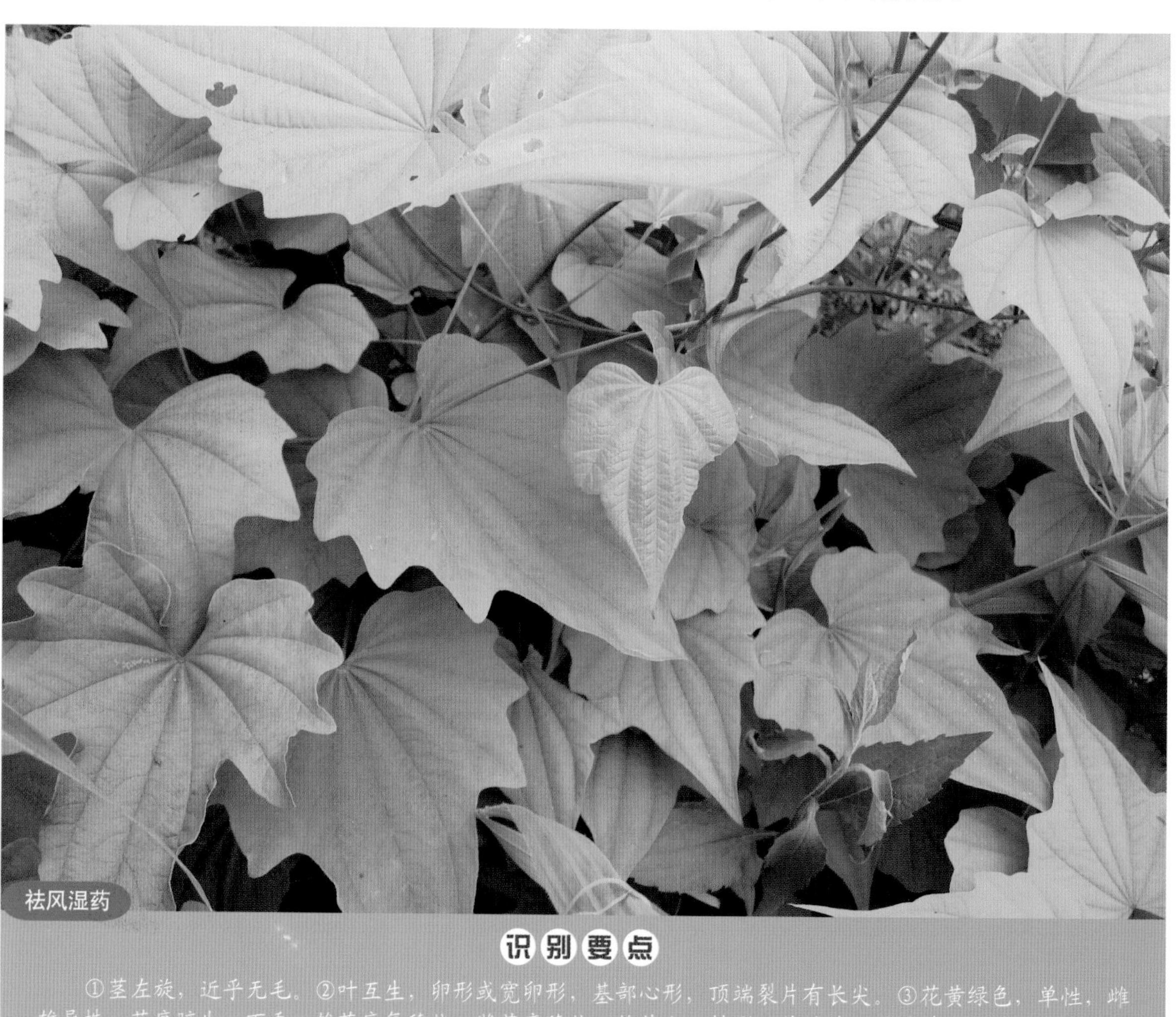

识别要点

①茎左旋，近乎无毛。②叶互生，卵形或宽卵形，基部心形，顶端裂片有长尖。③花黄绿色，单性，雌雄异株；花序腋生，下垂；雄花序复穗状，雌花序穗状；雄花小，钟形，花被片，雄蕊着生长于花被筒上；雌花被矩圆形，柱头3裂。

文冠果

别名：木瓜、文冠木、土木瓜、文官果、温旦革子。
来源：为无患子科文官果属植物文冠果*Xanthoceras sorbifolia* Bunge的木材及枝叶。

【生境分布】生长于山坡、沟谷间。主产于辽宁、河北、河南、山东、山西、陕西、甘肃、内蒙古等地。

【采收加工】春夏采茎枝，剥去外皮，将木材晒干备用；取鲜枝叶粉碎，熬膏用。

【性味功用】甘，微苦，平。归肝经。祛风除湿，消肿止痛。主治风湿热痹，筋骨疼痛。内服：煎汤，3～9克；或熬膏，每次3克。外用：适量，熬膏敷。

【精选验方】风湿性关节炎：文冠果3～6克，水煎服；或每次服膏3克，每日2次。亦可取膏外敷。

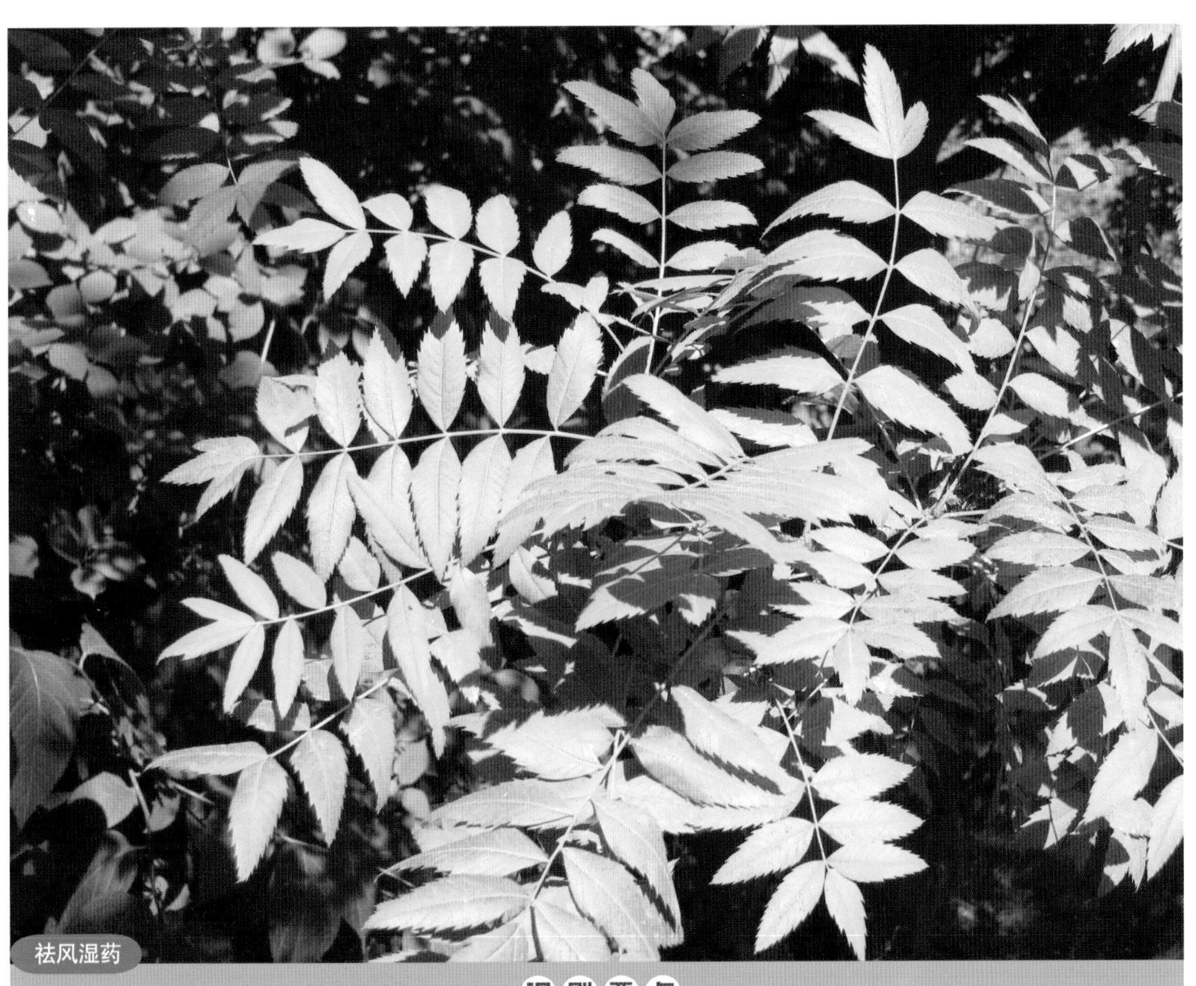

祛风湿药

识别要点

①树皮灰褐色；嫩枝紫褐色，被短茸毛。②单数羽状复叶，互生；小叶9～19，长圆形至披针形，边缘具尖锐锯齿。③花杂性；总状花序，顶生或腋生；花瓣白色，基部内面有紫红色斑点，倒卵形。

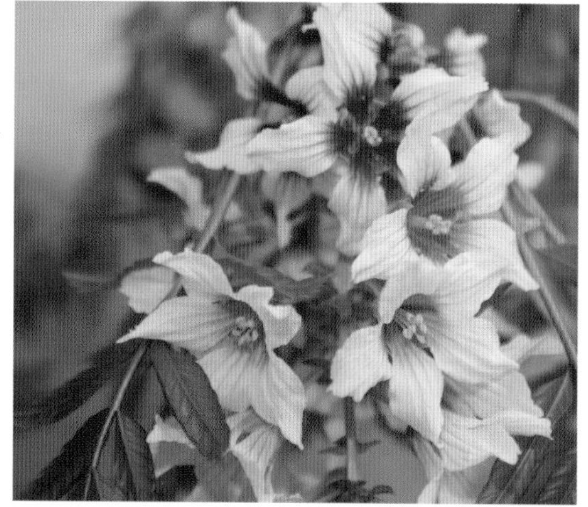

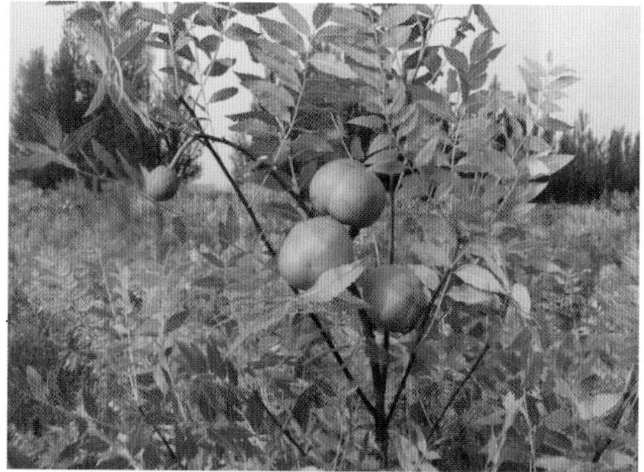

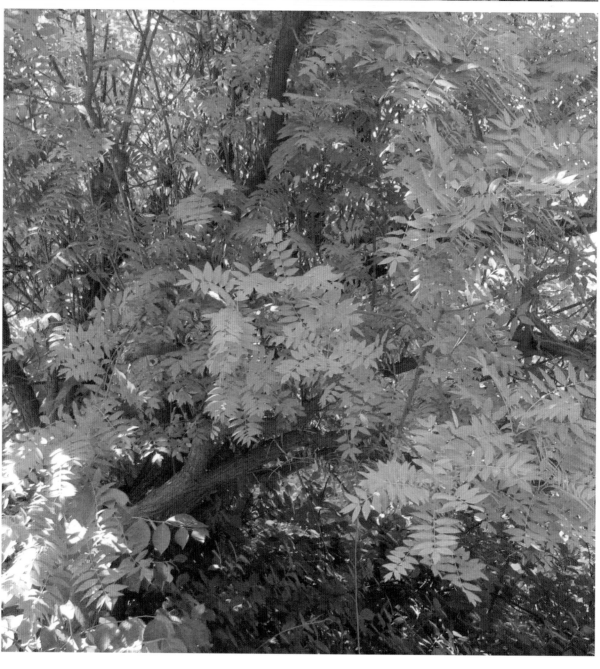

六方藤

别名：五俭藤、复方藤、拦河藤、软筋美、散血龙、抽筋藤、软筋藤、山坡瓜藤。
来源：为葡萄科白粉藤属植物六方藤*Cissus hexangularis* Thorel ex Planch. 的藤。

【生境分布】生长于山地疏林中。主产于广东、海南、广西等地。

【采收加工】秋季采收藤茎，应在离地面20厘米处割取，去掉叶片，切段，鲜用或晒干。

【性味功用】辛，微苦，凉。归肾、肝经。祛风除湿，活血通络。主治风湿痹痛，腰肌劳损，跌打损伤。内服：煎汤，15～30克；或浸酒。外用：捣敷或煎水洗。

【精选验方】①风湿性关节炎、慢性劳损：六方藤12克，千斤拔、海风藤各15克，五加皮、木通各10克，鸡血藤30克，水煎服。②风湿骨痛：六方藤30克，水煎约1小时，顿服。③跌打瘀肿：六方藤适量，用95%酒精浸没药面，1周可用，涂擦患部，每日数次，伤甚者宜湿敷。④抽筋：六方藤、扶芳藤、千斤拔各30克，水煎服。

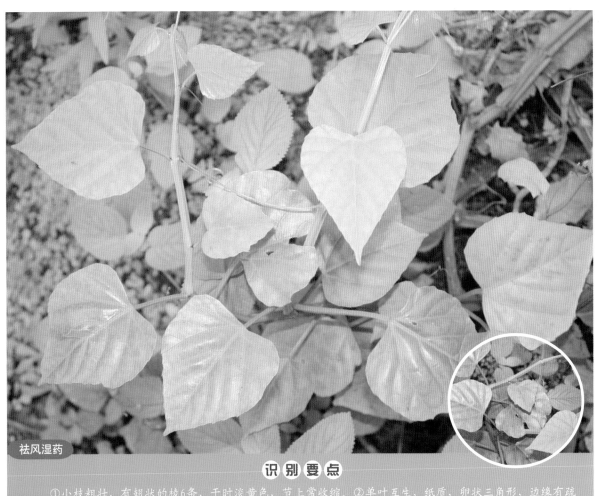

识别要点

①小枝粗壮，有翅状的棱6条，干时淡黄色，节上常收缩。②单叶互生，纸质，卵状三角形，边缘有疏离的小齿。

草石蚕

别名：滴露、毛菜、地蚕、地纽、甘露子、螺丝菜、风子草、地牯牛草。
来源：为唇形科植物草石蚕*Stachys siebolidii* Miq.的块茎或全草。

【生境分布】生长于湿润地或近水边。主产于河北、山西、江苏、安徽、四川、浙江等地。

【采收加工】春、秋采收，挖取块茎，洗净，晒干。

【性味功用】甘，平。归肺、肝、脾经。祛风湿，解表清肺，利湿解毒，补虚健脾。主治风热感冒，虚劳咳嗽，黄疸，尿路感染，疮毒肿痛，毒蛇咬伤。内服：煎汤，全草15～30克，块茎30～60克；或浸酒；或焙干研末。外用：煎汤洗；或捣敷。

【精选验方】①风热感冒：草石蚕全草60克，煎水服。②中风口眼歪斜、瘫痪及气血虚弱、头痛头眩：草石蚕干全草为末，每次3克，泡酒服。③风湿性关节酸痛或腰背风湿痛：草石蚕干全草120克，浸酒500毫升，频服。④腰肌劳损、关节酸痛：草石蚕根茎90克，水煎服。⑤扭伤：草石蚕鲜根茎适量，去毛捣烂，敷伤处。⑥带状疱疹：草石蚕根茎，捣烂绞汁，调雄黄末少许，搽抹患处。⑦风火牙痛、扁桃体炎：草石蚕根9～15克，水煎服。

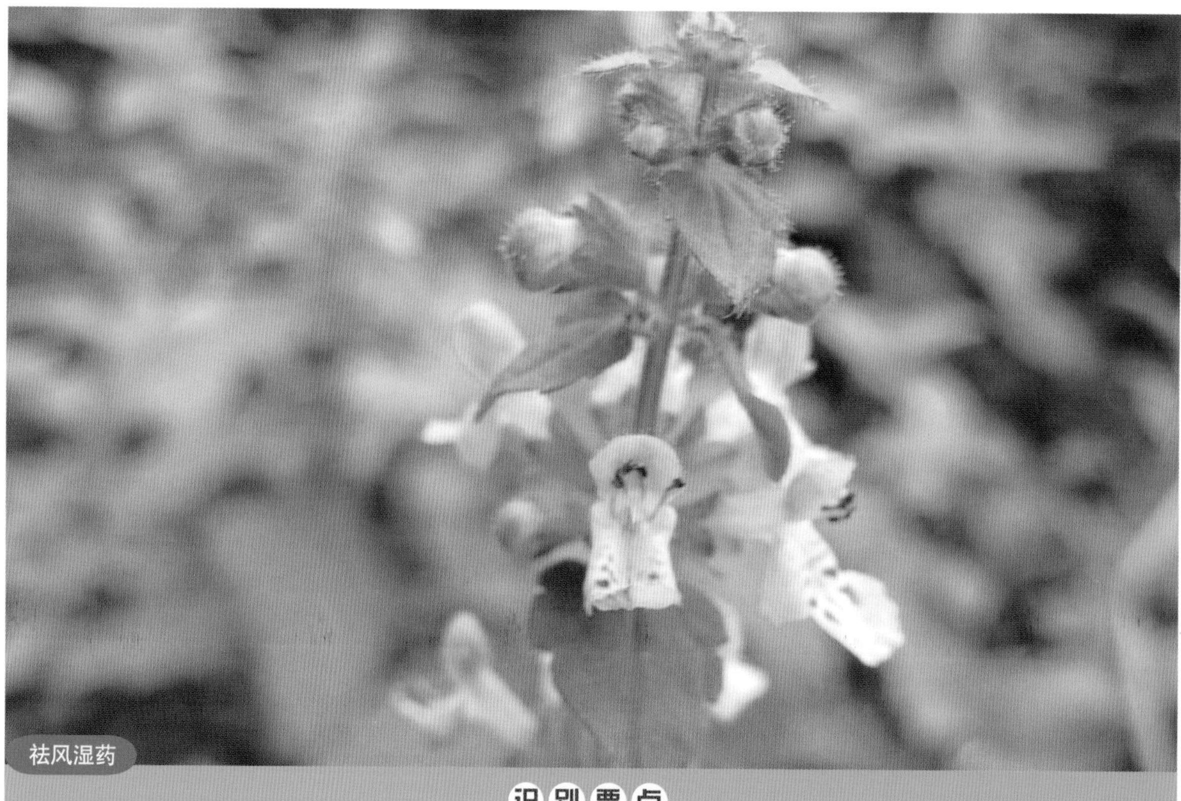

祛风湿药

识别要点

①茎方形，四棱，上有倒生的长刺毛。②叶对生；叶片卵形或长椭圆形，边缘有圆锯齿，两面有长柔毛。③花2～6轮，每轮有花3～6朵，集成间断的穗形总状花序，顶生长于枝梢；花萼钟状，外被腺状柔毛，花冠淡红紫色。

飞 廉

别名：飞轻、天荠、伏猪、刺打草、雷公菜、大力王、枫头棵。
来源：为菊科植物飞廉*Carduus nutans* Linn.的全草或根。

【生境分布】生长于荒野道旁。分布于全国各地。

【采收加工】冬、春季采根，夏季采茎；叶及花，鲜用或晒干用。

【性味功用】苦，平。归肺、膀胱、肝经。祛风，清热，利湿，凉血散瘀。主治风热感冒，头风眩晕，风热痹痛，皮肤刺痒，尿路感染，乳糜尿，尿血，带下，跌打瘀肿，疔疮肿毒，烫火伤。内服：煎汤，鲜者30～60克；入散剂或浸酒。外用：捣敷或烧存性研末掺。

【精选验方】①疳䘌蚀口齿及下部：飞廉蒿烧作灰，捣筛，每次5克服（每次煎两小时），每日2次。②无名肿毒，痔疮，外伤肿痛：飞廉茎叶，捣成泥状，敷患处。③咽喉肿痛、肺热咳嗽：飞廉50克，鱼腥草30克，水煎服。

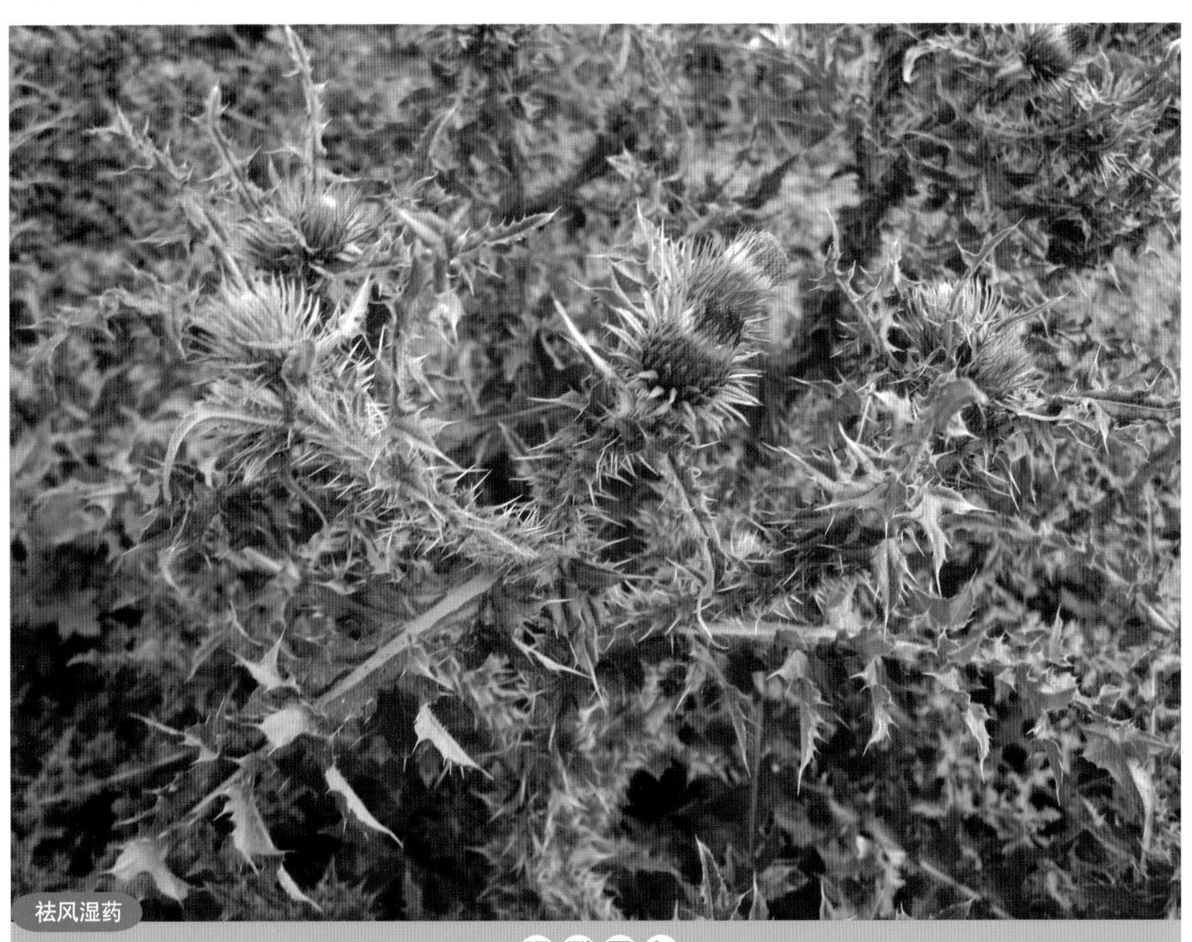

识别要点

①茎直立，具纵条棱，并附有绿色的翼，翼有齿刺。②下部叶椭圆状披针形，羽状深裂，裂片的边缘具刺，上面绿色，具细毛或近平光滑，下面初具蛛丝状毛，后渐变光滑。③头状花序2～3枚，着生长于枝端；总苞钟形；花全部为管状花，两性，紫红色。

羊角拗

别名：羊角纽、倒钓笔、羊角藤、羊角藕、羊角捩、断肠草、羊角扭、羊角藤。
来源：为夹竹桃科植物羊角拗*Strophanthus divaricatus*(Lour)Hook. et Am. **的根或茎叶。**

【生境分布】生长于山坡或丛林中。主产于福建、广东、海南、广西、贵州、云南等地。

【采收加工】全年均可采。根洗净，切片晒干；茎、叶，晒干或鲜用。

【性味功用】苦、辛，寒。有毒。归心、肝、脾经。祛风除湿，通经活络，解毒疗疮，杀虫止痒。主治风湿肿痛，脊髓灰质炎后遗症，跌打损伤，痈疮疥癣。本品毒性较大，一般不内服。外用：适量，以茎、叶煎汤温洗；或用粉末适量，酒、水调敷患处。

【精选验方】①风湿肿痛、脊髓灰质炎后遗症、疥癣：羊角拗叶适量，煎汤温洗。②多发性脓肿、腱鞘炎、虫蛇咬伤、跌打骨折：羊角拗叶粉末适量，用酒水调和温敷患处。③乳腺炎初期：羊角拗鲜叶、红糖同捣烂，烤热外敷。

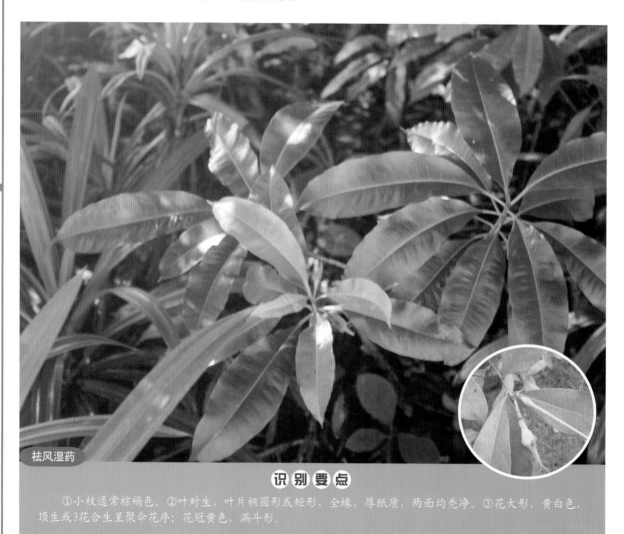

识别要点

①小枝通常棕褐色。②叶对生，叶片椭圆形或矩形，全缘，厚纸质，两面均秃净。③花大形，黄白色，顶生或3花合生呈聚伞花序；花冠黄色，漏斗形。